イラスト
調理科学 第2版

中嶋 加代子
山田 志麻 編著

麻生 廣子
今井 里佳
梅木 美樹
塩田 二三子 著
武部 幸世
浜野 香奈
山口 彩

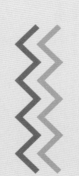

東京教学社

著者紹介

- 中嶋　加代子（なかしま　かよこ）　別府溝部学園短期大学　食物栄養学科（編集・執筆：1章〜7章）
- 山田　志麻（やまだ　しま）　西南女学院大学　保健福祉学部（編集・執筆：1章〜7章）

- 麻生　廣子（あそう　ひろこ）　香蘭女子短期大学　食物栄養学科（執筆：6章）
- 今井　里佳（いまい　りか）　西九州大学　健康栄養学部（執筆：3章8〜9・4章3〜4）
- 梅木　美樹（うめき　みき）　別府大学　食物栄養科学部（執筆：5章）
- 塩田　二三子（しおた　ふみこ）　京都華頂大学　現代生活学部（執筆：4章1・2）
- 武部　幸世（たけべ　さちせ）　精華女子短期大学　生活科学科（執筆：2章1・2）
- 浜野　香奈（はまの　かな）　別府大学短期大学部　食物栄養科（執筆：2章3・4）
- 山口　彩（やまぐち　あや）　長崎県立大学　看護栄養学部（執筆：3章4〜7）

本書籍内において訂正や更新情報などがある場合は，「東京教学社」ホームページの書籍紹介ページにて公開致します。恐れ入りますが，右のQRコードよりご確認ください。

まえがき

　近年、食の外部化や生活の多様化により、調理済み食品を多用した食事が増えている。一方では、地域の産物を利用した食事作りなど環境に配慮したサスティナブルな生活が求められている。大学や短期大学においては、多様性の時代に必要な学生支援が求められ、合理的配慮の提供が必要とされている。さらに合理的配慮だけではなく、ユニバーサルデザイン（UD）の視点が求められている。したがって、編著者は授業で使用する教科書に UD を取り入れると教育効果が上がるのではないかと考えている。

　そこで、本書では UD の要素を取り入れ、イラスト・配色（フルカラー）・ルビふり・わかりやすい文章表現などを工夫した。各章の最初に、その章のポイントをイラストで表現し学習目標も同時に提示した。試験対策としての「チェックしてみよう！」を各章末に記載し、内容の理解度を確認できるようにしている。また、日本食品標準成分表 2020 年版（八訂）の解説に加え、巻末には日本人の食事摂取基準（2020 年版）も資料として掲載している。そのため、調理師専門学校から栄養士・管理栄養士の養成施設まで幅広く、調理学のテキストとして利用できるようになっている。

　本書は初版であり、不備な点があると思われる。本書をご利用いただいた方から、率直なご意見を賜ることができれば幸いである。

　終わりに、本書の出版にあたり、ご尽力いただきました東京教学社の鳥飼正樹氏に厚くお礼を申し上げます。

　2023 年 3 月

編著者　中嶋加代子・山田志麻

改版にあたって

　「日本人の食事摂取基準（2025年版）」策定検討会報告書が、2024年10月11日に厚生労働省のホームページで公表された。また、2024年度より開始した「健康日本21（第三次）」の方針は、生活習慣の改善、主要な生活習慣病の発症予防・重症化予防の徹底を図るとともに、社会生活を営むために必要な機能の維持・向上等の観点も踏まえた取り組みを推進することである。食事摂取基準は、これらの健康・栄養政策の動向を踏まえた内容であり、5年ごとに改定が行われている。

　本書は、食事摂取基準を重視しているため、その改定にともない第2版を出版することになった。本書の特長は、ユニバーサルデザイン（UD）を要素に取り入れていることであり、第2版においてもその基本はぶれていない。今回の改訂では、本文および側注を充実させるため、カラーの画像やイラストをふんだんに取り入れるとともに、要点をシンプルにまとめたPOINTの充実を図った。さらに、各章末の「チェックしてみよう」では、栄養士実力認定試験や管理栄養士国家試験の過去問を正文化し、その掲載数を増やした。

　楽しくわかりやすい調理学のテキストとして、調理師専門学校から栄養士・管理栄養士の養成施設まで幅広く、学生の皆様や教員の方々に利用していただきたい。現代の若者の読書離れは、スマホの普及にともなうSNSや動画投稿サイトの発達が一因であるといわれている。本書のイラストや解説に興味を示し、学びのきっかけとなれば幸いである。

　最後に、本書の改訂にご尽力いただきました東京教学社の鳥飼正樹氏に厚くお礼申し上げます。

　　2025年3月

編著者　中嶋加代子・山田志麻

CONTENTS

第 1 章　人間と食品（食べ物）

（中嶋加代子・山田志麻）

1 食文化と食生活 ……………………………… 2
　1）食文化と食生活の変遷 ……………………… 2
　2）食物連鎖 …………………………………… 2
　3）調理の役割・意義 ………………………… 3

2 食料と環境問題 ……………………………… 4
　1）フードマイレージと地産地消 ……………… 4
　2）食料生産と食料自給率 …………………… 4
　3）食べ残し・食品廃棄 ……………………… 4

3 食嗜好と健康 ………………………………… 5
　1）健康と食習慣 ……………………………… 5
　2）おいしさと健康 …………………………… 5
　3）おいしさに関与する要因 ………………… 6
　　（1）食物の状態　6
　　（2）食べる人の状態　13
　　（3）文化と環境　14

4 嗜好性の主観的評価・客観的評価 ………… 15
　1）主観的評価法 …………………………… 15
　　（1）官能評価の条件　15
　　（2）嗜好調査　16
　2）客観的評価法 …………………………… 17
　　（1）化学的要素の機器測定による評価　17
　　（2）物理的要素の機器測定による評価　18
　　（3）組織の観察　18

　試験対策：チェックしてみよう！ ………… 19

第 2 章　調理の基本

（武部幸世・中嶋加代子・山田志麻）

1 調理操作の目的と分類 …………………… 22
　1）調理操作の目的 ………………………… 22
　2）調理操作の分類・種類 ………………… 22

2 非加熱調理 ………………………………… 23
　1）非加熱調理操作の原理 ………………… 23
　　（1）浸透圧　23
　　（2）食品分散系　24

iii

CONTENTS

2）代表的な非加熱調理操作 ……………………………… 25
- （1）計量・計測　25
- （2）洗　浄　25
- （3）浸　漬　26
- （4）切　断　29
- （5）粉砕・磨砕　30
- （6）混合・撹拌・混ねつ　30
- （7）ろ過・圧搾・伸展・成形　30
- （8）冷蔵・冷凍・解凍　30

3）代表的な非加熱調理器具・機器 ……………………… 33
- （1）非加熱用器具　33
- （2）食　器　35
- （3）冷蔵庫・冷凍庫　36

③ 加熱調理 ……………………………………………… 37
（浜野香奈・中嶋加代子・山田志麻）

1）加熱調理操作の原理 …………………………………… 37
- （1）拡　散　37
- （2）比　熱　38
- （3）圧　力　38
- （4）伝　熱　38

2）熱の伝わり方と効率的な加熱条件 …………………… 38
- （1）対流電熱　39
- （2）伝導電熱　39
- （3）放射伝熱　39

3）代表的な加熱調理操作および加熱調理器具・機器 …… 39
- （1）湿式加熱　39
- （2）乾式加熱　42
- （3）電磁調理器（IHヒーター）による誘電加熱　45
- （4）電子レンジによる誘電加熱（マイクロ波誘電加熱）　46
- （5）加熱調理器具・機器　47

④ 調味操作 ……………………………………………… 49

1）調味料 ……………………………………………………… 49
- （1）調味料の種類　49
- （2）調味料の特徴を考慮した調味操作　49
- （3）調味料の使用方法　49

2）だ　し ……………………………………………………… 51

試験対策：チェックしてみよう！ ……………………… 52

第 ③ 章　植物性食品の調理科学と栄養

① 米の特性 ……………………………………………… 56
（山田志麻・中嶋加代子）

1）米の種類 ………………………………………………… 56

２）米の成分 ……………………………………………… 56
３）米の栄養 ……………………………………………… 57
４）米の調理 ……………………………………………… 58
　（１）うるち米の調理　58
　（２）もち米の調理　62
　（３）米粉の調理　62

2　小麦・雑穀の特性 ………………………………… 63
１）小麦粉の種類 ………………………………………… 63
２）小麦粉の成分・栄養 ………………………………… 63
　（１）グルテン（gluten）　63
　（２）ドウ（dough）　64
　（３）バッター（batter）　65
３）小麦粉の調理 ………………………………………… 65
　（１）小麦粉生地の膨化調理　65
　（２）ルウ（roux）　66
　（３）天ぷらの衣　66
　（４）めん類　67
　（５）小麦粉調理における添加材料の影響　67
　（６）その他の穀類　68
４）雑穀の特性 …………………………………………… 68

3　いも類の特性 ……………………………………… 69
１）じゃがいもの特性 …………………………………… 69
　（１）いもの種類　69
　（２）じゃがいもの成分・栄養　69
　（３）じゃがいもの調理特性　70
２）さつまいもの特性 …………………………………… 70
３）さといもの特性 ……………………………………… 71
４）やまいも・その他のいもの特性 …………………… 71

4　豆類の特性 ………………………………………… 72
１）豆の種類 ……………………………………………… 72
２）豆の成分 ……………………………………………… 73
３）豆の栄養 ……………………………………………… 73
４）豆の調理 ……………………………………………… 74
　（１）煮　豆　74
　（２）大豆の利用　75

5　種実類の特性 ……………………………………… 75
１）種実の種類 …………………………………………… 75
２）種実の成分・栄養 …………………………………… 76
３）種実の調理 …………………………………………… 76

（山口彩・中嶋加代子・山田志麻）

CONTENTS

（1）ご　ま　76
（2）く　り　76
（3）ぎんなん　77
（4）その他の種実　77

6 野菜類の特性 ──────────────── 77
1）野菜の種類 ──────────────── 77
2）野菜の成分 ──────────────── 77
　（1）味と香気　77
　（2）ア　ク　78
　（3）野菜の色素　78
　（4）酵素的褐変　81
3）野菜の栄養・調理 ─────────── 82
　（1）無機質　82
　（2）ビタミン　83
　（3）野菜の軟化と硬化　84

7 果実類の特性 ──────────────── 86
1）果実の種類 ──────────────── 86
2）果実の成分・栄養 ─────────── 86
3）果実の調理 ──────────────── 86
　（1）生　食　86
　（2）加熱調理　87

8 きのこ類の特性 ─────────────── 88　（今井里佳・中嶋加代子・山田志麻）
1）きのこの種類 ────────────── 88
2）きのこの成分・栄養 ───────── 88
3）きのこの調理 ────────────── 89

9 藻類の特性 ──────────────── 90
1）藻類の種類 ──────────────── 90
2）藻類の成分・栄養 ─────────── 91
3）藻類の調理 ──────────────── 91
試験対策：チェックしてみよう！ ─────── 92

第 4 章　動物性食品の調理科学と栄養

1 食肉類の特性 ──────────────── 96　（塩田二三子・中嶋加代子・山田志麻）
1）食肉の種類 ──────────────── 96
2）食肉の成分 ──────────────── 96
　（1）組　織　96
　（2）たんぱく質　97
　（3）脂　質　97

３）食肉の栄養 ──────────────── 97
　　４）食肉の調理 ──────────────── 98
　　　（１）食肉の熟成　98
　　　（２）食肉の加熱による変化　99
　　　（３）食肉の軟化方法　100
　　　（４）主な調理例　100

2 魚介類の特性 ──────────────── 101
　　１）魚介の種類 ──────────────── 101
　　２）魚介の成分・栄養 ──────────── 102
　　　（１）たんぱく質　102
　　　（２）脂　質　103
　　　（３）呈味成分と色素成分　104
　　３）魚介の調理 ──────────────── 104
　　　（１）魚の鮮度　104
　　　（２）生食調理　105
　　　（３）加熱調理　107
　　　（４）イカ・貝類の調理　109

3 卵類の特性 ──────────────── 110　　　（今井里佳・中嶋加代子・山田志麻）
　　１）卵の種類 ──────────────── 110
　　２）鶏卵の成分 ──────────────── 110
　　３）鶏卵の栄養 ──────────────── 110
　　　（１）鶏卵の構造　110
　　　（２）卵　白　111
　　　（３）卵　黄　112
　　４）鶏卵の調理 ──────────────── 112
　　　（１）鮮　度　112
　　　（２）調理特性　113

4 牛乳・乳製品の特性 ──────────── 116
　　１）牛乳の特性 ──────────────── 116
　　　（１）牛乳の種類・成分・栄養　116
　　　（２）牛乳の調理　117
　　２）生クリームの特性 ──────────── 118
　　３）バターの特性 ──────────────── 119
　　４）チーズの特性 ──────────────── 120
　　試験対策：チェックしてみよう！ ──────── 121

第 5 章　成分抽出素材の調理科学

（梅木美樹・中嶋加代子・山田志麻）

1 でんぷんの特性 ──────────────── 124

vii

CONTENTS

　　１）でんぷんの種類 ──────────── 124
　　２）でんぷんの成分 ──────────── 126
　　３）でんぷんの調理 ──────────── 127

2 ゲル化材料の特性 ──────────── 128
　　１）ゼラチンの特性 ──────────── 128
　　　　（1）ゼラチンの成分　128
　　　　（2）ゼラチンの調理　130
　　２）寒天の特性 ─────────────── 131
　　　　（1）寒天の成分　131
　　　　（2）寒天の調理　131
　　３）カラギーナンの特性 ─────────── 133
　　　　（1）カラギーナンの成分　133
　　　　（2）カラギーナンの調理　133
　　４）ペクチンの特性 ──────────── 134
　　　　（1）ペクチンの種類・成分　134
　　　　（2）ペクチンの調理　134
　　５）その他 ────────────────── 135
　　　　（1）ローカストビーンガム　135
　　　　（2）カードラン　136
　　　　（3）ジェランガム　136

3 油脂の特性 ──────────────── 136
　　１）油脂の種類 ──────────────── 136
　　２）油脂の調理 ──────────────── 137
　　　　（1）調理特性　137
　　　　（2）乳化性　138
　　　　（3）可塑性　138
　　　　（4）ショートニング性　138
　　　　（5）クリーミング性　139
　　３）油脂の調理操作による成分の変化 ───── 139
　　試験対策：チェックしてみよう！ ────── 140

第6章　調味料・香辛料・嗜好飲料の調理科学

（麻生廣子・中嶋加代子・山田志麻）

1 調味料の種類と特性 ─────────── 142
　　１）砂　糖 ─────────────────── 142
　　　　（1）種類と成分　142
　　　　（2）調理特性　142
　　２）食　塩 ─────────────────── 144
　　　　（1）種類と成分　144
　　　　（2）調理特性　144

3）しょうゆ ‥‥‥‥‥‥‥‥‥‥‥‥‥‥‥‥ 146
　　　　（1）種類と成分　146
　　　　（2）調理特性　146
　　4）み　そ ‥‥‥‥‥‥‥‥‥‥‥‥‥‥‥‥‥ 146
　　　　（1）種類と成分　146
　　　　（2）調理特性　146
　　5）食　酢 ‥‥‥‥‥‥‥‥‥‥‥‥‥‥‥‥‥ 147
　　　　（1）種類と成分　147
　　　　（2）調理特性　147

②　香辛料 ‥‥‥‥‥‥‥‥‥‥‥‥‥‥‥‥‥ 148
　　1）香辛料・ハーブの種類 ‥‥‥‥‥‥‥‥‥ 148
　　2）香辛料・ハーブの特性 ‥‥‥‥‥‥‥‥‥ 148

③　嗜好飲料の種類と特性 ‥‥‥‥‥‥‥‥‥ 149
　　1）茶 ‥‥‥‥‥‥‥‥‥‥‥‥‥‥‥‥‥‥‥ 149
　　2）コーヒー ‥‥‥‥‥‥‥‥‥‥‥‥‥‥‥ 150
　　3）ココア ‥‥‥‥‥‥‥‥‥‥‥‥‥‥‥‥ 150
　　4）清涼飲料 ‥‥‥‥‥‥‥‥‥‥‥‥‥‥‥ 150
　　5）アルコール飲料 ‥‥‥‥‥‥‥‥‥‥‥‥ 150
　　試験対策：チェックしてみよう！ ‥‥‥‥‥ 152

第 7 章　食事計画と献立作成

（山田志麻・中嶋加代子）

①　食事計画の基礎 ‥‥‥‥‥‥‥‥‥‥‥‥ 154
　　1）食事計画と健康維持・増進 ‥‥‥‥‥‥‥ 154
　　2）食事計画と疾病予防 ‥‥‥‥‥‥‥‥‥‥ 154

②　食事計画の意義・内容 ‥‥‥‥‥‥‥‥‥ 155
　　1）食生活指針 ‥‥‥‥‥‥‥‥‥‥‥‥‥‥ 155
　　2）食事摂取基準 ‥‥‥‥‥‥‥‥‥‥‥‥‥ 156
　　　　（1）食事摂取基準の活用の基本的考え方　158
　　　　（2）エネルギー収支バランス　159
　　　　（3）エネルギー産生栄養素バランス　159
　　3）食事バランスガイド ‥‥‥‥‥‥‥‥‥‥ 160

③　献立作成の実際 ‥‥‥‥‥‥‥‥‥‥‥‥ 161
　　1）献立とは ‥‥‥‥‥‥‥‥‥‥‥‥‥‥‥ 161
　　2）献立作成条件 ‥‥‥‥‥‥‥‥‥‥‥‥‥ 161
　　3）献立作成に必要な基準 ‥‥‥‥‥‥‥‥‥ 161
　　　　（1）給与栄養目標量の設定　161
　　　　（2）食品群別荷重平均栄養成分表の作成　162

ix

（3）食品構成表の作成　163

4）献立作成手順 ……………………………………… 164

5）献立作成後の評価 ………………………………… 166

4 供食・食卓構成・食事環境 …………………………… 167

1）日本料理の特徴 …………………………………… 167

2）日本料理の様式 …………………………………… 168

（1）本膳料理　168

（2）懐石料理（茶懐石）　170

（3）会席料理　170

（4）精進料理　171

（5）普茶料理　171

3）中国料理の様式 …………………………………… 172

4）西洋料理の様式 …………………………………… 173

5 日本食品標準成分表の理解 ………………………… 175

1）日本食品標準成分表の構成と内容 …………… 175

2）食品の分析方法・分析値の計算方法 ………… 176

3）日本食品標準成分表利用上の注意点 ………… 178

試験対策：チェックしてみよう！ ………………………… 180

● 巻末資料　日本人の食事摂取基準（2025 年版）抜粋 ……………… 181

● 引用・参考文献 …………………………………………… 210

● 索　引 ……………………………………………………… 212

イラスト　池田 馨・田中 聡・梅本 昇

装幀デザイン　othello 大谷 治之

本文デザイン　othello 熊谷 有紗

第1章

人間と食品（食べ物）

おいしさの判断には,
五感が大きく関わるんだね！

薄味でおいしく
仕上げよう！
（味覚）

ジュージュー
おいしそうな音
（聴覚）

良い香り〜
（嗅覚）

彩りよく
仕上げよう！
（視覚）

シャキッと
炒めよう！
（触覚）

味の相互作用
（対比効果）

官能評価
（主観的評価）

学習目標 ✎

☐ 食文化と食生活の変遷について学ぶ。

☐ 食物連鎖を理解し、食生活との関わりについて学ぶ。

☐ 調理の意義・目的を理解し、調理学を学ぶ意味を考える。

☐ フードマイレージの低減および地産地消について、重要性を理解する。

☐ 食べ残し・食品廃棄の低減について重要性を理解する。

☐ 食習慣と健康の関わりを理解する。

☐ 食事の意義や重要性を理解し、人間と食べ物の関わりについて理解を深める。

☐ 食べ物のおいしさに関与する要因を理解する。

☐ 味の相互作用について理解する。

☐ 嗜好性の主観的評価・客観的評価について、種類および内容を理解する。

1 食文化と食生活

1）食文化と食生活の変遷

　食文化とは食（食事）にまつわる文化のことであり、約12万年前に始まった火の使用は、食文化に大きな影響を与えた。火や道具を利用することができるようになると、自然界の動植物（食品）を調理・加工して食べる習慣が定着してきた。この食文化は、ほかの動物にはない人間独自のものといえる。

　日本人の食生活は、どの時代も外国文化の影響を受けながら発展し、稲作が伝播してからは米を中心に海の幸と山の幸を組合せた食文化が続いた。その後、食生活の洋風化が起こり、高度経済成長とともに小麦・卵・乳・肉・油脂などを用いたおかず中心の食事に移行した。1984年に日本は世界一の長寿国となり、日本型食生活が注目され始めた。1980年代後半になると、グルメブームが到来し脂質摂取量が増加した。これに伴い、**生活習慣病**[*1]の発症が問題となった。

2）食物連鎖

　地上では、植物を草食動物が食べ、それを肉食動物が食べる。水中では、植物プランクトンを動物プランクトンが食べ、それを小型の魚、次に大型の魚が餌にする。このような生物同士のつながりを**食物連鎖**という（図1–1）。

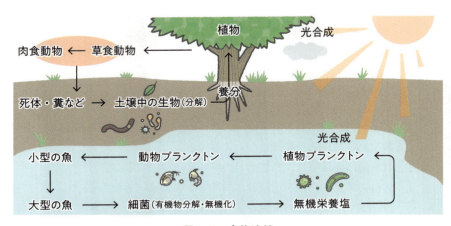

図1-1　食物連鎖

[*1] 生活習慣病
　生活習慣に関わる要素が強い病気の総称。例えば、高血圧・脂質異常症・2型糖尿病・メタボリックシンドロームなど。

ヒトは、食物連鎖を通じて他の生物から栄養を受け継いでいる。食物連鎖の上位生物[*1]ほど、栄養分だけでなく有害物質も受け継いでいく。その結果、蓄積濃度が高まり許容値を超えると健康障害を生じることがある。この障害は食物連鎖の最終生物であるヒトにあらわれることが多いので、食生活において安全な食品を選択することが大切である。

3）調理の役割・意義

　調理は、一般的には、食品に物理的・化学的な操作を加え、料理としておいしく食べられる状態の食物に変化させる過程、すなわち食品を食物に変える調理操作である。広い意味では、食事計画から供食にいたる一連の調理過程といえる（図1-2）。この調理は、食文化を支える技術であり、安全性・栄養性・嗜好性などの向上を目的としている（表1-1）。

*1 食物連鎖ピラミッド

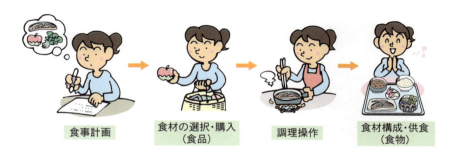

図1-2　調理の過程

表1-1　調理の目的

主な目的	内　容
安全性	・洗浄や切除により微生物（腸炎ビブリオなど）や有害な部位を除去 ・加熱により食中毒菌やノロウイルスを死滅 ・乳幼児や高齢者の摂食機能に合わせた調理形態で誤嚥を防止
栄養性	・多種類の食品を組み合わせて栄養素の利用効率を高める ・加熱により消化吸収率を高める ・栄養素の損失が少ない調理法を選択
嗜好性	・対象者の求める味に柔軟に対応できるような調理技術を習得し、食品の外観，味，香り，テクスチャー[*2]などを整えておいしく仕上げる

*2 テクスチャー
p.12 参照

2 食料と環境問題

1) フードマイレージと地産地消

図1-3に示すように、**フードマイレージ**は、食料の生産地から食卓までの輸送距離に着目した考え方に基づいて算出されたものである。これは、「食料の輸送量（トン：t）に輸送距離（km）をかけ合わせて求められる数値[*1]」であり、1994年にイギリスで提唱された。

*1 フードマイレージ値
　単位はt・km（トン・キロメートル）で、輸送の距離が短いほどこの値は低下し環境保護にもつながる。

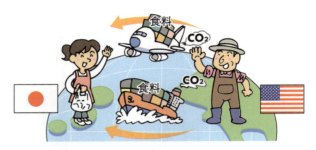

図1-3　フードマイレージ

地産地消とは、その土地で生産したものを、その土地で消費することであり、地産地消を推進すると、フードマイレージの低減につながる。わが国は諸外国に比べてフードマイレージが高いので、地産地消などの推進により、この値を低減する必要がある。

2) 食料生産と食料自給率

わが国の農業は、農業従事者の減少・高齢化、農業所得の激減などにより危機的な状況にある。国産の農産物を安定的に供給し、**食料自給率**[*2]を上げるためには、産業としての農業を回復させる必要がある。

また、地産地消の推進は、食料自給率の向上に寄与し、伝統的食文化の継承などにもつながる。

*2 食料自給率
　各国の供給食料に対して、国内生産量の割合を示す指標。

3) 食べ残し・食品廃棄

食品ロスとは、食品が生産されてから人の口に入るまでの間で失われたもののうち、不可食部分を除いたものをいう。食べ残しや食品廃棄は、調理と関係が深く、おいしく調理すれば食べ残しは減り、皮むきなどの調理技術が向上すれば過剰除去が少なくなるので、食品廃棄は低減する。食品ロスが増大すると、環境負荷も増えるため、調理を行う際には食品ロスの低減に努めることが大切である。

3 食嗜好と健康

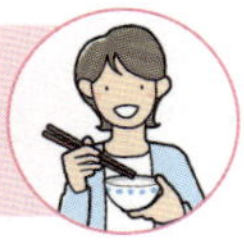

1）健康と食習慣

　現代社会では、食生活の変化・心身へのストレス・活動量の低下・運動不足などにより生活習慣病が増加している。これを予防し、健康を維持するためには、運動習慣および食習慣の見直し・改善が必要となる。

2）おいしさと健康

　おいしさと嗜好は、類似した用語として使用されることもあるが、異なる概念である。おいしさは、食物を食べたときの総合的な判断であり、嗜好の形成に寄与する。すなわち、嗜好は、好き嫌いを意味し過去の食経験に基づいて形成されるので、食物のおいしさを経験することが重要である。

　食事は一般に、安全であること、喫食者が必要とする栄養素を過不足なく摂ることが求められる。さらに、食べておいしく、嗜好を満足させることも重要となる。それらの目的を達成するには、適切な食事計画が必要であり、とくに嗜好に合わせておいしく作られた食事は、喫食者の健康維持に役立つものである。

　食品は、様々な成分を含んでおり、その機能は一次機能から三次機能に分類される（図1-4）。

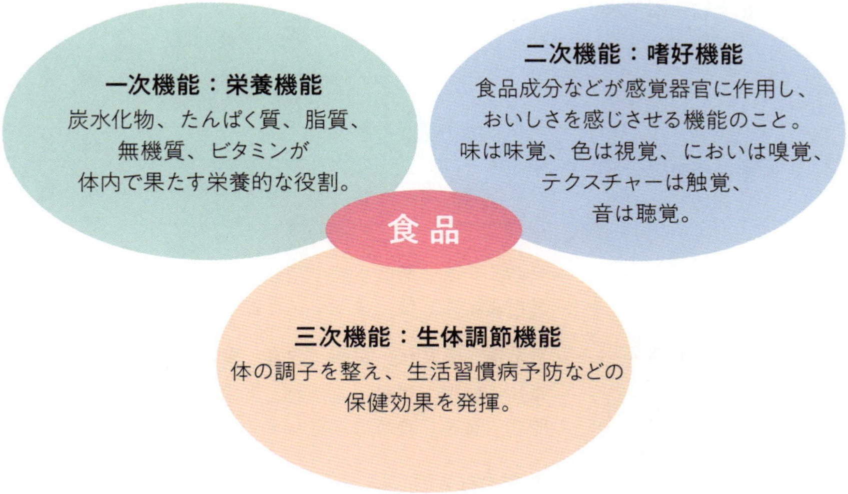

一次機能：栄養機能
炭水化物、たんぱく質、脂質、無機質、ビタミンが体内で果たす栄養的な役割。

二次機能：嗜好機能
食品成分などが感覚器官に作用し、おいしさを感じさせる機能のこと。味は味覚、色は視覚、においは嗅覚、テクスチャーは触覚、音は聴覚。

三次機能：生体調節機能
体の調子を整え、生活習慣病予防などの保健効果を発揮。

食品

図1-4　食品の機能

　食品の**一次機能**は、生命の維持に必要な栄養面の機能で、最も重要な機能といえる。**二次機能**は、嗜好面でのおいしさに関与する知覚応答機能であり、食

品のおいしさは五感で知覚し総合して判断される。**三次機能**は、病気のリスクを低減するなどの機能で、個々の目的に応じた機能性食品が開発されている。

生活が豊かになった現代社会では、一次機能よりも二次機能や三次機能を優先する傾向がみられる。その例として、おいしさを獲得するための行列ができている光景を見かけることがある。これは、食情報が氾濫しているためであり、おいしさの判断に影響を与える。

3) おいしさに関与する要因

おいしさは、ヒトの大脳による総合判断で評価される。おいしさに関与する要因には、図1-5に示すように、① 五感でとらえる食物の状態、② 食べる人の状態、③ 文化と環境、がある。

五感がおいしさに関わる割合は、食物の種類によって異なるが、最も大きく関与するのは味覚であるといわれている。多少、食感が悪くても、見た目が悪くても、味だけは良かったという人がいる。したがって、食物自体の化学的な味は、おいしさを判断する最も大きな要因といえる。

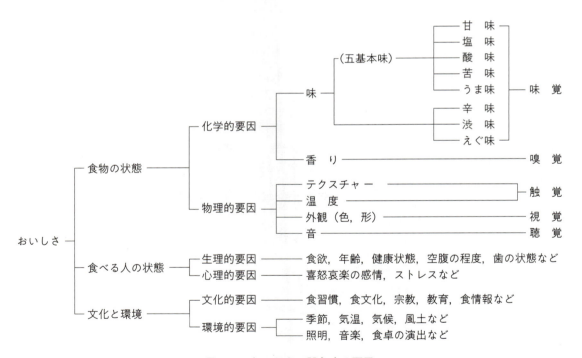

図1-5　おいしさに関与する要因

（1）食物の状態
❶ 五基本味
　基本味は、それぞれ独立した味であり、味覚だけで感じることができる。こ

れらの味は、ヒトにとって重要な生理学的意義をもっており、生体へのシグナルを示す（表1-2）。

表1-2 味覚の生理的役割

基本味の種類	生理的役割
甘　味	・糖（エネルギー源）の存在を示す
塩　味	・ミネラルの存在を示す
酸　味	・代謝を促進する有機酸の存在を示す ・未熟な果実や腐敗のシグナルを示す
苦　味	・体内に取り入れてはいけない物質（毒物）の存在を示す
うま味	・たんぱく質の存在を示す

　例えば、生命に危険を及ぼすような毒物が存在すると、食べたとき苦味を感じる。この苦味は、閾値（表1-3）[*1]が非常に小さく、舌で敏感に感じることができる。したがって、毒物などの有害物質を動物が体内に取り込もうとしたとき、それを未然に防ぐことができる。

表1-3 五基本味の閾値

基本味の種類	物質名	濃度（mol/L）
甘　味	ショ糖	0.028
塩　味	食　塩	0.01
酸　味	酢　酸	0.0018
苦　味	カフェイン	0.0007
うま味	L-グルタミン酸	0.23

(a) 甘　味

　糖類の甘味強度は分子構造によって異なり、ブドウ糖（グルコース）や果糖（フルクトース）などは水溶液中で α 型と β 型の立体異性体[*2]が存在する。ブドウ糖溶液では、α 型の甘味が強く（1.5倍）、果糖溶液では β 型が強い（3倍）。溶液が低温になると、ブドウ糖は α 型が増加し、果糖は β 型が増える。したがって、ブドウ糖や果糖が含まれている飲料や果実は、冷やして低温にすると甘味が強くなる。

　一方、ショ糖[*3]（スクロース）は異性体が存在せず、温度による甘味の変化がないため安定した甘味を呈する。このため、砂糖は調味料として調理に広く利用されるのである。ただし、140℃以上で加熱すると転化糖[*4]が生成され、甘味度[*5]が1.2〜1.3倍強くなる。

[*1] **閾値**
　味を感じる最小刺激量のこと。単に閾値というときは認知閾値をさし、甘味・塩味・酸味などの味質がわかる最低の呈味濃度。

ブドウ糖（α-グルコース）

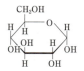

果糖（フルクトース）

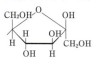

ショ糖（スクロース）

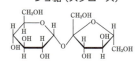

[*2] **異性体**
　同じ分子式をもちながら、構造の異なる化合物のこと。

[*3] **ショ糖**
　砂糖の主成分。

砂糖の種類	ショ糖の割合（％）
グラニュー糖	99.9
上白糖	97.8
三温糖	96.4
黒砂糖	80.0

[*4] **転化糖**
　ショ糖の加水分解によってブドウ糖：果糖が1:1になった糖。

[*5] **甘味度**
　p.142 参照

*1 食塩の構造

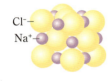

*2 無機酸・有機酸
　無機酸は塩酸・硫酸・硝酸などがあり、有機酸には酢酸や乳酸などが含まれる。

*3 アスコルビン酸
　アスコルビン酸にはL型とD型の2種類があり、ビタミンCと呼ばれるのはL型のアスコルビン酸である。

(b) 塩　味

　塩味は調味の基本となる味で、おいしく感じる食塩濃度の範囲は狭く、0.8～1.0％といわれている。塩味は、食塩が水溶液中でナトリウムイオン（Na^+）と塩素イオン（Cl^-）に解離することにより生じる陽イオンと陰イオンの存在によるものである*1。食塩は、純粋な塩味を呈し他の味との調和がよいため、おいしさに対する重要な役割を果たす調味料といえる。

(c) 酸　味

　酸味は、塩味をやわらげ、うま味を引き立て、食欲を刺激する。無機酸や有機酸*2が水溶液中で解離して生じる水素イオン（H^+）により引き起こされる爽快な味である。水素イオンが口腔内の味細胞に吸着したときに感じられるが、酸味の強さは、水素イオン濃度とは一致せず、持続性は小さい。無機酸は一般に、渋味や苦味を含み不快なものが多いが、炭酸やリン酸は利用される。

　食品に含まれる主な有機酸を表1-4に示す。クエン酸・酒石酸・リンゴ酸・L-アスコルビン酸*3は、野菜や果実に含まれ、清涼感のある酸味を呈する。食品中の有機酸含有量は0.02～1％程度であるが、調理に調味料として用いられる食酢には、酢酸が4％含まれている。

表1-4　食品に含まれる主な有機酸

有機酸の種類	食品名	特　徴
酢　酸	食酢	刺激的な酸味
クエン酸	レモン，梅干しなど	さわやかな酸味
L-アスコルビン酸	野菜，果実	おだやかで爽快な酸味
酒石酸	ぶどうなど	やや渋みのある酸味
リンゴ酸	りんごなど	かすかな苦味と爽快な酸味
コハク酸	日本酒，貝柱など	うま味
乳　酸	ヨーグルト，チーズなど	かすかな渋みと穏やかな酸味

(d) 苦　味

　苦味は好まれる味ではないが、不可欠アミノ酸の大部分は苦味を呈する。苦味成分には、かんきつ類に含まれるナリンギンのように食品自体を特徴づけるもの、コーヒーに含まれるカフェインのように嗜好食品にとって重要な役割を果たすものがある（表1-5）。また、野菜・山菜などの苦みは、食品独自の味や風味として好まれる。

表1-5　食品に含まれる苦味成分

分　類	苦味成分	主な食品
アルカロイド	カフェイン	茶，コーヒー
	テオブロミン	ココア，チョコレート
カテキン	カテキン	茶
テルペン	リモニン	オレンジ
	ククルビタシン	にがうり，きゅうり
	フムロン	ビール
配糖体	ナリンギン	グレープフルーツ
	ソラニン	じゃがいも
アミノ酸	バリン，イソロイシン	みそ，しょうゆ
ペプチド	ペプチド	チーズ
塩　類	マグネシウム塩，カルシウム塩	にがり（塩化マグネシウム），すまし粉（硫酸カルシウム）

(e)　うま味

　うま味成分は表1-6に示すように、肉・魚・野菜など多くの食品に含まれており、代表的なものにL-グルタミン酸ナトリウム（アミノ酸系うま味物質）、5'-イノシン酸ナトリウム（核酸系うま味物質）、5'-グアニル酸ナトリウム（核酸系うま味物質）がある。L-グルタミン酸ナトリウムは昆布[*1]のうま味成分、5'-イノシン酸ナトリウムはかつお節のうま味成分、5'-グアニル酸ナトリウムはしいたけをはじめ、きのこ類のうま味成分である。

　アミノ酸系うま味物質と核酸系うま味物質が共存すると、うま味は著しく強められる（相乗効果）。したがって、だしをとるときに植物性食品の昆布と動物性食品のかつお節を併用すると、この効果を利用することになる。うま味の特徴としては、後味が持続することがあげられる。

＊1　昆布
　乾燥した昆布表面の白い粉はマンニット（糖アルコール）である。干柿、きのこなどにも含まれ、清涼感のある甘味で甘味度は砂糖の約半分程度。

表1-6　食品に含まれるうま味成分

種　類	呈味成分	主な食品
アミノ酸系	L-グルタミン酸ナトリウム	昆布，野菜
	L-アスパラギン酸ナトリウム	みそ，しょうゆ
	L-テアニン	緑茶
核酸系	5'-イノシン酸ナトリウム	煮干し，かつお節，肉，魚
	5'-グアニル酸ナトリウム	しいたけ，きのこ類
その他	コハク酸	貝類，日本酒

❷ 味の相互作用

　食物の味は複数の呈味物質が作用しあって形成され、調理では１種類の味だけで調味することは少ない。２種類以上の味が存在すると、互いに作用し味質や味強度が変化する。表１-７に味の**相互作用**を示す。

表1-7　味の相互作用

分類		味の組み合わせ	現象	例
対比効果	同時対比	甘味（多）＋塩味（少）	甘味が強まる	・あんやしるこに少量の食塩を加える ・すいかに少量の食塩をふりかける
		うま味（多）＋塩味（少）	うま味が強まる	・だし汁に少量の食塩を加える
	継時対比	甘味 → 酸味	酸味が強まる	・菓子の後に果実を食べる
		苦味 → 甘味	甘味が強まる	・苦い薬の後に飴をなめる
抑制効果		苦味（主）＋甘味	苦味が弱まる	・コーヒーに砂糖を加える
		塩味（主）＋酸味	塩味が弱まる	・古漬けは発酵して酸味が加わる
		酸味（主）＋塩味，甘味	酸味が弱まる	・酢の物に食塩，砂糖を加える
		塩味（主）＋うま味	塩味が弱まる	・しょうゆや塩辛は発酵してうま味が加わる
相乗効果		うま味（MSG＋IMP）※1	うま味が強まる	・昆布（MSG）にかつお節（IMP）を加えてだしをとる（混合だし）
		甘味 （ショ糖＋サッカリン）※2	甘味が強まる	・砂糖（ショ糖）に少量のサッカリンを加える
変調効果		塩味 → 無味	無味の水が甘く感じられる	・塩辛い食べ物または濃い食塩水の直後に水を飲む
		苦味 → 酸味	みかんが苦く感じられる	・するめの後にみかんを食べる
順応効果		甘味 → 甘味	甘味が弱く感じられるようになる	・甘いケーキを続けて食べる
		塩味 → 塩味	塩味の感度が鈍る	・吸物の塩味を繰り返し確認する

※１　MSG：L-グルタミン酸ナトリウム　IMP：5'-イノシン酸ナトリウム
※２　サッカリン：人工甘味料の１つで、ショ糖の300倍の甘味度

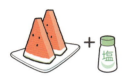

(a) **対比効果**

　２種類の異なる味が存在するとき、一方の味が強まったように感じられる現象を**対比効果**という。その作用過程は、同時の場合とそうでない場合があり、調理のとき複数の味で調味すると同時対比が起こる。その例としては、しるこに少量の食塩を加えたり、すいかに食塩を少し振りかけたりすると、甘味が強く感じられる。だし汁に少量の食塩を加えるとうま味が強く感じられる。また、甘い菓子の後に酸っぱい果実を食べると継時対比が起こり、酸味が強く感じられる。同様に、苦い薬の後に甘い菓子を食べると甘味が強く感じられる。

(b) 抑制効果

2種類の異なる味を混ぜたとき、一方の味が弱まったように感じられる現象を**抑制効果**という。コーヒーに砂糖を加えると苦味が抑えられ、酢の物に食塩や砂糖を加えると酸味が弱められるのは、この例である。

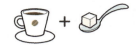

(c) 相乗効果

同じ味の2種類の呈味物質を同時に味わうことにより、味が強められる現象を**相乗効果**という。たとえば、L-グルタミン酸ナトリウム（アミノ酸系のうま味物質）と5'-イノシン酸ナトリウム（核酸系のうま味物質）が共存すると、うま味が著しく強くなる。

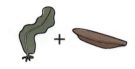

(d) 変調効果

2種類の異なる味を続けて味わったとき、先に味わった呈味物質の影響で後から味わう食物の味が異なって感じられる現象を**変調効果**という。塩からい食物を食べた後に、水を飲むと無味の水が甘く感じられるのは、その例といえる。

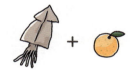

(e) 順応効果

ある強さの呈味物質を長時間味わっていると、ほかの味やその味に対して閾値が上昇する。この現象を**順応効果**という。甘いケーキを続けて食べると、甘味の感度が鈍り、甘味を弱く感じるようになる。これは、順応効果の一例といえる。

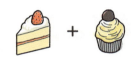

❸ 五基本味以外の味

辛味・渋味・えぐ味・アルカリ味・金属味・油脂味・でんぷん味・こくなどがある。基本味以外の味は、単独ではなく味覚・触覚・痛覚などを複合して感じる味である。

❹ 香　り

香りは微量でも感知されるため、食物を口に入れる前から**嗜好性**を左右し、味覚にも影響を及ぼす。調理では、食品のよい香りを生かしたり、魚介・肉類の生臭いにおいなどを**マスキング***1 したり、香辛料や香草を利用してよい香りを付与したりする。香りは気化し嗅覚で感じるので、食品をたたく・すりつぶす・切る・加熱するなどの調理操作によって気化が促進され、香りが強められる。

*1　マスキング効果
2種類の刺激が同時に存在するとき、一方の刺激を弱く感じたり、全く感じなかったりすること。

(a) 非加熱調理と香り

すりおろす・切る・浸す・混ぜるなどの調理操作により細胞が破壊されて香気成分が揮発する場合と、無臭の前駆物質から酵素作用で香気成分が生成される場合がある。また、漬物などのように保存することにより微生物が関与する場合もある。

酵素作用で香気成分が生成される例として、にんにく（アリシン）やわさび・大根（アリルイソチオシアネート）などがある。

(b) 加熱調理と香り

加熱による香気成分の生成は、糖・アミノ酸・たんぱく質・脂質の加熱分解によるものと、アミノ酸と糖の**アミノカルボニル反応**[*1]によるものに大別される（図1-6）。例えば、糖を160℃以上で加熱するとカラメル化が起こり、様々な揮発性成分が生成されて香りが生じる。蒸す調理では、加熱温度が100℃以上にならないため、香りが不足することがある。このような場合には、香りの強いユズやレモンを入れて蒸したり、調理後に香辛料を使ったりして香りを補給するとよい。

> *1 アミノカルボニル反応
> メイラード反応ともいう。アミノ酸のアミノ基と還元糖などのカルボニル基が縮合して褐色の色素（メラノイジン）を生じる反応。しょうゆとみりんで焼いたときに生じる色と香りがその例である。

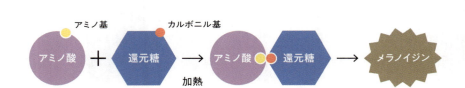

図1-6 アミノカルボニル反応（メイラード反応）

❺ テクスチャー

食品の**テクスチャー**[*2]とは、硬さ・粘り・なめらかさ・歯ざわり・かみごたえなどの食感をいい、口腔内の触覚や圧覚によって感知される。例えば、めん類のゆで加減などは、そのでき具合がおいしさを決める。

食品のテクスチャーに影響を及ぼす因子としてコロイド粒子[*3]がある。大豆を粉砕し熱水抽出したタンパク質の溶液に凝固剤を加えて塩析させた豆腐や牛乳中の乳脂肪が凝固したバターなどは、身近なコロイド食品の例である。

> *2 テクスチャー
> 食品の組織などの状態により異なる。テクスチュロメーターを用い、食品の硬さ・凝集性・付着性・弾力性・ガム性・咀嚼性を測定。
>
> *3 コロイド粒子
> p.24 参照

❻ 温 度

飲食物には適温があり、その適温は喫食者の個人差や環境条件により異なるが、一般には「体温 ± 25～30℃がおいしく感じる温度」といわれている。表1-8に示すように、温かくして食べる飲食物は60～65℃、冷たくして食べる

ものは5〜10℃が適温とされる。

表1-8 飲食物の適温

温かい食品（℃）		冷たい食品（℃）	
コーヒー	65〜73	水, 冷茶, 麦茶	8〜12
牛　乳	58〜64	コーヒー	6
みそ汁	60〜68	牛　乳	10〜15
スープ	60〜65	ジュース	10
しるこ	60〜65	サイダー	5
かけうどん	58〜70	ビール	10〜13
天ぷら	64〜65	アイスクリーム	−6

資料）木戸詔子・池田ひろ編「調理学（第3版）」, 化学同人, 2016を一部改変

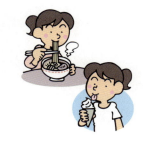

❼ **外観（色・形）**

外観は、食物の第一印象を決定し、喫食者におしいしさの先入観をもたせる。したがって、食物の色・形・大きさや料理の盛付け方などの外観は、おいしさを左右する要因である。また、食欲を刺激するなどの役割を果たし、食品の熟度・鮮度・そのほかの品質の判別にも役立つ。

食品の色は保存や調理過程で酸化や酵素の反応・ph・金属イオンなどによって変化する。食物の色に対する嗜好性は、地域・風土・民族・習慣・季節などに影響される。食物のおいしさは、食品単独の色でなく、ほかの食品や器との配色にも影響されるので、色の組み合わせが重要である*1。

調理のとき、めでたい雰囲気を表現するために、人参を梅型に切ったり、飾りとして松葉を使用したりするなど、切り方や盛付け方が様々な形に工夫される。日本料理では、盛付けの際に空間を大切にし、季節感を出し、自然を演出するとおいしさが増す。

*1　おいしさと色
　赤・黄・オレンジなどの暖色系は食欲を増進させ、寒色系は減退させる傾向がある。

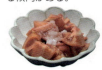

❽ **音**

食物のおいしさは、喫食者の記憶にある音から連想されることが多く、例えば、たくあんやせんべいをかみ砕く咀嚼音はおいしさに影響する。また、天ぷらを揚げる音・肉を焼く音など、調理の過程で発生する音は、食欲を増進させる。

（2）食べる人の状態

❶ **生理的要因**

ヒトの生理機能は、おいしさの感じ方に影響を与える。例えば、入院中に食べる病院給食は「おいしくない」と感じることが多い。この理由としては、薬

による味覚の変化もあるが、食べる人の健康状態が影響する。健康状態のほか、加齢・食欲の有無・空腹の程度・歯の状態などによっておいしさの感じ方は異なる。

　食欲や空腹・満腹の状態は、食欲中枢に支配されているため、空腹時には摂食中枢が促進され、血糖値も低下し、甘い食物が苦手な人でも甘いものを、おいしく感じる場合がある。このように、食べる人の生理的要因は、おいしさに関与する。

❷ 心理的要因

　おいしさの感じ方に影響を与える心理的要因として、喜怒哀楽の感情やストレスなどがある。例えば、極度の緊張や怒り、不安を感じると、交感神経の働きが活性化され、胃の活動、胃酸や唾液の分泌が抑制される。すなわち、強いストレスがあると食欲は減退するので、ストレスはおいしさの判断にも影響を与える要因といえる。また、食事を一緒に食べる相手は、心理的影響が大きくおいしさの感じ方を変化させる。

（3）文化と環境

❶ 文化的要因

　おいしさの判断は、食習慣、宗教（食物禁忌）、食文化、個人的な食経験、喫食者がもっている食情報などの文化的要因に影響される。食情報には、異文化との交流・学習により得られる情報などがある。例えば、濃い味を好む高齢者でも「塩分の過剰摂取は高血圧症に影響する」という情報を学習すると、塩分量の多いものを食べたときに不安を感じ、おいしさの感じ方が変わる。

❷ 環境的要因

⒜ 季節・気温・気候・風土

　寒い季節には温かい飲み物がおいしく感じられ、逆に暑い季節には冷たい飲み物がおいしく感じられるなど、おいしさの感じ方は季節によって異なる。

⒝ 食事空間

　同じ料理でも食卓の演出（盛付け方，食器）・照明・音楽などでおいしさの判断が違ってくる。おいしさの感じ方は、喫食場所の明るさ・温度・湿度・におい・景色などのほか、料理の盛付け方・食器などに影響される。

4 嗜好性の主観的評価・客観的評価

1）主観的評価法
（1）官能評価の条件
　官能評価は、人の五感や感性に頼って食物の特性を調べたり、嗜好などを調べたりする方法で、**主観的評価法**の代表的なものといえる。官能評価には、人の感覚をとおして食物の特性を評価する**分析型官能評価**と、食物に対する消費者の嗜好を評価する**嗜好型官能評価**がある。官能評価を実施する際は、両者の違いを理解し、科学的かつ適切に行うことが重要である。また、官能評価の実施に先立ち、パネルに目的や方法などをよく説明し、これから行う官能評価についての理解を得ておく必要がある。

❶ 検査の条件
(a) パネル

　官能評価の目的で選別された人の集団を**パネル**といい、パネルの構成員一人ひとりを**パネリスト**という。

　分析型官能評価を実施する場合には、パネルに専門的知識が要求され、妥当で安定した評価基準を確立させるための訓練を行う必要がある。このように訓練されたパネルの場合、人数は5～20人程度でよい。

　嗜好型官能評価の場合は、一般パネルまたは消費者パネルによる嗜好を問うために評価が行われるので、最低30人必要である。パネル人数は多いほどよいが、検査条件を管理できる範囲とする。

(b) 環　境

　分析型官能評価は、官能評価室のような専用設備がある部屋で行うのが基本であるが、官能評価室がない場合には明るさ・照明・換気などに配慮する必要がある。一方、嗜好型官能評価は、官能評価室で行う必要がないため、食堂などのようなリラックスできる場所で行うこともある。

　官能評価を実施する時間は、空腹時と満腹時を避け、午前10時または午後2時頃がよいとされている。

(c) 試料および評価用紙

　官能評価の目的に合ったデータを得るために、試料は再現性のある方法で調製し、パネリスト全員に同一条件の試料を提供することが重要である。また、試料の特性によって提供する温度・容器・量・方法などを考慮する必要がある。

第1章　人間と食品（食べ物）

＊1　記号効果
　試料につけた記号が判断に影響するので、a・b・cや4・9などのように、順番や好き嫌いのある記号は避ける。

＊2　順序効果
　2個の試料を連続して比較するとき、先に味わった試料の影響で次の試料の評価が変わるので、提示順を変え回数を同じにする必要がある。先に味わった試料を過大に評価するのが正の順序効果、逆が負の順序効果。

＊3　位置効果
　試料の並べ方が判断に影響し、3点識別（試験）法では中央に置かれた試料が選ばれやすく、5個の場合は、両端が選ばれやすい。

　さらに、試料を提示する際には、**記号効果**[＊1]（試料につける記号から先入観をもつ）・**順序効果**[＊2]（試料を提示する順序が評価に影響する）・**位置効果**[＊3]（試料を提示する位置が評価に影響する）などを避けるように注意しなければならない。すなわち、パネリストごとに試料のバランスをとり、試料を提示する順序・位置などをランダムにすることが重要となる。

　評価用紙の作成に際しては、評価の目的や評価する食物の特徴によって質問項目を選定し、項目数を適切にする必要がある。その理由は、質問項目が多すぎると、パネルが疲労し、正確な評価が得られないためである。

❷ 官能評価の手法

　主な手法を表1-9に示す。官能評価には**3点識別法**・順位法など多くの方法がある。官能評価を行う際には、手法の目的と特徴をよく理解し、試料の特性などを考慮して適切な評価法を選択することが重要である。

表1-9　官能評価の主な手法

目　的	手法名	具体的な方法
差を識別する	2点識別法	●2つの試料AとBをパネルに提示し、どちらが特性を強く感じるかを評価させる
	1対2点識別法	●2つの試料AとBを識別するのに、AまたはBを1つ標準品Sとして提示し、別にAとBを提示して、どちらがSと同じかを選ばせる
	3点識別法	●2つの試料を識別するために、どちらか一方を2個、他方を1個、合計3個をパネルに提示し、異なる1個を選ばせる
	1点識別法	●2つの試料AとBの一方だけをランダムな順序でパネルに提示し、AかAでないかを回答させる
順位をつける	順位法	●3種以上の試料を提示し、特性の大きさや嗜好の順位をつけさせる
	1対比較法	●異なる3種以上の試料から2つずつ組み合わせて、すべての組み合わせについて特性の強弱や嗜好の程度を判断させ、各試料を相対的に比較させる
評点をつける	評点法	●1つ以上の試料について、特性の強弱や嗜好の程度を点数によって評価させる
特性を描写する	SD[※1]法	●試料の特性を対立する形容詞の対（甘い－甘くない　など）を用いて、5～9段階で評価させる

※1　SD：semantic differential
資料）吉田勉監修，「調理学—生活の基盤を考える（第4版）」，学文社，2020を改変

（2）嗜好調査

　嗜好調査にはアンケート方式とインタビュー方式がある。アンケート方式は、

多数の人の嗜好を調査したい場合に利用され、調査用紙の作成、集計、統計学的解析を経て、結果が得られる。

一方、インタビュー方式は、個々人に対して聞きとり調査を行うため、対象人数が限定される。この方式の調査用紙は、記述形式を含むのがよい。アンケート方式とインタビュー方式の違いを表1–10に示す。

表1–10 アンケート方式とインタビュー方式の違い

項　　目	アンケート調査	インタビュー調査
目　　的	仮説の検証	仮説の構築
情報を収集できる人数	多い	少ない
回答の自由度	低い	高い
データ	数値化	非数値化
結果としてわかること	割合，相関関係	理由，因果関係

資料）福井遥子，「インタビュー調査のすすめ方」，実務教育出版，2010 を改変

2）客観的評価法

おいしさの客観的評価法は、食物の状態を機器などで測定し評価する方法であり、化学的要素の測定・物理的要素の測定・組織の観察がある。機器測定による評価は、評価結果に再現性があるため、食品産業分野では機器測定による品質管理が行われている。しかし、おいしさ自体を測定しているわけではないので、その評価結果は人が感じるおいしさと一致しているとは限らない。客観的評価だけでおいしさを評価するには限界があることを理解しておく必要がある。

（1）化学的要素の機器測定による評価

❶ 呈味成分の測定

食品の呈味成分は、水や唾液に溶けて味蕾に達するので、水で抽出または水分の多い食品はそのまま測定する。有機酸・糖・核酸関連物質の測定には高速液体クロマトグラフィー*1、エキス成分の遊離アミノ酸にはアミノ酸分析計、ミネラルには原子吸光分光分析計*2が用いられる。簡易の測定機器としては、糖度を測る糖度計、塩分を測る塩分濃度計、酸味を測るpHメーター*3・pH試験紙があり、複合型の測定機器として味覚センサーがある。また、市場に流通される前の食品を破壊せずに測定する近赤外線成分分析計もある。

❷ 香気成分の測定

食品中の香気成分は、揮発性で分子量が小さい。したがって、測定にはガスクロマトグラフィー*4などが用いられ、定性または定量分析が行われる。

*1 高速液体クロマトグラフィー

*2 原子吸光分光分析計

*3 pHメーター

*4 ガスクロマトグラフィー
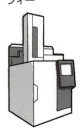

❸ 水分の測定

　食品中の水分は、食感などと深く関わっており、測定法としては加熱乾燥法などがある。

（2）物理的要素の機器測定による評価

❶ 色の測定

　食品の色は、鮮度や熟度など、おいしさにつながる重要な要素である。色の測定には、**色差計**を用いて測定する方法と、マンセル表色系*1（標準色票により標準色と対比させて記号で表現する方法）を用いる方法がある。

❷ テクスチャー・レオロジーの測定

　食物のおいしさは、硬さ・弾力性など食べたときの食感に左右されることが多い。食感を客観的に評価する方法として、食物のテクスチャーや**レオロジー***2の測定がある。

　テクスチャーは、硬さ・凝集性・粘性・弾力性・付着性・舌ざわり・歯切れ・歯ごたえ・口どけ・飲み込みやすさなどの触覚によって判断される。例えば、食感を数値化する方法としては、圧力センサーを歯や口蓋にセットし咀嚼中の咀嚼力や口蓋圧を測定する方法、咀嚼中の咀嚼筋の活動を筋電位として測定し運動量として表す方法などがある。

　食物のレオロジーは、粘性・弾性・粘弾性・破断特性などが測定される。レオロジー特性は、テクスチャーの主体をなす特性である。

❸ 温度の測定

　食物の味やテクスチャーは、温度に左右されることが多い。温度の測定には、接触型温度計や非接触型温度計が用いられる。接触型温度計としては液体温度計（アルコール，水銀）・**熱電対温度計**などがあり、非接触型温度計には赤外線エネルギー量から温度を測定する放射温度計・表面温度の分析を色で示すサーモグラフィーなどがある。

（3）組織の観察

　食品は、磨砕や加熱などの調理操作により組織構造が変化する。微細な組織構造の変化を顕微鏡で拡大し、視覚的に把握することによって、食品の物理的変化などを理論的に裏づけることができる。組織構造は、おいしさに関わるテクスチャーなどの食感に関係しているので、組織の観察はおいしさを評価するための重要な手段といえる。

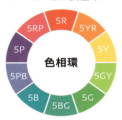

*1　マンセル表色系

*2　レオロジー
　物質の変形と流動の科学であり、粘性・粘弾性・塑性・破断特性などを測定。

POINT
硬さの測定には**破断測定器**、付着性の測定には**テクスチュロメーター**を使用する。

POINT
えん下困難者用食品とは、えん下を容易にし、誤えんや窒息を防ぐために硬さなどを調整した特別用途食品の1つ。硬さ、付着性、凝集性により3つの許可基準がある。

❶ 光学顕微鏡による観察

　光学顕微鏡は、可視光線をあてて組織構造を観察するもので、偏光顕微鏡や位相差顕微鏡などがある。

❷ 電子顕微鏡による観察

　野菜やゲル状食品の組織を観察するには、電子顕微鏡が必要である。調理や加工の際に物理的・化学的要素により組織的な変化が生じること、組織的な変化は食味と関連することなどが電子顕微鏡観察によって明らかになっている。

試験対策：チェックしてみよう！

☐ 五基本味は、塩味、甘味、酸味、苦味、うま味である。

☐ 昆布のうま味成分は、グルタミン酸ナトリウムである。

☐ 昆布表面の白い粉は、マンニットである。

☐ だし汁のうま味は、少量の食塩を加えると強まる（対比効果）。

☐ ぜんざいの甘味は、少量の食塩を加えると強まる（対比効果）。

☐ 昆布とかつお節の混合だしは、単独よりもうま味が強い（相乗効果）。

☐ 甘味を繰り返し感じ続けると、甘味を弱く感じるようになる（順応効果）。

☐ 塩辛い食品を食べた後では、水に甘味を感じる（変調効果）。

☐ 食品のテクスチャーは、味覚に影響を及ぼす。

☐ 食品のテクスチャーに影響を及ぼす因子として、コロイド粒子がある。

☐ おいしいと感じる飲物の温度は、おおよそ体温± 25 ～ 30 ℃とされる。

☐ 人の感覚器官を用いて製品の特性を評価することを分析型官能評価という。

☐ 嗜好型官能評価では、主観的に試料の差や品質を判断させる。

☐ 評価のために選別された集団のことを、パネルという。

☐ 官能評価を行う一人ひとりのことを、パネリストとよぶ。

☐ 5 味の識別テストでは、甘味・塩味・酸味・苦味・うま味を試料とする。

☐「どのクッキーの甘味がおいしいと感じるか」の評価は、嗜好型の官能評価である。

☐ 記号効果は、ランダムな 3 桁の数字を記号に用いる。

☐ 順序効果は、試料を出す順番が判断に影響する。

☐ 評価する試料が 3 個ある場合に、中央に置かれた試料の評価が高くなることを位置効果という。

☐ 3 点識別法は、2 種類の試料の一方を 2 個、他方を 1 個組み合わせて提示し、異なる 1 個を選ばせる方法である。

☐ 3 個以上の試料について、特性の順に順位をつける方法を順位法という。

☐ シェッフェの一対比較法は、3 種類の試料を 2 個ずつ組み合わせて提示し、特性の強さを判断させる方法である。

☐ 評点法は、試料の特性の強さや好ましさを数値尺度で評価させる方法である。

☐ SD 法は、相反する形容詞対を用いて試料の特性を評価させる方法である。

第1章　人間と食品（食べ物）

□ 酸味の測定機器は、pH メーターである。

□ 香気成分の測定機器は、ガスクロマトグラフィーである。

□ 色の測定機器は、分光測色計、色彩色差計である。

□ かたさの測定機器は、破断測定機である。

□ 付着性の測定機器は、テクスチュロメーターである。

□ 食品のテクスチャーは、えん下困難者用食品の許可基準に関係する。

□ えん下困難者用食品の許可基準には、硬さ、付着性、凝集性がある。

第 2 章

調理の基本

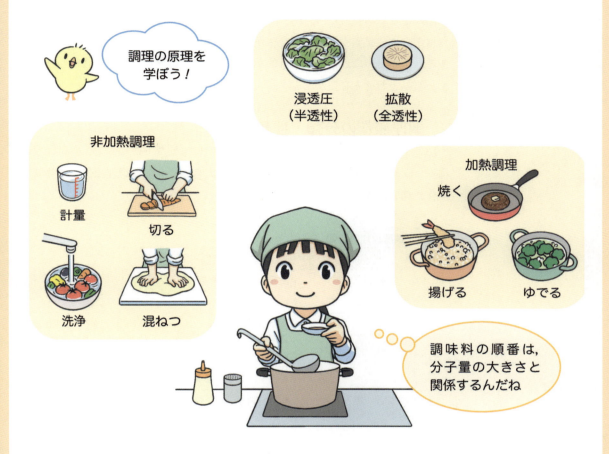

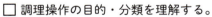

□ 調理操作の目的・分類を理解する。
□ 非加熱調理操作の原理・種類・特徴を理解する。
□ 代表的な非加熱調理器具・機器の種類と使用方法を学ぶ。
□ 加熱調理操作の原理・種類・特徴を理解する。
□ 熱の伝わり方と効率的な加熱条件について理解する。
□ 代表的な加熱調理器具・機器の種類と使用方法を学ぶ。
□ 調味操作と調味料の特徴を理解する。
□ 調味料の調味パーセントについて学ぶ。

1 調理操作の目的と分類

1）調理操作の目的

　調理操作とは、調理過程（p.3, 図1-2参照）で食品に加える物理的・化学的操作のことであり、料理の仕上がりに大きな影響を与える。調理操作の目的は、食材がもつ栄養素や調理特性を生かし、安全でおいしい料理を調製することである。そのためには、料理の目的や喫食者の嗜好に合った適切な調理操作を選択し組み合わせる必要がある。

2）調理操作の分類・種類

　調理をするとき、主となる調理操作のほかに準備や下ごしらえ、盛付けなど様々な調理操作が必要である。調理操作は大きく、非加熱調理操作、加熱調理操作、調味操作に分類することができる（表2-1）。

表2-1　調理操作の分類

分　類	種　類	操作例
非加熱調理操作	計量，計測	重量，容量，体積，温度，時間
	洗　浄	洗う
	浸　漬（しんせき）	浸す（吸水，膨張，うま味成分の抽出，アク抜き，塩出し，臭み抜き，血抜き，砂出し，褐変防止，調味料の浸透など）
		もどす（吸水，膨張）
	切　断	切る，刻む，皮をむく，おろす（魚など），削る
	粉砕，磨砕（まさい）	つぶす，裏ごす，おろす，する，すりつぶす
	混合，混ねつ，撹拌（かくはん），伸展	混ぜる，練る，捏ねる，和える，泡立てる
	ろ過，圧搾（あっさく），成形	こす，押す，握る，絞る，伸ばす，包む，丸める
	冷却，冷蔵，冷凍	冷ます，冷やす，凍らせる
	解　凍	もどす
加熱調理操作	湿式加熱	ゆでる，煮る，蒸す，炊く，加圧加熱
	乾式加熱	焼く，炒める，揚げる
	誘電加熱	電子レンジ
	誘導加熱	電磁調理器（IHヒーター）
調味操作	調　味	塩味，甘味，酸味などをつける

2 非加熱調理

1) 非加熱調理操作の原理

非加熱調理操作のうち、洗浄・浸漬（浸透圧、吸水、脱水、抽出、酵素作用）・混合（コロイド、乳濁、懸濁、ゾル）・ろ過・冷却（ゲル）などは、水と関係が深い。

野菜の調理では、パリッとした外観やテクスチャーが要求され、酢の物に使うきゅうりなどは食塩をふって脱水する必要がある。これらは浸透圧に関係している。

食品は、多種類の成分からできており、気体・液体・固体が組合せされてコロイド状に分散しているものが多い。

（1）浸透圧

野菜の細胞は、図2-1に示すように硬い細胞壁に囲まれており、細胞壁の内側には細胞膜がある。細胞壁は、水や砂糖・食塩を全て通す。一方、細胞膜は、水を通すが砂糖・食塩を通しにくい性質がある（半透性）。

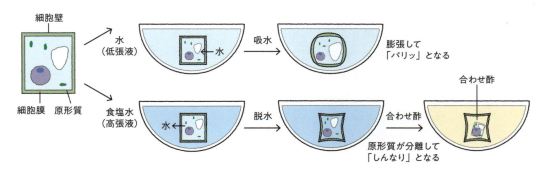

図2-1　浸透圧による野菜のテクスチャーの変化

水や濃度の低い溶液（低張液）に野菜を浸漬すると、細胞内が水分で満たされ、膨圧が高まりシャキッとした状態になり、歯ざわりがよくなる。レタスや千切りキャベツなどを冷水に浸したとき、パリッとした食感になるのは浸透圧の原理である。

食塩水（高張液）に野菜を浸漬すると、細胞内の水分が細胞外に移動し、張りを失ってしんなりする。同様に、きゅうりの塩もみのように、野菜に塩をかけると野菜表面の水に食塩が溶け、高張液となり脱水[*1]が起こる。例えば、和え物や酢の物の場合、野菜の水分が失われ、原形質分離が生じたところに調味料がしみこむ。また、生野菜に調味料をかけると、脱水が起こるため水っぽく

*1　脱水の原理
　食塩をふることで、細胞内外が同じ濃度になろうとする力が働き、細胞内にある水分が細胞膜を通り濃度の高い細胞外へ移動する。

第2章　調理の基本

なる。したがって、和え物や酢の物の調味操作（表2-2、2-3）は、喫食の直前に行う。サラダは喫食の直前にドレッシングをかけるとよい。

　野菜の浅漬けに使う食塩濃度は、野菜量の2％が目安である。野菜を等張液（約0.85％食塩溶液，10％ショ糖溶液，0.2％酢酸溶液）に浸漬すると、細胞内の変化は見られない。

表2-2　和え物
（具の重量に対する％）

種　類	材　料
ごま和え	ごま10
白和え	豆腐50
酢みそ和え	みそ20

表2-3　調味酢の種類と配合
（具の重量に対する％）

種　類	酢	塩	しょうゆ	砂　糖	その他
二倍酢	10	—	8		
三倍酢	10	—	8	10	
甘酢	10	1.5	—	10	
からし酢	10	—	8	10	からし2
吉野酢	10	—	8	10	でんぷん5

資料）新調理研究会編「これからの調理学実習 基本手法から各国料理・行事食まで」，オーム社，2011年より

（2）食品分散系

　ある均質な分散媒の中に、**分散相**が粒子として分散している系を分散系といい、粒子（気体・液体・固体）の組合せになっている。1～100 nmの粒子が分散している状態が**コロイド粒子**である。その粒子を分散相、分散させる物質を**分散媒**という。分散媒と分散相が共に液体の場合を**乳濁液**、分散媒が液体で分散相が固体を**懸濁液**と呼ぶ。乳濁液の例としては、マヨネーズ・バターなどがあり、懸濁液にはみそ汁・ジュースなどがある（表2-4）。

表2-4　分散媒を液体としたコロイド系

分散媒	分散相	コロイドの状態	特　性	主な食品	
液　体	気　体	泡	液体中に空気が分散し，なめらかさや軽さを与える	メレンゲ，ホイップクリーム，アイスクリーム	
	液　体	乳濁液（エマルション）	水中油滴型（O/W型）と油中水滴型（W/O型）がある	O/W型	牛乳，生クリーム，マヨネーズ・卵黄
				W/O型	バター，マーガリン
	固　体	ゾル	液状で流動性がある	ポタージュ，ソース，卵白，でんぷん糊液	
		ゲル	流動性を失い，固まっている	ゼリー，水ようかん，こんにゃく	
		キセロゲル	ゲルが乾燥した状態	凍り豆腐，棒寒天	
		懸濁液（サスペンション）	液体中に固体の粒子が分散している状態	みそ汁，ジュース，スープ，水溶きでんぷん	

24

2) 代表的な非加熱調理操作

（1）計量・計測

　計量器具には、秤（はかり）*1（重量）、計量スプーンや計量カップ（容量）、温度計・タイマーなどがある。計量器具を正しく使用しなければ重量や体積に誤差が生じてしまい、仕上がりに影響する。そのため、計量や計測を標準化することで、調理操作の再現性が高くなり、一定の仕上がりを保つことができる。

　計量スプーン*2 を使用する際、砂糖や塩などの粉末はすり切り、しょうゆなどの液体は表面張力で盛り上がるまで満たす。粉類は、ふるう前後で重量が異なる場合があるので注意する。パンやお菓子作りなどでは、計量が仕上がりに大きく影響するため正確な計量が必要となる。使用頻度の高い調味料は、計量スプーンや計量カップでの重量を覚えておくとよい。

（2）洗　浄

　洗浄の目的は、細菌・寄生虫・泥砂・ほこり・農薬などの有害物を除去することである。洗浄には、水・食塩水・酢水・温水・氷水などを使用する。例えば、水道水（真水）洗浄は、魚介類に多い食中毒菌（腸炎ビブリオ*3）を死滅させる。洗浄方法としては、ふり洗い・こすり洗いなどがある（表2-5）。

表2-5　食材の洗浄方法

洗浄の種類	食品名	洗い方
ふり洗い	ほうれん草，青梗菜など	・根元を少し切り落とし，1cm程度の深さで十文字に切り込みを入れる ・水が入ったボウルに，根元を手でこすりながらふり洗う
	牡蠣のむき身	・ザルに入れ水（塩水）の中で振りながら洗う
こすり洗い	ごぼう，さといもなど	・たわしを使い泥などを落とす
	殻つきのあさりなど	・砂抜きした貝をこすり合わせて洗う
まぜ洗い	米，豆類など	・貝をこすり合わせて洗う
もみ洗い	切干し大根	・もみながら洗う
	かんぴょう	・塩5％をもみ込み，水洗い

---

*1　秤量と感量
　重量を量ることを秤量という。また、正確に量れる最大重量を秤量、最小重量のことを感量という。

*2　正しい計量方法
粉末（すり切り）

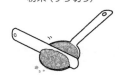

液体（表面張力）

*3　腸炎ビブリオ
　食中毒の原因菌の1つで海水中に生息する好塩菌である。3％食塩濃度が最も発育し、水道水中では死滅する。

（3）浸　漬

　浸漬は、下処理として水・湯・塩水・酢水・調味料などの液体に浸す操作をいう。主な目的は、① 乾燥した食品を吸水・膨潤により軟らくする、② うま味成分の抽出、③ アク（灰汁）などの不味成分の除去、④ 野菜や果実の褐変防止、⑤ テクスチャーの向上、である。その他にも塩出し・臭み抜き・血抜き・砂だし・調味液の浸透などに用いられる（表2-6）。浸漬すると水溶性ビタミンや無機質が溶出したり、独特の風味が無くなったりするため、浸漬時間は食品や調理の目的にあわせ調整するとよい。

表2-6　食材の浸漬目的

目　的	浸漬液の種類	主な食品
吸水，膨潤，軟化	水	米
	水または湯	干ししいたけ，乾燥わかめ，切干し大根
	1％食塩水	大豆
うま味成分の抽出	水	昆布，煮干し
アク抜き（不味成分の除去）	水	じゃがいも
	3～5％酢水	ごぼう，れんこん
	米のとぎ汁，10％ぬか水	たけのこ
	0.2～0.3％重曹水	わらび，ぜんまい
褐変防止	1％食塩水	りんご
	レモン汁	バナナ，アボカド，もも
	水	じゃがいも，さつまいも，なす
	3～5％酢水	ごぼう，れんこん
テクスチャーの向上	水または冷水	レタス，キャベツ
塩出し	1％食塩水	かずのこなどの塩蔵食品
血抜き	2％食塩水	レバー，魚
臭い消し	牛乳	レバー，魚
砂出し	約3％の食塩水	あさり，はまぐり
調味液の浸透	調味液	肉，魚

❶ 吸水・膨潤・軟化

　乾物の浸漬は、吸水することで熱の伝わり方（熱伝導）がよくなり調理しやすくなる。吸水速度や吸水後の重量の変化、戻し率は、食品の種類や水温によって異なるため、目的に合わせて適切に行うことが重要である（表2-7）。

表2-7　乾物の戻し方

食品名	戻し率	方　　法
乾燥わかめ	10倍	・水に10分浸す
干しひじき	8.5倍	・水に20分浸す
かんぴょう	6～7倍	・水洗いし，塩をまぶしてしんなりするまで，もみ洗いする ・爪で切れる硬さまでゆでる
凍り豆腐	6～7倍	・60℃の湯に約30分浸したあと，水にとり押し絞る
干ししいたけ	4～6倍	・汚れを水でサッと洗い流し，冷蔵庫で3時間～半日水に浸す
切干し大根	4～5倍	・水に15分浸す
春雨	3～4倍	・沸騰した湯に3～4分浸す
昆布	3倍	・水に15分浸す
干しうどん	3倍	・たっぷり（麺の10倍）の沸騰水でゆでる
大豆	2倍	・豆の4倍の水に一晩浸す

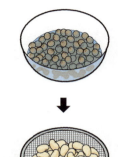

❷ うま味成分の抽出

　料理のベースとなる**だし**は、昆布や干ししいたけ、かつお節、煮干し、干し貝柱などを水に浸漬後、加熱をすることでうま味成分を抽出したものである。抽出する際、水温が高すぎたり長時間加熱しすぎると、渋味やえぐ味など雑味がでて味や風味を損なうので注意が必要である。また、だしは水でゆっくり時間をかけて抽出する（水だし）と、うま味成分の溶出量が増えて上品なだしとなる。

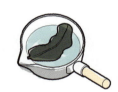

❸ アク抜き

　食品中に含まれる不味成分を**アク**という。アクは、えぐ味、苦味、渋味などの呈味成分を含んでいる。アクがあることで特有の風味や味わいが損なわれるため、アクが強い食品（じゃがいも、ごぼう、れんこん、たけのこなど）はアク抜きをする。近年、アクが少ない品種も多いため、食品に適した方法で行うことが必要である（表2-8）。

表2-8　食材のアク抜き方法

アク抜きの種類	主な食品
水に漬ける	じゃがいも，さつまいも，なす
熱湯でゆでる	ほうれん草，ブロッコリー
食塩（0.5~1％）を加えてゆでる	ふき
酢（0.5~3％）を加えてゆでる	ごぼう，れんこん，カリフラワー
重曹（0.3~0.5％）を加えてゆでる	わらび，ぜんまい
米のとぎ汁，ぬか水（5~10％）でゆでる	たけのこ，大根

❹ 褐変防止

　野菜（じゃがいも・ごぼう・れんこんなど）や果実（りんご・ももなど）は、皮をむいたり、切ったりして空気にふれると褐色に変化する。これを褐変（酵素的褐変）[*1]という。これは、ポリフェノールが酵素（ポリフェノールオキシダーゼ）により、空気中の酸素と結びつき酸化されるためである。酵素的褐変反応を抑制する方法を表2-9に示す。

*1　褐変
　植物性食品に多く見られる反応で、微生物などの細菌の繁殖を防ぐために食品に含まれるポリフェノールを酸化させて対抗する防御反応の1つである。

表2-9　酵素的褐変反応を抑制する方法

褐変防止の種類	方　法
酵素と酸素の接触を防ぐ	水やシロップに浸ける
酵素と酸素の接触面を小さくする	表面積の大きいみじん切りを避ける
酵素を失活させる	短時間加熱をする
酵素反応を阻害，酵素と酸素の接触を防ぐ	食塩水や酢水に浸ける
酸化防止	レモン汁をかける

❺ テクスチャーの向上

　テクスチャーは、五基本味とともに、料理のおいしさに関与する要因の1つである。食肉を調味液（塩分1~3％）に浸けたり、砂糖を下味に使うと保水性が高くなり、肉質が軟らかくなる。またそのほかに、しょうが汁やりんご、パイナップルなどには、たんぱく質分解酵素（プロテアーゼ）が含まれているので、一緒に漬け込むと肉質が軟らかくなる。反対に肉質を引き締めて歯切れをよくする料理として、しめ鯖がある。まず魚に塩をふり脱水させることで臭み成分を出し、組織を引き締める。そのあと酢に漬け込む（酢じめ）。漬物やピクルス、酢ばすは塩や砂糖、酢を合わせた調味液に漬け込むことで歯ごたえよく仕上がり、保存性も高まる。サラダや刺身のつまなど生で食する野菜は、歯ごたえや外観が重要である。野菜を冷水に浸けることにより、細胞内に水分が入りシャキッとなる。これは浸透圧を利用したもので、反対に酢の物や浅漬け

酢ばす

などのように、野菜をしんなりさせたい場合は、食塩を振ったり1％以上の食塩水に浸けると水分が細胞外に引き出され、しんなりする。

そのほか、材料を早く煮あげるには重曹を使うと繊維が軟らかくなる。さつまいもなど煮崩れを防止するためには、ミョウバン*1 を使用するとよい。

*1 ミョウバン
硫酸アルミニウムカリウムのこと。無色または白色の結晶や粉末状。これを乾燥させたものが焼ミョウバンである。

❻ 塩出し

かずのこなどの塩蔵品から余分の塩分を除去する場合、1％の食塩水に浸け、数回食塩水を入れ替えると、うま味を残しながら塩分を除去することができる（迎え塩または呼び塩）。浸漬液に真水を使用すると、塩分だけでなくうま味も同時に除去されるため注意が必要である。

❼ 臭み抜き・砂出し・血抜き

魚の生臭さは、酢やワインなどに浸けたり、梅干しやしょうがなどを利用すると臭いを抑えることができる。貝類は、約3％の食塩水（海水程度）に浸けて砂を吐き出させる（砂出し）。レバーなどの内臓は、血液を取り除き、約2％の食塩水で数回洗うとる効果がある。

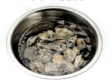
アサリの砂出し

（4）切　断

包丁などで食品を切る操作を切断という。切断の目的は、① 不可食部を除去する、② 大きさや形をそろえて食べやすくする、③ 表面積が大きくなるため、火の通りがよくなり、調味液の浸透を早める、④ 外観やテクスチャーをよくする、などである。

例えば、野菜を繊維に沿って切ると歯ごたえがよく、食感を楽しむことができる。逆に、繊維に垂直に切ると、火の通りが早く、軟らかく仕上がる。根菜類などは、切り口の角を切り落とすと煮崩れを防止することができる（面取り）。大根の場合は、隠し包丁を入れると軟らかく仕上がり、咀嚼機能の低下している人に適している。魚は、皮に切れ目を入れると、火の通りや味の浸透がよくなり、皮が縮んで身が崩れるのを防ぐ（図2-2）。

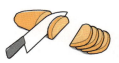
繊維に垂直の切断
火の通りが早く、軟らかく仕上がる

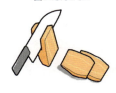
繊維に水平の切断
歯ごたえがよい

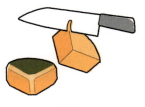
面取り

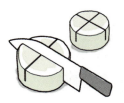
隠し包丁

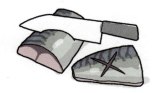
魚の皮に切れ目を入れる

図2-2　切断の例

*1 ごまの成分
　ごまには活性酸素を除去するゴマグリナン（セサミン・セサミノールなど）が含まれている。抗酸化作用や肝機能の改善、脂質代謝の促進などの効果があるといわれている。

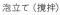

泡立て（撹拌）

だしを濾す（ろ過）

ゆでた青菜を搾る（圧搾）

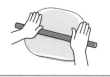
パン生地を伸ばす（伸展）

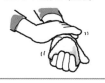
おにぎりを作る（成形）

*2　低温障害の発生温度

食品名	温度（℃）
レモン	14～16
バナナ	12
トマト	7.2～10
パイナップル	7～10
さつまいも	9
きゅうり	7.2

（5）粉砕・磨砕

　食品の細胞が破壊され、細胞内の機能性成分が溶出されやすくなる。例えば、ごま*1をそのままの状態で摂取しても栄養成分が吸収されずに排泄される。そのためごまはすりつぶす（磨砕）とよい。すりつぶすと油脂が出てペースト状となり、滑らかになり香りや風味もよくなる。大根やわさびは、すりおろすと細胞が破壊されて酵素（ミロシナーゼ）が活性化し辛みが引き出される。

（6）混合・撹拌・混ねつ

　食材や調味料を混ぜ合わせ、味や温度を均一にする操作を混合という。その例として和え物がある。撹拌（かくはん）は、泡だて器で卵白や生クリームを泡立てる操作である。混合や撹拌により、材料・調味料などが均一に混ざる。混ねつは、パンやうどんの生地を作る際、小麦粉に水を加えて混ぜ合わせ、生地の粘弾性を増すためにこねる操作である。

（7）ろ過・圧搾・伸展・成形

　ろ過は、だし汁・緑茶などのように、食材と浸出液を分離する操作のことである。また、茶碗蒸しやカスタードプディングのように仕上がりを滑らかにするため、ろ過を行う場合もある。粉類は、空気を含ませて膨らみをよくするため、ふるいにかける。圧搾とは、食品に外部から圧力を加える操作であり、食品の成形や脱水を目的としている。例えば、押しずし、ゆでた青菜を搾る、豆腐や高野豆腐の水切りなどがある。伸展は、パン・めんなどの生地を伸ばす操作である。混ねつとねかしにより伸展性が増す。成形は、外観を整え、食品を食べやすくする操作であり、「ぎょうざの皮で具を包む」、「団子を丸める」、「おにぎりを作る」などがある。

（8）冷蔵・冷凍・解凍

　冷却すると微生物の繁殖が抑制され腐敗を防止するため、食品の保存性が向上する。寒天液やゼラチン液は、冷却によりゲル化が促進される。ゆで野菜の変色を防止するなど、おいしさを維持したり高めたりする効果がある。
　冷蔵（10℃以下）は、食品を低温に保つことで微生物の繁殖や酵素作用を遅らせ、腐敗を防止することを目的としている。しかし、微生物（細菌）の多くは、10℃程度になると増殖するため、長期保存は避ける。また、野菜や果実などは、冷蔵保存することで低温障害*2を起こすものがあるので、適切な温度で保存する（表2-10）。

表2-10 食品に適した温度

食品名	適温（℃）	保存方法
バナナ	15〜20	●常温でつるす ●1本ずつポリ袋に入れ野菜室に保存
さつまいも	12〜15	●1本ずつ新聞紙で包んでからカゴなどに入れて常温または，冷蔵庫の野菜室で保存
トマト	10〜15	●ヘタを下にし，重ならないようにして冷蔵庫の野菜室で保存
きゅうり	10〜13	●袋に入れて，冷蔵庫の野菜室で保存
かぼちゃ	10	●種とワタを取り，水分をふき取ってラップで包み冷蔵庫の野菜室で保存
なす	8〜12	●1本ずつラップして，冷蔵庫の野菜室で保存

　肉や魚を冷凍する場合、－1℃付近から凍り始め、－5℃くらいで凍結し氷結晶となる。氷結晶の生成は、凍る温度とスピードに関係し、－1℃から－5℃の温度帯が最も大きくなる。食品内部に大きな氷結晶ができると組織の損傷や劣化が促進する。この温度帯を最大氷結晶生成温度帯[*1]という。最大氷結晶生成帯を通過する時間の違いにより、緩慢凍結と急速凍結にわけられる。通過する時間が長いと食品の組織が大きく損傷する（緩慢凍結）。また、冷凍焼けや解凍後の**ドリップ**の流出が多くなり品質低下につながる。食品の品質を保持するためには、最大氷結晶生成温度帯を短時間で急速に通過させる（急速凍結）ことが重要となる（図2-3）。

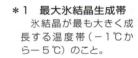

[*1] **最大氷結晶生成帯**
　氷結晶が最も大きく成長する温度帯（－1℃から－5℃）のこと。

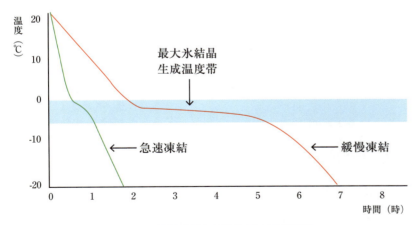

図2-3　緩慢凍結と急速凍結の冷凍曲線

解凍とは、冷凍した食品を冷凍前の状態に戻す操作で、緩慢解凍と急速解凍がある（表2-11）。

緩慢解凍は、冷蔵庫内や流水中でゆっくり解凍する方法、急速解凍は解凍と調理を同時に行う方法である。解凍する際は、食品の組織を変化させないようにするため、低温によりドリップ量を抑えることが重要である。室温で解凍するとドリップが多くなり、菌の繁殖の原因となるため自然解凍は避けるのがよい。解凍する際には、適切な解凍方法を選択することが重要である。

表2-11　解凍の種類および解凍法

種　類	方　法	解凍温度	主な食品
緩慢解凍	低温解凍	冷蔵庫内温度（5℃以下）	生鮮食品（魚介，畜肉，野菜，果実），菓子類，茶わん蒸し
	自然解凍	室温（常温）	
	水中解凍	水　温	
	氷水中解凍	0℃前後	生鮮食品（魚介，畜肉）
急速解凍	スチーム解凍	水蒸気加熱（80～120℃）	シュウマイ，ギョウザ，茶わん蒸し，真空包装食品（スープ，シチューカレー），野菜類
	ボイル解凍	湯中（80～100℃）	真空包装のミートボール，酢豚，うなぎの蒲焼，豆類，ロールキャベツ，野菜類，麺類
	オーブン解凍	加熱空気と幅射熱（150～300℃）	グラタン，ピザ，ハンバーグ
	フライ解凍	加熱油中（150～180℃）	フライ，コロッケ，ギョウザ，フレンチフライドポテト
	電子レンジ解凍	マイクロ波による誘電加熱	生鮮食品，煮熟食品，真空包装食品，野菜類，米飯類，種調理食品

3）代表的な非加熱調理器具・機器
（1）非加熱用器具
非加熱用調理器具を表2-12に示す。調理作業に応じて適切な器具を選択することにより、作業効率を上げることができる。

表2-12　非加熱調理に使用する器具

種　類	主な器具
計量・計測	計量スプーン，計量カップ，はかり，温度計，タイマー
洗浄・浸漬	ざる，ボウル，バット，たわし，布巾
切　断	包丁，まな板，スライサー，ピーラー，調理用はさみ，フードカッター
粉砕・磨砕	おろし器，フードプロセッサー，ミキサー，ジューサー，ミル，すり鉢，すりこ木
混合・混ねつ・撹拌	菜ばし，しゃもじ，木べら，ゴムベラ，フライ返し，玉じゃくし（レードル），泡立て器，ハンドミキサー
ろ　過	裏ごし器，粉ふるい，味噌こし，万能こし器，茶こし，シノア（スープこし）
成　形	押し型，流し箱，ライス型，抜き型，焼き型（ケーキ型），麺棒，巻きす，絞り袋，口金，肉たたき

すり鉢とすりこぎ

シノア（スープこし）

流し箱

巻きす

❶包　丁
一般的に使用されている包丁の種類には、和包丁、洋包丁、中華包丁がある（表2-13）。包丁の材質は、鋼・ステンレス・セラミックなどで、鋼は切れ味が良いが錆びやすく、ステンレスやセラミックは錆びにくい。

包丁の刃先は、両刃と片刃があり洋包丁には両刃が多く、和包丁には片刃が多い。両刃の特長は、両面に刃がついているため、食材に対する力が均等に加わり、まっすぐに切ることができる。片刃は、片面にしか刃が付いていないため、かつらむきに適している（薄刃包丁）。

切り方には押し切り、引き切りなどがあり、野菜や肉などは包丁の重さを利用して押切にすると繊維を崩さずに切ることができる。刺身などは長い刃全体を使って引き切りにするとよい。

第2章　調理の基本

表2-13　包丁の種類と用途

包丁の種類			刃　先		用　途
			両刃	片刃	
和包丁	菜切り包丁		○		• 主に野菜（葉菜類）を刻む
	薄刃包丁			○	• 大根などの硬いものを切る • かつらむきに適する • 関東型と関西型がある
	出刃包丁			○	• 骨のかたい大きな魚をおろす • 鶏のぶつ切り，骨切りなど
	刺身包丁			○	• 刺身，二枚おろし，三枚おろし
洋包丁	三徳（万能）包丁		○		• 代表的な洋包丁 • 牛刀と菜切り包丁の長所をもつ • 野菜，肉，魚など多目的に使用
	牛刀		○		• 肉，野菜
	ペティナイフ		○		• 野菜，果実の皮むき，芽やヘタ取り 　小さな細工切り（飾り切り）など
	パン切りナイフ			○	• パン
	冷凍用包丁		○		• 冷凍食品（刃がのこぎり状）
中華包丁	菜刀		○		• 野菜，肉，魚など多目的に使用 • 中華料理全般で使用

❷ まな板

まな板の素材には、木（ひのき・銀杏・さわら）やプラスチック・合成樹脂などがある。合成樹脂は、汚れや臭い、包丁による傷などがつきにくく、細菌による汚染が少ない。まな板は、食中毒を防止するため生の魚・肉、それ以外の食品に区別して使用する*1。

*1　まな板の区別

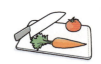

（2）食　器

食器の種類は、料理様式や使用用途により選び分ける。食器の材質には、陶器・磁器・漆器などがあり（表2-14）、選ぶ際には、材質・大きさ・色・形などを考慮する必要がある。また、料理の冷温や旬の食材を使うことにより、彩りや季節感などが表現され、おいしさに影響を与える。そのため、器の種類や特徴を理解し、料理に合ったものを選ぶことが重要となる。

表2-14　食器の種類と特徴

材　質		特　徴
陶　器		・原料は陶土（粘土）で、厚みがありザラザラしている ・熱伝導率が低く，保温性が高い（冷めにくい） ・汚れがつきやすく，割れやすい
磁　器		・原料は陶石（石粉）で、厚さが薄くツルツルしている ・熱伝導率が低く，保温性も低い（冷めやすい） ・汚れがつきにくく割れにくい
漆　器		・木や紙に漆を塗り重ねている ・断熱性や防腐性に優れている ・紫外線などに弱く劣化しやすい
木製・竹製		・煮汁などを吸収しやすいため，水で湿らせてから使用する
ガラス製		・温度変化に弱く，割れやすい

表2-14のつづき

材　質		特　徴
プラスティック製		●軽くてキズがつきやすい
金属製		●ステンレス製が多い ●強度がある

（3）冷蔵庫・冷凍庫

　家庭用冷蔵庫は、主に冷凍室（−18℃以下）、パーシャル室（約−3℃）、チルド室（約0℃）、冷蔵室（0〜10℃）、野菜室（7〜10℃）などに分かれている（表2-15）。庫内温度は、JIS規格で定められた適正温度に設定されている。冷蔵庫の庫内温度は、外部温度の変化、扉の開閉、食品の詰めすぎにより変化しやすい。庫内温度が高くなると細菌などが繁殖しやすいため、長期間の保存は避けるのがよい。

表2-15　家庭用冷蔵庫の庫内温度

庫内の場所	温度帯（℃）	保存上の注意と特徴
冷蔵室	0〜10	●一般食品や調理済み食品などの保存に適し，食品の腐敗を防ぐ
チルド室	0	●乳製品や発酵食品などを凍らせない程度で保存
パーシャル室	約−3	●食肉や魚介類などに適し，わずかに凍らせた状態で保存
冷凍室	−18以下	●市販の冷凍食品などに適し，食品の品質変化が少ない
野菜室	7〜10	●湿度を保ち野菜の乾燥を防ぐ

3 加熱調理

1）加熱調理操作の原理

　食品は、加熱により組織や成分が変化し、でんぷんの糊化・たんぱく質の熱変性・コラーゲン（結合組織）の軟化・脂肪の融解などが起こる。例えば、植物性食品を加熱すると細胞壁が軟化し、ペクチン質と糊化でんぷんが煮汁中に溶出する（図2-4）。

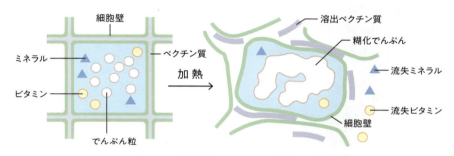

図2-4　加熱（煮熟）調理における植物組織の変化
資料）的場輝佳「7 植物性食品の調理機能論」，田村真八郎・川端晶子編著「食品調理機能学」，p.175，建帛社，1997年より作成

　加熱は食品に熱エネルギーを与え、食品を構成する分子の動きを活発にするため、食品の温度が上がる。加熱とは、食品をおいしく食べられる適度な状態にすることである。おいしく仕上げるためには、種々の加熱操作において熱が食品にどのように伝わるかを理解することが重要である。加熱調理操作は、拡散・比熱・圧力・伝熱などに関わるものが多く、それぞれの特徴に応じ、効率よく熱を伝える工夫が必要となる。

（1）拡　散

　野菜を加熱し50℃以上にすると、細胞壁が破壊され細胞膜のたんぱく質が変性し、**半透性**が失われて**全透性**となる。そのため、水だけでなく砂糖や塩などの成分も濃度の高い方から低い方へ自然に移動する。この現象を**拡散**という。拡散係数[*1]が大きいほど拡散が起こりやすく、味は速くしみこむ。拡散する速度は、調味料の分子量[*2]が小さいほど、加熱温度が高いほど速くなるが、煮汁の粘度が高くなると拡散は遅くなる。加熱調理で複数の調味料を使用する際には、調味料の分子量を考慮して加える。例えば、おでんの大根をおいしく仕上げるには、煮汁が内部までしみこみ、内外の調味料濃度がほぼ等しくなるまで加熱するとよい。カレーやシチューの具材を軟らかく仕上げるには、ルウを入れる前に十分加熱しておく必要がある。

[*1] 拡散係数
　調味料などの拡散（自然移動）の速度の目安。この値が大きいほど拡散が起こりやすいので味が速くしみこむ。

[*2] 調味料の分子量
　p.49 側注参照

第2章　調理の基本

＊1　油の比熱
　　p.45 側注参照

（2）比　熱

　物質1gを1℃上昇させるために必要な熱量が比熱である。この値が大きいほど温めるのに時間がかかる。水の比熱が1に対して油＊1は0.5であるため、水と比べて油は早く温まる。また、油は比熱が小さいため揚げものをする際は、材料投入時に温度低下が起こりやすい。

（3）圧　力

　通常の加熱調理（1気圧）に比べ、圧力鍋を使用して調理を行った場合、密閉した鍋の中で水蒸気が発生し、高圧（約2気圧）となり沸点も約120℃に上昇する。この原理を利用したものが加圧調理である。加圧するため加熱時間は通常より短縮され、硬い野菜や肉が軟らかくなる。

（4）伝　熱

　熱の伝わり方は、食品を加熱する温度の高いところから温められ、低いほうへと熱が伝わる。例えば、じゃがいもを水からゆでると周りから温められ中心へ熱が伝わる。電子レンジを使用すると、電磁波によって食品自体の温度が上昇する。

2）熱の伝わり方と効率的な加熱条件

　食品に熱を加えると、徐々に熱が伝わり最終的には食品全体が同じ温度になる。熱が伝わることを伝熱といい、その種類は対流・伝熱・放射に大別される（表2-16）。

表2-16　伝熱の種類と特徴

種　類	調理法	加熱の原理と特徴	熱の動き
対　流	ゆでる 煮る 蒸す 揚げる オーブン加熱 （強制対流）	●水（水蒸気，油）を加熱すると高温部分が上部へ，低温が下部へ移動する ●加熱を続けると水（水蒸気，油）が対流し，全体の温度が上昇する ●オーブンの場合は，自然対流より強制対流のほうが効率がよい	
伝　導	焼く 炒める 煎る	●鍋から食品（食品内部）へ熱の移動が起こる ●鍋などの材質により熱の伝わり方が異なる	
放　射	焼く オーブン加熱	●熱源から発せられた赤外線が物質や流体を介すことなく食品に直接熱を伝える	

38

（1）対流伝熱

水などの液体や空気などの気体は温まると上昇し、低温の部分が下に流入してくる。これが対流伝熱の原理である。例えば、ゆでる操作では、温められた鍋底から熱が伝わり水の温度が上昇する。煮る操作では煮汁の対流、蒸す操作では水蒸気の対流、揚げる操作では、油の対流により加熱が行われる。

オーブン加熱では、熱した空気の対流のほか、庫内の壁からの放射、オーブン皿からの伝導が組み合わさっている。オーブン加熱には自然対流と強制対流あり、強制対流は、自然対流に比べ効率よく食品に熱を伝えることができる。

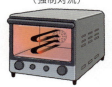
コンベクションオーブン
（強制対流）

（2）伝導伝熱

鍋などの固体と食品の固体の間で、温度が高い方から低いほうへ熱が伝わる現象が伝導伝熱である。例えば、焼く・炒める・煎る操作では、加熱されたフライパンなどに接している食品へ熱が伝わり、食品の表面の熱が食品内部へ伝わることで加熱される。

（3）放射伝熱

熱源から放射される赤外線のエネルギーが、食品に吸収されて熱エネルギーに変化するため食品が加熱される。これを放射伝熱という。代表的な調理操作は、バーベキューや網焼きなどの直火焼き・オーブンによる加熱である。

3）代表的な加熱調理操作および加熱調理器具・機器

（1）湿式加熱

水や水蒸気を熱媒体とする加熱方法であり、対流伝熱による調理操作が多い（表2-17）。加熱温度は100℃以下であるが、圧力鍋を使用した場合は約120℃と高温での加熱が可能となる。

表2-17　湿式加熱の種類

種類	主な伝熱媒体	主な伝熱	加熱温度（℃）
ゆでる	水	対流	100
煮る	水（煮汁）	対流	100
蒸す	水蒸気	対流	100, 85～90
炊く	水, 水蒸気	対流	100
加圧（圧力鍋）	水, 水蒸気	対流	110～125

❶ ゆでる

食品を多量の水または湯で加熱する調理操作であり、ゆで方を表2-18に示

第2章　調理の基本

す。例えば、緑色野菜をゆでるポイントは、① たっぷりの湯、② 高温で短時間、③ 蓋をしない、④ 急冷、である。

　ゆで水は、真水を基本とし調理効果を高めるために必要に応じて、食塩・食酢・**重曹**（炭酸水素ナトリウム）・酒などを添加する。

表2-18　ゆでる操作

ゆで水	主な食品	目　的
水からゆでる	卵	●温度差をなくして割れないようにする
	豆	●小豆は種皮が硬く胴割れを起こすため ●大豆は5〜8時間浸漬後，約2倍に膨潤するため軟らかくなる
米ぬか（10％）または米のとぎ汁を加えて水からゆでる	たけのこ，大根	●アクやえぐみを除去する
小麦粉（1％）を加えて沸騰してからゆでる	カリフラワー	●白く仕上げ，うま味を保持し，滑らかにする
沸騰してからゆでる	緑色野菜	●色よくゆでる
	麺，干しうどん	●でんぷんを糊化し，コシを出す
	こんにゃく，しらたき	●アクを抜く
ミョウバン（0.5％）を加えて沸騰してからゆでる	くり，さつまいも	●煮崩れを防止し，色よくゆでる
沸騰後，食塩（0.5〜1％）を加えてゆでる	緑色野菜	●色よくゆでる
	さといも	●ぬめりを除去する
	魚，卵，肉	●たんぱく質の凝固を促進する
	パスタ	●ゆで上がりのコシを出す
沸騰後，食酢（0.5〜3％）を加えてゆでる	れんこん，ごぼう，カリフラワー	●褐変を防止し，白く仕上げる
	れんこん，じゃがいも	●シャキシャキとした食感にする
	さといも	●ぬめりを除去する
	卵	●たんぱく質の凝固を促進する
沸騰後，重曹（0.2〜0.3％）を加えてゆでる	わらび，よもぎ，ふき，ぜんまいなどの山菜	●ペクチンを分解し，軟らかくする ●アクを除去する

❷ 煮　る

　だし汁や調味液の中で食品を加熱する方法であり、日本料理ではもっとも多く利用されている調理操作である。加熱による軟化と、食品の調味が同時にできることが特長である。煮物に用いる食材の切り方は、火の通り・味の浸透・煮崩れなどに影響するので大きさをそろえるとよい。面取り*1 すると煮崩れしないため仕上がりがよくなる。煮る操作では、加熱中に水分が蒸発するため、煮汁は濃縮される。根菜類などの煮えにくい食品やもどした高野豆腐などは、煮汁の量を適切にすることが重要である。落とし蓋や紙蓋などを使用すると、

*1　面取り
　p.29 参照

煮汁が効率よく対流するので火のとおりがよくなり、味が浸透しやすくなる(図2-5)。

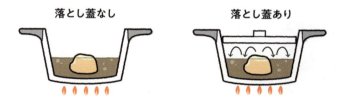

図2-5　落とし蓋の効果

筑前煮(福岡県)

いかなごの釘煮(兵庫県)

しもつかれ(栃木県)

芋　煮(山形県)

　煮物の方法は、煮汁の量や火加減、加熱時間などによって多くの種類がある。表2-19に示す煮物の種類や調理例の他にも、地域の郷土料理などに多くのものが存在する。火を止めた後も余熱による軟らかな伝熱は続き、調理操作の一部となっている。余熱の活用は、煮物を行うにあたって調理のコツであり、また重要なポイントでもある。

表2-19　煮物の種類と調理例

煮汁の量	種類	主な食品	方法	仕上がりの煮汁の量
多	含め煮	いも類,凍り豆腐,根菜類,豆腐	●煮崩れしないように色や形を保ちながら味を十分含ませる	●適量を残す
多	煮込み	いも類,根菜類	●比較的大きく切った材料を長時間じっくり煮る	●適量を残す
中	煮浸し	青菜	●薄めのだし汁でさっと煮含め,そのまま冷まして味を含める	●適量を残す
中	煮付け	魚	●煮汁を煮立てた中で短時間煮る	●少量を残す
少	煮しめ	根菜類	●主に野菜類を煮汁がなくなるまでゆっくり煮て,味を付ける	●ほとんど残さない
少	いり煮	おから	●炒りつけながら水分を蒸発させて煮上げる	●ほとんど残さない
少	照り煮	魚	●調味液で加熱し,照りを出す	●少量を表面に絡ませる

❸ 蒸　す

　食品を水蒸気の中で加熱する操作であり、水蒸気の対流と、水蒸気が冷たい食品に接触して水に戻る際に食品の表面で放出される凝縮熱[*1]によって加熱調理され、ゆでる操作に比べ、水溶性成分の溶出が少ない。また、加熱中に調味を行うことができないため、加熱の前後に調味する必要がある。強火で加熱すると100℃に近い温度になる（表2-20）。卵料理は"す"がたつことを[*2]防止するため85〜90℃を保持する事が重要である。

＊1　凝縮熱
　気体が液体になるときに放出する熱のこと。凝縮熱は潜熱の1つである。

＊2　"す"がたつ原理
　卵液は60℃で卵たんぱく質が固まりはじめ、その後水分が沸騰し発生した水蒸気が細かい穴になる。

第2章　調理の基本

表2-20　蒸し料理に適する温度

蒸す温度(℃)	主な料理名	蒸し方
100℃	ふかし類，蒸し野菜，団子，もち，冷や飯，冷凍食品	・強火を継続する
	魚介類，肉類，蒸しカステラ，蒸しパン，まんじゅう	・再沸騰後，中火にする
	こわ飯，硬くなったパン，もち，冷や飯	・振り水や霧吹きをし，水分を補給する
85～90℃	希釈卵液の調理（卵豆腐，茶碗蒸し，プディング），しんじょう蒸し，かるかんまんじゅうなど過熱により膨張しすぎるもの	・弱火で蓋をずらす

まんじゅう　カステラ
茶碗蒸し　プディング

*1　炊く
　地域によっては煮る操作を意味する場合がある。

*2　糊化（α化）
　p.58参照

❹ 炊　く

　炊く*1とは、主に米の加熱調理操作である炊飯を意味する。うるち米は、米重量の1.5倍の水を加えて加熱すると、米の吸水と加熱時の水分の蒸発によって、約2.3倍の米飯になる。これは加熱によりでんぷんが糊化（α化）*2し、米粒表面の水分が吸収されるためである（図2-6）。

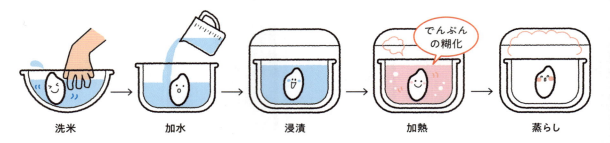

洗米　加水　浸漬　加熱　蒸らし

図2-6　炊飯の手順（p.58参照）

*3　加圧調理
普通の鍋
水蒸気が逃げるので圧力は高まらない

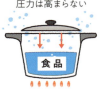

圧力鍋
水蒸気の圧力で水を抑えつけ、沸騰しにくくさせる

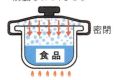
密閉

❺ 加圧（圧力鍋）

　水や蒸気を熱媒体とした対流伝熱による調理である。水は圧力が加えられると沸点が上昇する。加圧調理*3では、110～125℃の高温加熱が可能となるため、短時間で食品を軟らかくすることができる。消火後も冷めるまで加圧と余熱が続いているため、加熱時間を考慮する必要がある。圧力鍋は加圧状態で、蓋を開けることができない。料理の途中で火の通りを確認することや調味を行うことができないため、加熱の前後に調味を行う必要がある。

（2）乾式加熱

　焼く・炒めるなど、水を使わない加熱方法である。調理温度は100℃以上の高温となるため、食品の中心と周辺の温度差が大きい。表面を焦がさずに中心まで火を通すため火力の調節が必要である（表2-21）。

表2-21 乾式加熱の種類

種　類		主な伝熱媒体	主な伝熱法	加熱温度（℃）
焼く	直火焼き	空　気	放　射	200～300
	間接焼き	金属板など	伝　導	200～300
	オーブン焼き	空気・金属板など	対流・伝導・放射	130～280
炒める		油・金属板など	伝　導	150～200
揚げる		油・金属板など	対　流	120～200

❶ 焼　く

　直火焼きと間接焼きに大別される（表2-22）。直火焼きは、食品を直接加熱する調理で、赤外線や遠赤外線を多く含んだ放射伝熱による。魚や肉を焼くときは、まず強火で表面のたんぱく質を凝固させ、うま味を閉じ込める。次に表面を過度に焦がさず、内部まで火を通すため火力の調節をする必要がある。炭火焼きの場合は、強火の遠火[*1]にするとよい。間接焼きは、加熱された鉄板や鍋による伝導伝熱である。例えば、フライパン焼きでは上面からの熱を受けないため、裏返す必要がある。

　オーブン焼きは、オーブン庫内の壁からの放射、空気の対流、オーブン皿からの伝導伝熱によるもので、全方向から熱が加わる。密閉した庫内で加熱されるため、食品自体の水分が蒸発することのよって蒸し焼き状態となる。そのため、ローストチキンのような大きな食材・型に流し入れ焼き固める焼き菓子・パンのように膨化するものなどの加熱調理に最適である。

*1　強火の遠火
　強い火力を遠くから照射する古くから伝わる直火焼きの加熱調理。

直火焼き

間接焼き

表2-22 焼く操作と調理例

分　類	種　類	調理器具	調理例
直火焼き	串焼き	串	魚の塩焼き，つけ焼き，バーベキュー，焼き鳥
	網焼き	網	焼き肉，焼きもち
	機器焼き	グリル	焼き魚
		トースター	トースト，焼きもち，グラタン
間接焼き	鍋焼き	フライパン	ムニエル，照り焼き，野菜炒め，卵焼き
	鉄板焼き	鉄板，ホットプレート	お好み焼き，鉄板焼き，ホットケーキ，クレープ
		焼き型	たこ焼き，ワッフル
	石焼き	小石	焼きいも，焼き栗
	包み焼き	アルミホイル	ホイル焼き
	機器焼き	オーブン	ローストチキン，ローストビーフ，グラタン，ピザ，洋菓子，パン
オーブン焼き	機器焼き	オーブン	ローストチキン，ローストビーフ，グラタン，ピザ，洋菓子，パン

❷ 炒める

　炒める操作は、フライパンや鍋などを用いて、食品を加熱する伝導伝熱である。油脂は食品同士の付着を防止する効果があるが、油脂を使用しない方法として、ごまを煎るなどのから炒りがある。

　炒め物をおいしく仕上げるには、火力と食材の量が重要である。火力を強火にすることで、食品からの余分な水分の放出を防ぎ、食感をよくする。また、炒める食材の分量を、鍋容量の1/2程度にすると鍋を動かしやすく均一に火が通る。炒め物に適した鍋は、鉄などの熱伝導が良い材質を選ぶとよい。フッ素樹脂加工のフライパンを使用すると油脂の量を減らすことができる。

❸ 揚げる

　食品を多量の油脂で加熱する操作である。食品中の水分が揚げ油に移行し、油が食品に吸収され、水と油の交換が起こる。天ぷらの衣やポテトチップス*1などは、加熱中に水分が減少し油脂が吸収されるため、サクサクとした食感になる。

　表2-23に揚げ物の種類と揚げ温度を示す。中華料理では、野菜や肉の下処理として、120〜140℃の低温で予備加熱する。これを油通しという。また、骨付きの肉などは、低温で加熱を行ってから取り出し、再度高温で揚げる二度揚げが適する。これにより、内部はふっくらと軟らかく、表面はカラッと油切れよく仕上げることができる。

> ***1　ポテトチップス**
> 　いもに含まれる水分の脱水と油の吸収によって、特有の食感が生まれる。

> **POINT**
> 　皮つき生のじゃがいもを、くし形に切って揚げた場合の重量変化率は71％である。

> **POINT**
> 　とんかつの吸油量の場合100gの豚ロースを上げると吸油率14％なので吸油量は14gとなる。

表2-23　揚げ物の種類と揚げ温度

分類	食品および調理例	揚げ温度（℃）	油の吸収率（％）
素揚げ	ポテトチップス	130〜140 180（高温）	5〜10
	ドーナッツ	160〜170	
から揚げ	鶏のから揚げ （骨なし）	約160 180〜190（高温）	6〜8
天ぷら	魚介類の天ぷら	180〜190	15〜25
	野菜のかき揚げ	180〜190	
フリッター	エビ，バナナ	160〜170	
フライ	とんかつ	160〜170	10〜20
	魚介類のフライ	170〜180	
	コロッケ	180〜200	

　温度管理には専用の温度計を用いるとよいが、簡単な温度の見分け方として水溶き小麦粉を用いて判別する方法がある（図2-7）。

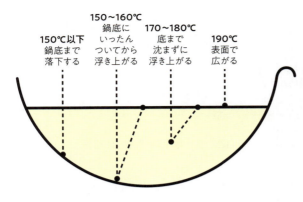

図2-7　揚げ油の温度の目安

　油は、**比熱**[*1]が小さいため温度変化が大きい。食品の投入量が多いと油の温度が低下し、衣がはがれ、カラッと仕上げることができない。そのため、一度に投入する量を加減し火力を調節する必要がある。

　揚げ物に使用した油は、水分や不純物の混入により酸化され劣化している。劣化した油を使用すると独特の臭気が料理に移り油切れも悪くなる。使った油を再利用する際は、熱いうちに不純物を漉し、光を通さない容器に密閉し、冷暗所で保管するとよい。

（3）電磁調理器（IHヒーター）による誘導加熱

　電磁調理器の電源を入れるとトッププレートの下にあるコイルに高周波電流が流れ、磁力線が発生する。磁力線が鍋底を通るときに**うず電流**を発生させ、鍋のもつ電気抵抗によって鍋底自体が発熱する。この加熱の仕組みを**誘導加熱**という（図2-8）。

　電磁調理器は、鍋自体が熱の発生源であるため熱効率[*2]は85〜90％と非常に高い。炎が出ないため安全性が高く、広く普及している。鍋底の形は、トッププレートに密着した部分が発熱するため、平底が適する。鍋の材質は、鉄鍋・ホーロー鍋・ステンレス鍋などのように磁力線を発生し、電流が起こりやすいものが良い。電磁調理器の開発とともに改良が進み、アルミニウムや銅の鍋、鍋底に鉄を内蔵した土鍋など使用可能な調理器具が増えている。

---

*1　比熱
　1gの物質の温度を1k（ケルビン）上げるのに必要な熱量。
　水の比熱は約4.2、菜種油の比熱は約2.0 J/(g・k)

電磁調理器（IHヒーター）

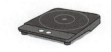

*2　熱効率
　ガスコンロ：40〜55％、電気コンロ：60％

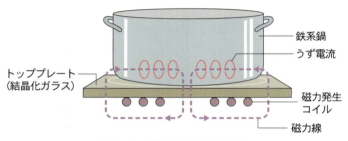

図2-8　電磁調理器の仕組み

（4）電子レンジによる誘電加熱（マイクロ波誘電加熱）

　電子レンジは、マイクロ波の照射による誘電加熱を利用したものである。加熱の仕組みは、電子レンジに内蔵されたマグネトロンからマイクロ波が発生して食品に照射されると、食品に含まれる水分子が振動回転して分子相互に激しい摩擦が起こる。このときに生じる摩擦熱によって、食品の内部が発熱して温度が上昇し、加熱が行われる（図2-9）。

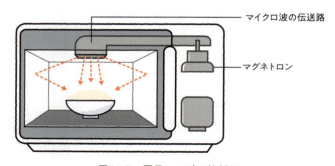

図2-9　電子レンジの仕組み

　電子レンジの加熱特徴は、水分量が少ない食品では内部が加熱されやすい。また、水分量の多い食品や塩分が添加されている食品では、端部が加熱されやすくなる。塩分が添加されていない場合は、マイクロ波の浸透が深くなり温度が上昇するが、塩分が添加されている場合は、マイクロ波の吸収は良いが浸透距離が浅いため、表面温度が上昇しやすくなる。カレーなどを温めたときに縁側だけが加熱されているのはこのせいである。加熱ムラを防ぐには、加熱の状態を確認しながら数回に分けて加熱するとよい。電子レンジで加熱したイチゴジャムは、鍋を使って加熱したものに比べ、加熱時間が短く色鮮やかに軟らかく仕上げることができる。食品の特徴を活かし上手に電子レンジを活用すれば、調理時間を短縮し安全・簡単に加熱調理ができる。

電子レンジに適する容器の材質は、マイクロ波を透過するガラス・プラスティック・陶器・紙などである。金属の容器やアルミ箔は、マイクロ波を透過せず反射するため庫内で発火する危険性がある。また、木製の器や漆器は、マイクロ波を吸収して高温になるため適さない（図2-10）。

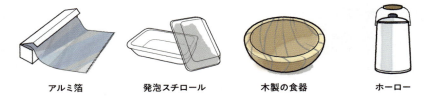

図2-10　電子レンジに不向きな主な調理器具

（5）加熱調理器具・機器

❶ ガスコンロ

炎の温度は、1,500～2,000℃と高温であるが、空気中に放射される火力の割合が高いため、熱効率が40～50％と熱効率が低い。

❷ オーブン

オーブンには、**自然対流式**と**強制対流式**（コンベクションオーブン）がある。自然対流式オーブンは、温度ムラが生じやすい。強制対流式オーブンは、ファンで強制的に空気を循環させるため庫内温度の上昇が速く、温度ムラも少ない。
スチームコンベクションは、オーブンの焼く機能に、スチームの蒸し機能（**過熱水蒸気**）を組み合わせた機器である。過熱水蒸気は、調理時間の短縮と同時に食品の余分な塩分や油分を取り除く効果がある。
食品自体に含まれる脂質を利用して油で揚げる操作がなくても、揚げ物に似た仕上がりになる加熱機器が開発されている。これは油の使用量を減らすことによる健康効果が期待できる。

❸ 鍋　類（その他の容器）

鍋類は、材質によって熱伝導率[*1]が異なり、用途に応じて適切な鍋の材質を選択する（表2-24）。
揚げ物に利用される銅鍋は熱伝導率が高く、鍋が均一に温まる。適温を保つため火の通りにムラがなく、揚げ物が美味しく仕上がる。次に熱伝導率の高い中華鍋（鉄鍋）は、鍋全体の高温を維持し、熱ムラがないため焦げにくく、短時間で食材の旨味を引き出すことができる。なお、電気コンロなどでホーロー鍋やアルミ鍋を使用することはできるが、ホーローやアルミ材質の容器を電子

*1　熱伝導率
　熱の伝わりやすさ、熱の移動のしやすさ。

表2-24 鍋の材質と用途

	材 質	熱伝導	熱伝導率 (W/m・W)	特徴と主な用途	鍋の種類
金属	銅	非常によい	398.0	・重くてさびやすい ・煮込み料理, 揚げ物, 卵焼き	揚げ鍋 卵焼き器
	アルミニウム	よい	237.0	・軽く, 酸やアルカリに弱い ・材料の下茹で, 煮物, 炒め煮などに適する	雪平鍋
	鉄	よい	80.3	・重くてさびやすい ・炒め物	中華鍋 フライパン
	ステンレス	わるい	27.0	・丈夫でさびにくいが焦げ付きやすい ・揚げ物, 炒め物, 煮物, 汁物などに適する	両手鍋 片手鍋
セラミック	耐熱ガラス	わるい	1.1	・保湿性, 耐熱性(490℃)があり衝撃に強い ・オーブンや電子レンジで使用可能	パイロセラム製 パイレックス製 ビジョン製
	陶磁器	わるい	1.0～1.6	・保湿性があるが衝撃に弱く割れやすい ・煮込み料理, 炊飯, おでん	土 鍋
表面加工	ホーロー	わるい	78.7	・保湿性があり酸, アルカリに強いが衝撃に弱い ・カレーなどの煮込み料理	ミルクパン
	フッ素樹脂加工	—	—	・油なしでも焦げ付きにくい ・耐熱温度が低く, 空焼きは厳禁	フライパン

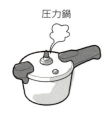

圧力鍋

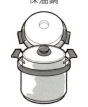

保温鍋

無水鍋

レンジで使用することはできない。

　他に加圧加熱調理が可能な**圧力鍋**や、保温機能を活用してじっくりと加熱を行う**保温鍋**など、高機能な鍋類がある。

　圧力鍋は鍋の本体と蓋を密着させて圧力をかけることにより、沸点を高くすることができ、硬い食品や煮えにくい食品の調理に適している。圧力鍋で加熱調理した煮豆は、ねっとりとした特有の食感がうまれ、骨付きの魚を骨ごと食べられるほどの軟らかさに仕上げることも可能である。

　保温鍋は保温状態でじっくりと加熱を行うことで、軟らかな熱が食品に伝わり、煮物などができ上がる。調理の負担軽減や時間短縮に役立っている。

　無水鍋は、重い蓋により気密性を高め、高温状態を維持しながら食材から出る水分を鍋の中で循環させるので、食材本来の旨味を引き出し栄養素の流出を防ぐことができる。

4 調味操作

1）調味料

（1）調味料の種類

調味料は食材に甘味・塩味・酸味・うま味などを付与し、香辛料は香りや風味などを与える。調味料には、砂糖・食塩・食酢・しょうゆ・みそなどがある。調味操作は、調味料の特徴を理解し、食材の持ち味を生かすことが重要である。

（2）調味料の特徴を考慮した調味操作

調味操作には、食品に調味料をふりかける、混ぜ合わせる、調味液に浸す、食べる直前に調味するなどがある。

調味料の浸透速度は、食材の切り方が小さいものや表面積が大きい物ほど速い。表面積を大きくするための切り方として松笠いかや菊花かぶなどがある（図2-11）。また、調味料の分子量が小さいほど速度は速い[*1]。

食酢やみそなどは、揮発成分を多く含むため加熱する場合は短時間が好ましい。例えば、みそ汁のみそは、香りや風味を残すため、消火直前にみそを加えるとよい。

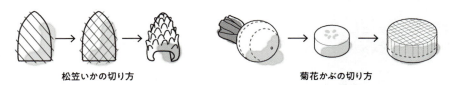

松笠いかの切り方　　　　　菊花かぶの切り方

図2-11　味を浸透させるための切り方例

（3）調味料の使用方法

❶ 調味パーセントの活用

調味パーセントとは、一般的に好まれる標準の味付けになるように、調味料の塩分量や糖分量の割合を数値（％）であらわしたものである。食材の調味前の重量から調味パーセントに従って調味料の分量を計算すれば、標準の味付けを再現することができる。調味パーセントの計算式を以下に示す。

$$\text{塩分・糖分の重量} = \frac{\text{食材の重量（g）} \times \text{調味パーセント（％）}}{100}$$

[*1] **調味料の分子量と浸透速度**

砂糖の分子量は342、食塩は58.45。分子量が大きいほど味が食材に浸透する時間がかかる。また、水溶液中の食塩の拡散速度は砂糖の約4倍である。そのため、塩と砂糖を一緒に入れると塩のほうが早く食材に浸透し砂糖がしみこみにくくなる。調味の際、砂糖を最初に入れるのはこのためである。

Column

「さ・し・す・せ・そ」と分子量

「さ」は砂糖、「し」は塩、「す」は酢、「せ」はしょうゆ、「そ」はみそ。

これは分子量の大きい順で、この順に入れると浸透しやすい。

塩味は食塩以外にしょうゆ・みそ・ソースなどで味付け、甘味は砂糖のほかにみりんでつけることもある。

❷ 調味料の計量

調味パーセントは食材の重量に対する塩分量または糖分量の割合で示されているため、食材および調味料の計測を正確に行う必要がある。調味料の重量は（g）で示されているが、しょうゆなどの液体では、重量と容量が異なっている[*1]。

食品の重量を計測する場合は秤（電子秤）を用い、容量を計量する場合は計量カップや計量スプーンを用いて正確に計量する。粉末や顆粒の容量をはかる場合は「すり切り」、液体の場合は表面張力による盛り上がった状態を基本とする（p.25 参照）。

❸ 料理に適した塩分および糖分

食材の重量に対する調味料の割合は、味付けに大きく影響する。料理に適した塩分・糖分の割合を表 2-25 に示す。

*1 計量スプーン・カップによる調味料の重量表

調味料	小さじ (5mL)	大さじ (15mL)	カップ (200mL)
食 塩	6	18	240
上白糖	3	9	130
しょうゆ	6	18	230
み そ	6	18	230

表2-25 料理に適した塩分・糖分の割合

料 理 名		主な食材	塩分濃度（％）	糖分濃度（％）
汁物	みそ汁	だし	0.6 ～ 0.8	—
	すまし汁		0.5 ～ 0.7	—
	スープ		0.2 ～ 0.5	—
焼き物	塩焼き魚	骨付き魚 切り身魚	1 ～ 3 0.5 ～ 1	—
	魚のムニエル	切り身魚	0.5 ～ 1	
	豚肉の生姜焼き	肉	1 ～ 1.5	2 ～ 3
	ハンバーグ	肉	0.4 ～ 0.6	—
煮物	煮魚（しょうゆ）	魚	1.5 ～ 2	2 ～ 7
	煮魚（みそ）		1.2 ～ 2	6 ～ 8
	五目煮	いも，根菜類	0.8 ～ 1.2	4 ～ 6
	煮浸し	青菜	0.8	1
米飯	炊き込みご飯	米	1.5	—
	すし飯	米 飯	1 ～ 1.5 0.6 ～ 0.8	2 ～ 5
	チャーハン	飯	0.5 ～ 0.8	
その他	茶わん蒸し	卵液	0.3 ～ 0.6	—
	野菜炒め	野菜他	0.5 ～ 1	

4 調味操作

❹ 塩分の換算

塩分を含む調味料は、食塩以外にしょうゆやみそ、ソースやマヨネーズ、粉末だしの素などがある。主な調味料の塩分濃度を表2-26に示す。しょうゆやみその塩分は、食塩量に換算し、味付けに活用する他、減塩などにも配慮する。

表2-26　調味料の塩分換算

主な調味料	塩分換算（%）
米みそ（甘みそ）	6.1
米みそ（淡色辛みそ）	12.4
こいくちしょうゆ	14.5
うすくちしょうゆ	16.0
ウスターソース	8.5
中濃ソース	5.8

資料）文部科学省「日本食品標準成分表 2020 年版（八訂）」より作成

❺ 糖分の換算

糖分の調味パーセントは砂糖の量で示してあり、糖分を含むみりんを使用する場合は砂糖の分量への換算が必要である。本みりんの糖質は約 43 ％であり、本みりんは砂糖に比べると甘味が 8 割程度と弱くなる。本みりんを用いて調味を行う場合の甘味の目安は砂糖の使用量の約 3 倍重量（約 1.5 倍容量）にする。反対にみりんによる糖分を砂糖に換算するときは約 1/3 にする。

2）だ　し

だしは、水または熱湯で食品からうま味成分を抽出したものである。だしの種類には、表 2-27 に示すように日本料理・西洋料理・中国料理のだしがある。

かつおの一番だしはすまし汁に、二番だしは煮物やみそ汁に使用される。かつお節（**イノシン酸**）と昆布（**グルタミン酸**）の相乗効果を利用した混合だしは、うま味の強いだしを効率的にとることができる。昆布は、沸騰させるとアルギン酸の粘りが出るため、沸騰直前に取り出す必要がある。**グアニル酸**の多い干ししいたけは、高温で長時間加熱すると苦味成分が増すため、低温で戻し短時間で加熱するとよい。

スープストックや湯（タン）は、鶏骨からうま味成分を抽出する物である。香草や香味野菜の利用は、生臭みを除去し、風味を付与することができる。

第2章　調理の基本

表2-27　だしの種類ととり方

だしの種類		材料名	使用濃度(%)	だしのとり方	主なうま味成分※
日本料理	かつお一番だし	かつお節	2〜4	・沸騰した湯にかつお節を入れ，1分程度加熱した後火を止め，かつお節が鍋底に沈んだら上澄みを濾す	IMP
	かつお二番だし	かつお節	4〜8	・一番だしをとったかつお節に半量の水を加えて3分沸騰させ，火を止める ・かつお節が沈んだら上澄みを濾す	IMP His
	混合だし	かつお節 昆布	1〜2	・水に昆布を入れて火にかけ，沸騰直前に昆布を取り出しかつお節を加え，再沸騰したら火を止めて上澄みを濾す	IMP MSG
	煮干しだし	煮干し	3	・頭や内臓を取り除き，割いた煮干しを30分浸水し，沸騰後，火を弱め2〜3分加熱し，濾す	IMP
	精進だし	昆布	2〜5	水出し法（加熱しない）	MSG
		干ししいたけ		・適量の水に干ししいたけを浸し，低温で時間をかけて戻す	GMP
西洋料理	スープストック	鶏骨 香草・野菜	30 20	・鶏骨は砕いてから、水で洗って汚れを落とす。水から火にかけ沸騰後火を弱め，アクをすくい取る ・1時間程度加熱したら香草と野菜を加え、さらに1時間程度加熱し濾す	MSG IMP
中国料理	中国風だし（湯）	鶏骨 ネギ しょうが 酒	20 3 0.7 2	・鶏骨は砕いてから、水で洗って汚れを落とす。これに10cm程度にきったねぎとたたきつぶしたしょうが，酒を加え水から火にかけ沸騰したら火を弱め，アクを取りながら1〜2時間加熱する	MSG IMP

※ IMP：5'- イノシン酸ナトリウム
　MSG：L- グルタミン酸ナトリウム
　GMP：5'- グアニル酸ナトリウム
　His: ヒスチジン

試験対策：チェックしてみよう！

☐ だいこんの千切りは、歯ごたえを良くするために水に浸す。

☐ 三杯酢は、酢、しょうゆ、みりん（砂糖）を合わせたものである。

☐ ごま和えの和え衣には、使用材料の10％のごまを用いる。

☐ 野菜の浅漬けの脱水目的で使う食塩濃度は、野菜重量の2％が目安である。

☐ 海水魚は、食中毒予防のために、水道水で洗浄する。

☐ 流動性をもったコロイド分散系をゾルという。

☐ 果物の褐変は、食塩水に浸すことで抑制される。

☐ じゃがいもの切断面の褐変は、水に浸漬することで防止できる。

☐ 乾物の戻し倍率は、干ししいたけが約4倍、豆類が2倍である。

☐ うどんをゆでた後の重量変化率は、干しうどんが3倍、生うどんは2倍である。

☐ 大豆は水に浸漬後、元の重量の約2倍に増える。

□ 食品の酵素的褐変を防ぐには、水・酢水・食塩水にさらす。

□ 野菜や果物の褐変を防止するために、シロップに浸ける。

□ 野菜や果物の褐変を防止するために、レモン汁をかける。

□ 野菜や果物の褐変を防止するために、加熱する。

□ 野菜や果物のみじん切りは、表面積が大きくなるので褐変が進む。

□ 貝類の砂をはかせる目的で使う食塩水の濃度は、3.0 %が目安である。

□ あさりは、砂出しのために、食塩水に浸す。

□ 急速凍結は、緩慢凍結に比べ解凍後の変化が小さい。

□ 三徳包丁は、代表的な洋包丁である。

□ 片刃の包丁は、両刃のものより、かつらむきに適している。

□ 漆器は、断熱性に優れている。

□ 木器・竹器は、あらかじめ水で湿らせてから盛り付ける。

□ 磁器は、陶器に比べ器壁が薄くて緻密である。

□ ガラス器は、陶器に比べ急激な温度変化に弱い。

□ 家庭用冷凍庫の庫内は、－18 ℃前後になるように設定されている。

□ 熱の伝わり方は、放射、伝導、対流の3つである。

□ 煮る操作は、煮汁からの対流伝熱によって行われる。

□ 煮るは湿式加熱、焼くは乾式加熱である。

□ 電気オーブン加熱の主な伝熱は、放射電熱である。

□ 蒸す操作は、水蒸気の対流伝熱によって行われる。

□ ミョウバンは、さつまいもの煮くずれを防止する。

□ 米ぬかや米のとぎ汁は、たけのこのあくを取り除く。

□ カリフラワーは、食酢を加えてゆでると白く仕上がる。

□ 食酢は、れんこんやじゃがいもの歯切れを保持する。

□ 緑色野菜は、沸騰水に入れてゆでる。

□ 豆類は、水からゆでる。

□ 干しうどんは、沸騰水に入れてゆでる。

□ 殻つき卵は、水からゆでる。

□ わらびなどの山菜は、重曹を加えてゆでるとアクがぬけ軟らかく仕上がる。

□ 野菜の煮崩れ防止のために、ゆで水を酸性（pH4付近）にする。

□ さつまいもは、みょうばん溶液でゆでると煮崩れを防止できる。

□ 山菜のあくを除くために、重曹でゆでる。

□ 蒸す操作は、水蒸気の潜熱を利用したもので、湿式加熱の1つである。

□ 蒸すとは、食品を100 ℃の水蒸気中で加熱する方法である。

□ 蒸す操作は、ゆでる操作に比べ、水溶性成分の溶出が少ない。

□ 蒸す操作は、加熱中に調味を行うことができない。

□ プリンや茶碗蒸しは、85 ～ 90 ℃を保ちながら弱火で蒸すとすがたちにくい。

第2章　調理の基本

☐ まんじゅうは、100 ℃を保ちながら強火で蒸す。

☐ 直火焼きは、強火の遠火で加熱する。

☐ 揚げる操作は、油の対流伝熱によって行われる。

☐ 野菜の油通しは、120 ～ 130 ℃で行う。

☐ 揚げ物の吸油率は、唐揚げよりフライの方が高い。

☐ じゃがいもは、油で揚げると重量が減少する。

☐ 天ぷらの揚げ油の適温は、180 ℃前後である。

☐ 誘導加熱は、うず電流によりなべ底が発熱する。

☐ 電磁調理器の IH ヒーターは、電磁誘導により鍋底を発熱させるため、ガスコンロより熱効率が高い。

☐ 電磁調理器の IH ヒーターには、鉄を含む鍋が適しており、丸底でなく平底の鍋が適する。

☐ 誘電加熱である電子レンジは、食品自体が発熱するため短時間で温度が上昇する。

☐ 誘電加熱である電子レンジは、水分が蒸発する。

☐ 誘電加熱である電子レンジは、マイクロ波を反射する金属製の容器は使用しない。

☐ パイレックス鍋は、マイクロ波を透過し、いも類を軟らかく煮ることができる。

☐ 電子レンジ加熱は、イチゴジャムの色が鮮やかに仕上がる。

☐ 電子レンジの加熱時間は、食品の量にほぼ比例して長くなる。

☐ 電子レンジは、加熱ムラが生じやすい。

☐ 電子レンジで、ほうろう容器は利用できない。

☐ 電気コンロには、アルミ鍋や土鍋が使用できる。

☐ 熱を速く伝えるためには、熱伝導率が大きい鍋が適している。

☐ 熱を伝える媒体は、空気・水・油脂・鍋などがある。

☐ アルミニウム鍋は、酸やアルカリに対し不安定で、ジャムをつくるのに適さない。

☐ 銅鍋は、緑青が発生しやすい。

☐ 耐熱ガラス鍋は、保温性に優れている。

☐ ステンレス鍋は、熱伝導率が悪い。

☐ 鉄鍋は、さびやすい。

☐ 熱伝導率は、アルミニウムよりステンレスの方が小さい。

☐ 耐熱ガラス鍋は、アルミニウム鍋より保温性が高い。

☐ ステンレス鍋は、鉄鍋より熱が伝わりにくい (熱伝導率が悪い)。

☐ アルマイト鍋は、電子レンジで使用できない。

☐ 鉄ホーロー鍋は、電磁調理器で使用できる。

☐ 含め煮では、しょうゆより先に砂糖を加える。

☐ すまし汁の食塩濃度は、0.5 ～ 0.8 ％が目安である。

☐ こいくちしょうゆは、うすくちしょうゆより塩分濃度が低い。

☐ 煮豆は圧力鍋を使用すると、高温短時間で加熱されるが、ねっとりとした食感に仕上がる。

第3章
植物性食品の調理科学と栄養

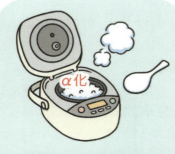
何が起こってるのかな？

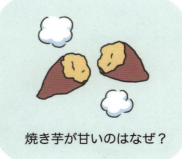
焼き芋が甘いのはなぜ？

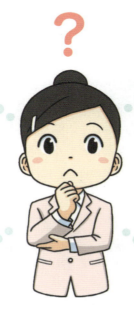

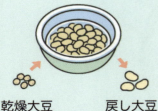
何倍に膨らむの？
乾燥大豆　戻し大豆

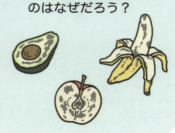
皮をむくと褐変するのはなぜだろう？

学習目標
- ☐ 米の種類・成分・栄養・調理特性について理解する。
- ☐ 小麦の種類・成分・栄養・調理法について学ぶ。
- ☐ いも類の種類・調理法について学ぶ。
- ☐ 豆類の種類・成分・栄養・調理特性・調理法を学ぶ。
- ☐ 種実類の種類・成分・栄養について理解する。
- ☐ 野菜類の種類・成分（色素，香りなど）・栄養・調理特性を理解する。
- ☐ 果実類の種類・成分・栄養について理解する。
- ☐ きのこの種類・成分・栄養について学ぶ。
- ☐ 藻類の種類・調理法を学ぶ。

1 米の特性

1）米の種類

　米は、小麦やとうもろこしとともに、世界の三大穀物の1つである。米は、耐冷性の高いジャポニカ米（日本型）・耐冷性の低いインディカ米・ジャバニカ米（ジャワ型）の3つに分けられる[*1]。ジャポニカ種は、短く円形で炊くと粘りとつやが出る。インディカ種は、細長く炊飯後の仕上がりは、パサパサとした仕上がりになる。ジャバニカ種は大粒であっさりしており、粘りがある。

　米は、収穫後、脱穀し籾から籾殻を取り除くと玄米となる。玄米を搗精して[*2]して、糠層（果皮、種皮、糊粉層）と胚芽を除去したものが精白米である（図3-1）。米に含まれるでんぷんの性質の違いによってうるち米ともち米がある。米は、水田で栽培される水稲と畑で栽培される陸稲に分類され、日本では、水稲が多い。食の多様化により、発芽玄米・黒米・赤米・香り米・高アミロース米・低アミロース米のほか、無洗米[*3]などが市販されている。

*1 米の種類

米の種類	特徴・調理例
ジャポニカ米	粘りが強い 日本食向き
インディカ米	パサパサ カレーなど
ジャバニカ米	あっさり，粘り パエリアなど

*2 搗精
　玄米からぬかを取り除く操作。糠層を半分取り除いたものを5分づき米、7割除けば7分づき米といい、数字が大きいほうが精白米に近い。

*3 無洗米
　あらかじめ米表面の糠を除去する加工を施しているため、洗米せずに炊くことができるようにした米。水溶性成分の損失を防ぎ、研ぎ汁による環境汚染の低減を図る。

*4 枝分かれ
　直鎖からブドウ糖がα-1,6結合で枝分かれしている。

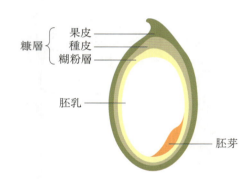

図3-1　米の構造

2）米の成分

　米のでんぷんは、ブドウ糖が α-1,4 結合で直鎖状に連結したアミロースと、α-1,6 結合で枝分かれした[*4]アミロペクチンから構成される（図3-2）。もち米のでんぷんはほぼアミロペクチンで、うるち米のでんぷんはアミロース20％、アミロペクチン80％からなる。直鎖状のアミロースは離水しやすいため、うるち米は老化しやすく、短い分岐鎖をもつもち米のアミロペクチンは、水に膨潤しやすく粘りの強い特性をもっている。そのため、うるち米に比べもち米の炊飯は、粘り強くでんぷんの老化が進みにくい。

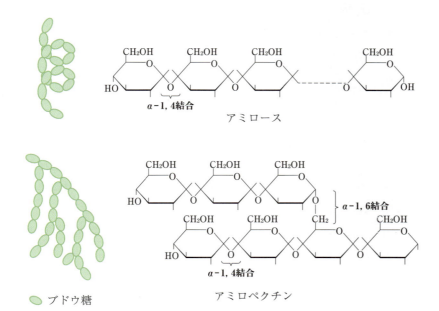

図3-2　アミロースとアミロペクチンの構造

3) 米の栄養

　米の主成分は、炭水化物で78％を占めており、脂質は0.9％、たんぱく質は6％程度である（表3-1）。米の主要なたんぱく質は、グルテリン系のオリゼニンであり、米のたんぱく質の約80％を占めている。穀類の中では、アミノ酸価が高く栄養的に優れているが、貯蔵すると酸化が起こり、古米臭[*1]が増加する。玄米・胚芽を残した胚芽精米・玄米を若干発芽させた発芽玄米[*2]などはビタミンB_1や食物繊維などが豊富である。

*1　古米臭
　米に含まれる脂質が、過酸化酵素リポキシゲナーゼにより酸化・分解され、古米臭の原因となる臭気成分ヘキサナールやペンタナールなどになる。

*2　発芽玄米の機能性
　血圧改善、ストレス緩和、疲労感の軽減、睡眠の改善など。

表3-1　米の成分（可食部100g当たり）

食品名	エネルギー (kcal)	たんぱく質 (g)	脂　質 (g)	食物繊維総量 (g)	ビタミンB_1 (mg)
玄　米	346	6.8	2.7	3.0	0.41
精白米	342	6.1	0.9	0.5	0.08
胚芽精米	343	6.5	2.0	1.3	0.23
発芽玄米	339	6.5	3.3	3.1	0.35

資料）文部科学省「日本食品標準成分表2020年版（八訂）」より抜粋

*1 β-でんぷん
　糊化したでんぷんの水分が抜けて硬くなった状態。

*2 ミセル構造
　多数の分子の集合体。

*3 老化の促進と抑制

促進
水分：30～60％
温度：0～4℃
抑制
水分：10～15％以下
温度：0℃以下，80℃以上
砂糖の添加

4）米の調理
（1）うるち米の調理
❶ でんぷんの糊化と老化

　生でんぷん（β-でんぷん*1）は、でんぷん分子がすきまなく規則的に並んだミセル構造*2となっており、そのままでは硬く消化しにくい状態である。図3-3に示すようにβ-でんぷんに水を加えて加熱すると、粘性が増大し軟らかくなる。この現象をでんぷんの**糊化**（α化）といい、糊化したでんぷんのことをα-でんぷんという。α-でんぷんは、加熱によりミセル構造が壊れることで消化酵素の影響を受けやすく消化しやすくなる。α-でんぷんは時間の経過とともに、再びミセル構造を形成し硬くなる。この現象をでんぷんの**老化***3（β化）という。これはでんぷんが生の状態に戻ろうとしたために起こる現象である。老化したでんぷんは、粘性を失い消化性も悪くなる。

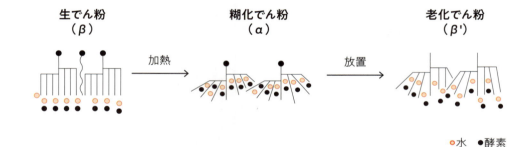

図3-3　でんぷんの糊化と老化

❷ 炊　飯

　約15％の水分を含む米に重量の1.5倍（容量の1.2倍）加水し、水分含有率が35～40％になるまで浸漬したあと加熱し、水分60～65％の米飯に仕上げる調理過程を炊飯という。炊飯方法には、炊き干し法と湯とり法*4があり、通常行っている炊飯は炊き干し法である。炊き干し法は、最初に必要な水分を加えて加熱し、最終的に遊離の水分がない状態にする。炊飯では、洗米・加水・浸漬・加熱・蒸らしの操作を行う。自動炊飯器では、玄米飯・粥・おこわなども炊飯が可能である。

POINT
- 炊きあがり重量
　米重量の2.1～2.4倍
- 炊飯の加水量
　米重量の1.5倍
　米容量の1.2倍
- 味付け飯の塩分
　米重量の1.5％
　飯重量の0.6～0.7％
　加水量の1.0％

*4 湯とり法
　加水量を計らずに多量の沸騰した水に米を加え軟らかくなるまで加熱した後、ゆで汁を捨て、水気を飛ばし炊飯する方法。

(a) 洗　米

精白米の表面に付着している糠やゴミを取り除く操作である。最初の洗米は、米に水を加えて軽く混ぜ、とき汁は手早く捨てる。これは、米の表面の成分やでんぷんの流出を防ぐとともに、米に糠臭が戻らないようにするためである。その後、手早く3回ほど洗う。洗米により米重量の約10％の水が吸収される。無洗米は洗米せずに加熱することができる。

(b) 加　水

米の重量の1.5倍（容量の1.2倍）が標準とされている。米の種類、搗精度、新古、洗米時の吸水状態などにより加水量を加減する。

(c) 浸　漬

浸漬により米粒が水を含んで膨潤し、加熱によるでんぷんの糊化が促進される。浸漬後、最初の30分間で急速に吸水が進み、約2時間で飽和状態になる。水温[*1]が高いほど吸水は速く、吸水率も高いため、気候に応じて浸漬時間を調整する。常温で浸漬した場合、うるち米は20～25％、もち米は32～35％吸水する（図3-4）。

*1 　米浸漬の水温
　5℃（冬の場合）は2時間、30℃（夏の場合）は1時間で吸水量がほぼ一定となる。

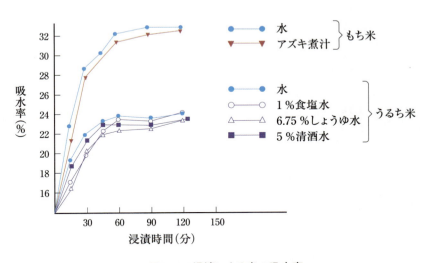

図3-4　浸漬による米の吸水率

資料）伊藤 千恵子, 貝沼 やす子,「味つけ飯について」, 調理科学, 17巻, 4号, 1984 より作成

(d) 加 熱

加熱の過程は、温度上昇期・沸騰期・蒸し煮期などにわけられる（図3-5）。

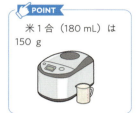

POINT
米1合（180 mL）は150 g

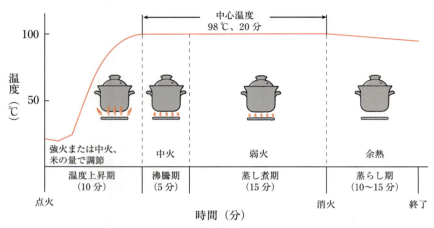

図3-5 炊飯の過程

❶ 温度上昇期

強火で、沸騰にいたるまでの温度を上昇させる段階であり、10分程度で沸騰する。温度が60℃になると、でんぷんの糊化が始まり酵素反応がもっとも進む。この時期が長いと糖の生成量が多く、甘みの多い飯に仕上がる。短時間に温度が上昇すると水が内部に浸透せず、芯のある飯になりやすい。

❷ 沸騰期

沸騰初期には吸水とでんぷんの糊化がさらに進む。米粒がフツフツと立つような中火で、98℃を保ちながら5分ほど加熱することにより、米粒内部の膨潤・糊化が進み粘りが出てくる。

❸ 蒸し煮期

弱火で焦がさないように加熱すると、たんぱく質や脂質が変化し、香りが生成される。沸騰期と合わせて98℃で20分間加熱することが重要である。

(e) 蒸らし

消火後、ふたを開けずに10～15分おき、飯粒表面に残っている水分を吸収させる[*1]。これは、飯の中心部まで糊化させるためである。蒸らし終了後は、飯を上下に軽くほぐして、残った水分を蒸発させる。

*1 自動炊飯器
　浸漬から蒸らしまでが自動で行われるため、改めて蒸らす必要はない。

❸ 味付け飯

(a) 炊き込み飯

炊きこみ飯は、米に食塩、しょうゆなどの調味料とともに魚介類、肉、野菜

などの具材を加えて炊き込んだ飯をいう。具材によりたけのこご飯、豆ご飯、五目ご飯などがある。具は米重量の30～50％とする。塩分濃度の基準は、飯重量の0.6～0.7％である。炊き上がり倍率が2.1～2.4倍であるため、米重量に対しては1.5％、加水量に対しては1.0％が基準となる。

　調味料を加えると米の吸水が妨げられるため、十分に吸水を行った後、炊く直前に調味料を加えるとよい。特有の色や香りをつけたい場合はしょうゆを、風味や口触りを向上させたい場合には加水量の5％程度の酒を用いるとよい。

(b) すし飯

　米飯のすし酢（合わせ酢）で味付けしたものをいう。すし飯の米の加水は、加水量からすし酢の分量を差し引いて炊飯する。ちらしずし・握りずし・のり巻き・いなりずしなどがある。蒸らし後の飯は、熱いうちにすし桶に移し合わせ酢をかける[*1]。飯は広げずにまとめ、合わせ酢を浸透させて冷まし、粘りが出ないようにしゃもじで手早く切るように混ぜる。これにより米粒表面の余分な水分が蒸発し、光沢が出る。

(c) 炒め飯

　チャーハン（炒飯）は、5～6％の油を使用して硬めに炊いた飯や冷めた飯を強火で手早く炒めたものである。飯の表面が急速に水分を失い、油を吸収するため、パラパラとした仕上がりになる。ピラフは、米を7％程度の油で炒めて米粒表面を糊化させるため、米粒中心部への水の吸収や、熱の浸透が阻害され、硬めの飯となる。粘りの少ないインディカ米が適しており、調理の際は、熱いスープストックを加え、沸騰時間や蒸らし時間を長くする。

❹ 粥

　粥は、米を多量の水で時間をかけて軟らかくなるまで炊いたものである。加える水の量で全粥（20％粥）、七分粥（15％粥）、五分粥（10％粥）、三分粥（5％粥）の区別がある（表3-2）。粥は古くから行事食として供され、茶粥・牛乳粥・七草粥・小豆粥などの様々な種類がある。また、食事療法食として、消化吸収力の低下時、咀嚼・嚥下困難時などに幅広く利用されている。

表3-2　粥の種類

種　類	米：水（容量比）	出来上がり倍率	出来上がりの量に対する米の割合
全　粥	1：5	5倍	20％
七分粥	1：7	7倍	15％
五分粥	1：10	10倍	10％
三分粥	1：20	20倍	5％

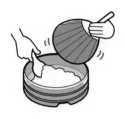

*1　すし飯の味付け

	米容量に対して	（米重量に対して）
加水量	1.1倍	1.3倍
合わせ酢	10～12％	6～7％
塩	1.2～2.0％	0.7％
砂　糖	2～4％	1.2～2.5％

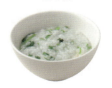

七草粥

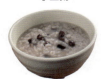

小豆粥

（2）もち米の調理

もち米のでんぷんは、アミロペクチンのみで構成されているため、加熱すると強い粘りを生じる。祝いの席での赤飯や正月の雑煮用のもちなど、主に行事食として食べることが多い。

❶ こわ飯

もち米のみを加熱する場合は、蒸し加熱が一般的であり、蒸した飯のことをこわ飯（強飯）という。もち米を蒸す理由は、もち米のみで炊飯すると加水量が少ないため、加熱途中で上部の米が水面から出てしまい、下部の米は水を吸い上下で硬さや加熱状態にムラが生じるためである。蒸し加熱の場合、浸漬による吸水量だけでは硬いため、加熱途中で水を数回ふりかけ硬さの調節を行う。これを**ふり水**という。

❷ 炊きおこわ

もち米は一般的に蒸すが、炊飯する場合はうるち米を30～45％加え、うるち米ともち米の合計重量の1.1～1.2倍を加水する。赤飯を炊く場合は、小豆の煮汁に米を浸漬した後、炊飯するのがよい。もち米の炊き上がり重量は1.6～1.9倍となる。

❸ もち

もちは、もち米を蒸してつく、捏ねる、伸ばすなどの操作を行い、特有の粘りを出した後、円形、板状に成形したものをいう。正月や節句、祝い事に用いられる。蒸し米をこねたり、ついたりすることでアミロペクチンが互いに絡み合い、強い粘りが出る。もちを放置するとでんぷんが老化し、硬くなるが、加熱操作で再び糊化をうながすことができ、粘りも出る。

（3）米粉の調理

米粉は原料米を製粉したもので、うるち米から上新粉、もち米からは白玉粉がつくられる。原料米をそのまま製粉したもの（上新粉、白玉粉など）と、加熱糊化した後に乾燥させて製粉したもの（道明寺粉[*1]など）に分類される。米粉は主として、団子・せんべい・和菓子などの他にパン・めん・から揚げ粉・スポンジケーキなどに利用されている。

---

*1　道明寺粉
水に浸したもち米を蒸して乾燥させ、粗くひいたもの。

関西風の桜餅
（道明寺粉を利用）

関東風の桜餅
（白玉粉を利用）

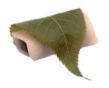

POINT
上新粉は熱湯で、白玉粉は水でこねる。

上新粉は、でんぷんを膨化させ粘りを出すため、熱湯でこねた生地を蒸すなどの加熱操作を行う。白玉粉は、きめが細かく吸水性が高いため、冷水を用いてこね、成形後にゆでるなどの加熱を行う。白玉粉の特性を利用したものが求肥*1である。

*1 求肥
白玉粉に砂糖や水あめを加えて練り上げたもの。

2 小麦・雑穀の特性

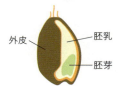

小麦の縦断図

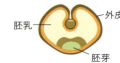

小麦の横断図

1) 小麦粉の種類

小麦は、粒食でなく製粉して利用される。外皮が13.5％、胚乳が約84％、胚芽が約2.5％からなる。小麦粉は、たんぱく質含量や灰分含量によって分類され、市販品は灰分が少ない1等粉である。たんぱく質含量の多い順に強力粉・中力粉・薄力粉などに分類される（表3-3）。

表3-3　小麦粉の分類と用途

種類	強力粉	中力粉	薄力粉	デュラムセモリナ粉
原料小麦	硬質小麦	中間質小麦	軟質小麦	デュラム小麦
たんぱく質（％）	11〜13	8〜10	7〜8	11〜14
グルテンの量	非常に多い	中間	少ない	多い
主な用途	食パン，麩，フランスパン	うどん，和菓子	ケーキ，天ぷら，お好み焼き	パスタ類

2) 小麦粉の成分・栄養

小麦の成分は、炭水化物が70〜75％、たんぱく質が7〜13％、脂質が約2％である。小麦粉は、たんぱく質含量の多い物から強力粉・中力粉・薄力粉などに分類され、灰分の少ないほうから1等粉、2等粉と等級が付けられる。

（1）グルテン（gluten）

小麦粉に50〜60％の水を加えてこねた生地*2を水中でもみ洗いすると、小麦でんぷんが水中に流れ出て、ゴム状の黄色い塊が残る。これが**グルテン**である。グルテンは、小麦たんぱく質の主成分で、弾力性をもつグルテニンと粘着性・伸展性をもつグリアジンから構成される（図3-6）。

小麦粉に水を加えると、**グルテニン**と**グリアジン**が吸水して膨潤する。混ねつすると、伸展性・粘弾性に富むグルテンを形成した生地となる。小麦粉中のたんぱく質含量が高いほど粘弾性は高くなる。パンや麺類の生地はグルテンの網目構造の中にでんぷん粒や空気などが取り込まれた状態である。

*2 生地
ドウという。
p.64参照

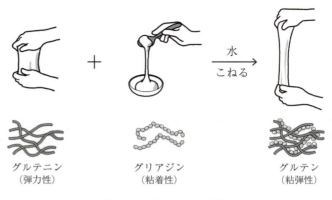

図3-6　グルテンの形成

（2）ドウ（dough）

　小麦粉に50〜60％の水を加えて、混ねつしグルテンの形成を十分に行うと、手でまとめられる生地となり、これを**ドウ**という。加水直後はまとまりがないが、混ねつを続けることにより、生地は滑らかになり、粘弾性と伸展性が増す（図3-7）。パン・めん・餃子の皮などは、ねかすことにより軟らかく伸展性が増し成形しやすくなる。グルテン形成に影響を及ぼす調理因子を表3-4に示す。

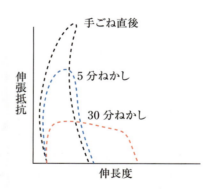

図3-7　ドウのねかしによる効果

資料）松元 文子, 松本 ヱミ子, 高野 敬子「家政学雑誌11」, p.348 − 352,1960 を改変

表3-4　グルテン形成に影響する調理因子

調理因子	グルテン形成への影響
加水量, 加水温度	・70℃以上でグルテンは熱変性する ・30℃未満ではグルテンが形成されにくい ・適温は30〜40℃である
こね方	・こね始めの生地は硬い ・こねると粘弾性, 伸展性が増す
ねかし	・伸展性が増し成形しやすくなる

（3）バッター（batter）

小麦粉に 100 〜 400 ％の水を加えた生地をバッターという。流動性のある生地でクレープ・スポンジケーキ・てんぷらの衣などに用いられる。

3）小麦粉の調理

（1）小麦粉生地の膨化調理

小麦粉生地は、加熱すると温度が上昇するにしたがって膨化する。膨化の形状にはスポンジ状・層状・空洞状の膨化タイプがある。いずれも食感・色・風味などをよくする。

グルテンを利用した調理例を表3-5に示す。膨化調理は、イースト（酵母）による生物的膨化、重曹[*1]やベーキングパウダー、イスパタ[*2]などの膨化剤を利用した化学的膨化、気泡や水蒸気圧を利用した物理的膨化に分類される。

表3-5　グルテンを利用した調理例

グルテン形成	膨化の種類	調理例
促　進	生物的膨化	パン，中華まんじゅう，ピザ
	膨化させない	団子，すいとん，そうめん，うどん，中華麺，パスタ類，餃子の皮，しゅうまいの皮
抑　制	化学的膨化	クッキー，ドーナツ，ホットケーキ，蒸しパン，まんじゅう
	物理的膨化	スポンジケーキ，バターケーキ，パイ，シュー，かるかん
	膨化させない	お好み焼き，クレープ

生物的膨化は、イーストの発酵により生じる二酸化炭素（CO_2）で生地を膨化させる方法である。イーストの発酵に適した条件は、温度28 〜 30℃、湿度75 ％、pH4.0 〜 5.0であり、アルコール類も発生するため特有の風味をもつ。

化学的膨化は、重曹・ベーキングパウダー・イスパタなどの膨化剤から発生する二酸化炭素により生地を膨化させる方法である。重曹を使用した場合は、生地にアルカリの臭い・味が残り、小麦粉生地がフラボノイド色素により黄変する。これを防止するため、重曹にガス発生促進剤などを加え、改善したものがベーキングパウダーである。

物理的膨化は、気泡や水蒸気圧を利用した膨化である。全卵や卵白を撹拌すると卵たんぱく質が変性し、膜を作って空気を包み込んだ気泡を形成する。これを利用したものがスポンジケーキやカステラなどである。また、油脂のクリーミング性[*3]を利用したバターケーキや、やまいもの粘性を利用したかるかんがある。生地に含まれた空気の熱膨張と水蒸気圧による膨化を利用したものが

---

*1　重曹
　$NaHCO_3$（炭酸水素ナトリウム）。重炭酸ソーダの略。

*2　イスパタ
　イーストパウダーの略。重曹に塩化アンモニウムを配合し、炭酸ガスとアンモニアガスを発生させる。ベーキングパウダーに比べ膨化力が強い。製菓材料としてよく利用される。

*3　クリーミング性
　p.139 参照

シューである。フレンチパイの生地は、ドウとバターを層状に重ね合わせて折り込み、水蒸気圧により膨化したものである。

（2）ルウ（roux）

ルウとは小麦粉を油脂（主にバター）で炒めたもので、それを牛乳やブイヨンで伸ばし、ソースやスープ、カレーやシチューなどに濃度やなめらかさ、香りを与える。主としてでんぷんの糊化による粘性を利用した調理法であり、薄力粉が用いられる。油脂と小麦粉の割合は、1：1〜1：5が一般的である。温度の違いにより、ルウは3種類に分類される（表3-6）。加熱温度が高いほどルウを伸ばした時の粘度は低くなる。

ルウのほかに、簡単に粘度をつける方法として、加熱せずに薄力粉とバターを練り合わせただけのブール・マニエ[*1]がある。

*1 ブール・マニエ
　ルウに比べ粘性は高いが、風味は低下する。

表3-6　ルウの種類

種類	加熱温度（℃）	ルウの状態	用途
ホワイトルウ	120〜130	・粘りのある状態から泡立った後、サラサラになる ・芳香性が出てくる	クリームスープ、ソース類、グラタン、コロッケ
ブロンドルウ	140〜150	・サラサラになる ・淡黄色で、香ばしさが加わる	ソース類
ブラウンルウ	160〜190	・サラサラしている ・茶褐色で香ばしさが増す	ビーフシチュー、カレー、ソース類

小麦粉にはたんぱく質やでんぷんが含まれており、ルウを作る際に油脂で小麦粉を炒めるとたんぱく質は変性し、グルテン形成能を失う。でんぷんは、デキストリン[*2]に分解されるため粘性の低いさらっとした状態に変化する。ルウの粘度は、ルウを伸ばす液体の種類や調味料、温度などによっても異なり、一定ではない。伸ばす液体が牛乳の場合は粘度が強まり、ブイヨンでは弱まる。調味料では、食塩や砂糖は粘度を上げ、食酢は粘度を下げる。

*2 デキストリン
　でんぷんを無水状態で120〜220℃で加熱するとでんぷん分子が切断されてデキストリンが生じる。

（3）天ぷらの衣

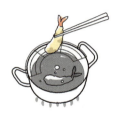

小麦粉に水を加えさっと混ぜ、材料を包んで揚げたものである。小麦でんぷんの吸水性や糊化性を利用した調理で、天ぷらの衣が材料と絡み合うためにはグルテンを必要とするが、グルテン量が多すぎると粘りが出てしまい、ベトッとした衣になる。そのため、天ぷらの衣をつくる際には、たんぱく質含量の少ない薄力粉を用いる。粉と粉重量の1.5〜2倍の冷水（15℃程度）を手早く混ぜてグルテンの形成を抑えると水と油の交換（p.44参照）がうまく行われ、カラリと揚がる。

（4）めん類

　麺や餃子の皮は、小麦粉のグルテン形成による粘弾性、伸展性を利用したもので、たんぱく質含量の多い中力粉や強力粉を用いる。うどんやそうめんには、生地の粘弾性や硬さを高めるため、塩を添加する。めんの太さと形状からうどん、ひやむぎ、そうめんなどに分類される。中華麺は強力粉を利用し、グルテンの伸展性を増すため、こね水にかん水*1（アルカリ塩水溶液）を用いる。そのため、小麦粉中のフラボノイドがアルカリにより黄変し、独自の風味とコシが生まれる。

（5）小麦粉調理における添加材料の影響

　小麦粉で生地を作るとき、様々な副材料を添加するが、その主なものとして食塩・砂糖、卵、牛乳、バターなどが加えられる。添加材量の種類などは、グルテン形成や生地の性状に影響する。生地に対する添加材料の種類とその影響を表3-7に示す。

*1　かん水
　炭酸カリウムや炭酸ナトリウムなどのアルカリ溶液。中華麺などの製造の際、小麦粉に混ぜることで軟らかさや弾力性をもたせる。中華麺特有の麺の風味、食感、色合いは、かん水を入れることにより生じる。

表3-7　生地に及ぼす添加材料の影響

添加材料	生地への影響
食　塩	・グルテンの網目構造を密にする ・グリアジンが凝集し，粘性が増加する ・弾性が向上し，伸長抵抗が増加する
砂　糖	・保水性が高いため，グルテン形成を阻害する ・生地の粘弾性を低下する ・伸展性と安定性を増加する ・クッキーなどのテクスチャーをよくする
かん水 （アルカリ）	・中華麺の弾性を増加する ・伸展性を増加し，歯切れをよくする
油　脂	・グルテンの形成を阻害する ・ドウの伸展性をよくし，生地を滑らかになる
卵・牛乳	・卵黄中のレシチンは生地を均一にする ・牛乳の脂肪分は生地を滑らかにし，安定する

　添加材料を入れる順序は、グルテン形成に大きく影響するので注意が必要である。小麦粉に砂糖や油脂を混ぜて水を加えると、グルテン形成能が低下する。グルテン形成後に砂糖や油脂を加えてもグルテン量は変化しない。したがって、スポンジケーキやクッキーなどは、グルテン形成をあまり必要としないので、すべての材料を混ぜ合わせた後に小麦粉を加える。しかし、パンやめんなどのようにグルテン形成を必要とする場合は、添加材料を加える前に、小麦粉と水を混合しておく必要がある。

添加材料は、水と同様に生地を軟らかくする。牛乳・鶏卵・バター・砂糖などは生地に水分を与えるため、添加する分量に注意する必要がある。

（6）その他の穀類

大麦の主成分はでんぷんで、たんぱく質はプロラミンとグルテリンである。グルテンを形成しないため粘性はなく、小麦に比べ吸水性があるのが特徴である。そのため、大麦を使った麦ごはんは米と一緒に炊いてもふっくらとおいしく仕上がる。生活習慣病の予防やその改善に効果のある食物繊維が豊富に含まれ、なかでも水溶性食物繊維のβ-グルカン[*1]の機能が注目されている。六条大麦は、麦茶・味噌の原料・麦飯などに、二条大麦は、醸造用に適しているためビールやモルトウイスキーの原料となっている[*2]。そのほか、大麦を炒った麦茶、大麦を平圧した押し麦、大麦を炒ってこがし粉にした麦こがし（はったい粉）がある。

*1 β-グルカン
　オートミールの原料はオーツ麦で、水溶性食物繊維のβ-グルカンを多く含む。

*2 大麦
　二条大麦と六条大麦とでは、穂についている実の列数が異なる。二条大麦は2列、六条大麦は6列についている。

*3 とうもろこしの粉
　とうもろこしの皮と胚芽を取り除き、胚乳部分を粒状に粉砕したもの。

4）雑穀の特性

雑穀とは、主食以外に日本人が利用している穀物の総称で、一般に米、麦を除く穀類をさす。代表的な雑穀には、アワ・ヒエ・キビ・アマランサス・キノア・とうもろこし[*3]・ライムギ・ハトムギ・ソバなどがある。また、米・麦・アワ・豆・キビ（またはヒエ）を日本では五穀と呼び、雑穀は食物繊維やビタミンB類などが豊富に含まれることから、米と一緒に炊飯できる雑穀米が市販されている。雑穀の効果として腸内環境を整える、食後の血糖値の上昇を抑える、抗酸化作用などが期待される。

アワとヒエは、かつて日本の主食穀物であった。アワ、キビにはうるち種ともち種があり、そのまま炊いたり、粥にして食べられていた。これらの雑穀には、食物繊維やビタミンB_1、B_2、カルシウム、鉄が精白米よりも多く含まれている。そのため、精白米に混ぜて炊飯すると栄養価が高まる。アワは粟おこし、キビはキビ団子などが知られており、ヒエは粥、団子、飴、みそ、しょうゆなどの原料として多様に利用されている。

そばの主成分は炭水化物で、たんぱく質を12％程度含む。リシンやトリプトファンなどのアミノ酸も多く含まれる。

たんぱく質や食物繊維を一緒に精粉するため、米や小麦に比べ非常に栄養価が高い。そばに含まれるビタミン様物質であるルチンは高血圧、動脈硬化の改善に効果があるといわれている。ルチンは水溶性でゆで汁に溶け出るので、そば湯を飲むとよい。そば粉をこねて薄くのばし、細く切ったものが蕎麦である。そば粉はグルテンを形成しないので伸びや粘りが出にくい。そのため、つなぎとして小麦粉や卵、やまいもなどが加えられる。

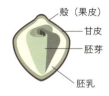

そばの実の縦断図
殻（果皮）
甘皮
胚芽
胚乳

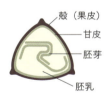

そばの実の横断図
殻（果皮）
甘皮
胚芽
胚乳

3 いも類の特性

1) じゃがいもの特性

(1) いもの種類

いも類は、植物の地下茎や根の一部が栄養分を貯蔵して肥大したもので、じゃがいも（馬鈴薯）・さつまいも・さといも・やまいも・キャッサバいもなどがある。じゃがいもやさといものように根茎が肥大したいもを**塊茎**、さつまいもややまいものように根が肥大したいもを**塊根**と呼ぶ。

主成分は炭水化物（13～30％）で、ほとんどがでんぷんである。水分含量（65～80％）が高いため、穀類や豆類に比べ貯蔵性が悪い。また、吸水せずにでんぷんを糊化することができるため、そのまま蒸す・ゆでる・揚げる・焼くなどの加熱が可能である。カルシウムやカリウムなどのミネラルに富み、食物繊維も1～2％含まれている。ビタミンCも多く含まれており、キャベツやほうれん草などの葉菜類に比べ加熱調理による残存率が高い（図3-8）。これは、でんぷんの糊化により細胞内のビタミンCの溶出が妨げられているためである。

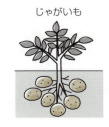
じゃがいも

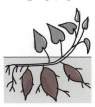
さつまいも

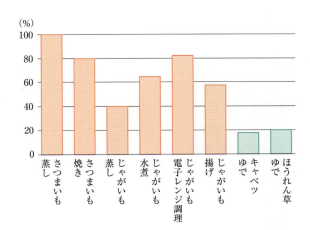

図3-8 いも類などの加熱によるビタミンCの残存率

資料）文部科学省「日本食品標準成分表2020年版（八訂）」より改変

(2) じゃがいもの成分・栄養

じゃがいもは、でんぷんを約14～18％含み、ビタミンB_1やビタミンCを比較的多く含む。甘味が少なく、淡泊な味のためさつまいもに比べ幅広い調理に利用されている。含有量は品種・生育条件などにより異なるが、貯蔵および加熱によるビタミンCの残存率は野菜と比較して高い。でんぷん含量の違いにより、粉質いもと粘質いもに分けられる。

男爵いも

メークイン

*1 ソラニン・チャコニン
　じゃがいもの芽や皮の緑色部に含まれるアルカロイド配糖体。

*2 じゃがいもの芽
　じゃがいも（ばれいしょ）は、発芽防止の目的でコバルト60という放射線を照射することが認められている。

*3 アクリルアミド
　フライドポテトなどのように炭水化物を多く含む食品を120℃以上で加熱調理すると発がん性物質（アクリルアミド）が生成される。

*4 アミノカルボニル反応
　p.12 参照

*5 キュアリング処理
　いもの傷口がコルク化して治る性質を利用した貯蔵のための操作。

　でんぷん含量が多い男爵いもなどの粉質いもはマッシュポテト・粉ふきいもなどに適しており、煮くずれしやすい。一方、でんぷん含量の少ないメークインなどの粘質いもは煮くずれしにくいのでシチューなどの煮込み料理に適している。じゃがいもは光に当たったり、傷がついたりすることでソラニン・チャコニン*1が生成・蓄積される。緑色になった外皮や芽の部分に含まれ、加熱調理では分解しないため、皮を厚くむき、芽*2をとる必要がある。じゃがいもの切り口は空気中に放置すると褐変する。これはじゃがいもに含まれるアミノ酸の一種であるチロシンが酸化酵素チロシナーゼによって酸化され、褐色色素のメラニンを生じるためである（酵素的褐変）。褐変を防止するには、じゃがいもを切ったらすぐに水にさらすとよい。

（3）じゃがいもの調理特性

　マッシュポテトは、じゃがいもを加熱した後、熱いうちに素早くつぶし、細胞単位で分離したものである。でんぷん含量の高い粉質いもに適している。この操作はペクチン質が流動性をもっている熱いうちに行うと口当たりがよく、操作も楽である。冷めると細胞壁のペクチンの流動性がなくなり、細胞同士が接着し分離しにくくなる。冷めてからつぶすと、糊化でんぷんが細胞から流出し、粘りを生じ食味が悪くなる。一方、この粘りを利用したものが「いももち」である。

　じゃがいもを切って水にさらした後、水気をふき取り揚げたものがフライドポテトである*3。140〜150℃で揚げ、さらに180℃で二度揚げすると色よく仕上がる。いもを揚げた際にきつね色になるのは、いもに含まれるアミノ酸と糖とのアミノカルボニル反応*4によるものである。

　シチューなどの煮込み料理は、でんぷん含量の少ないじゃがいもを用いると細胞間の分離が起こりにくいため、煮くずれしにくい。また、じゃがいもを牛乳やみそ汁などで煮ると水煮よりも硬くなることがある。これは牛乳などに含まれるカルシウムイオンがじゃがいものペクチン質と結合し、ペクチン質の分子間の結合が強化されるためである。

2）さつまいもの特性

　さつまいもは、糖分が多く甘味が強いため菓子類に利用されることが多い。食物繊維が豊富で、ビタミンB_1・B_2・Cを含んでいる。ミネラルではカリウム・カルシウム・鉄・マグネシウムなどが比較的多く含まれる。低温に弱く9℃以下で腐りやすい*5ので、冷蔵庫での貯蔵は避ける（貯蔵最適温度13〜15℃）。
　β-アミラーゼを多く含むため、貯蔵中にでんぷんが糖化して麦芽糖（マルトース）を生成する。酵素反応は、50〜55℃程度で約70℃まで活性が続く。

焼きイモの甘味が強いのは、至適温度で長時間加熱するためである。一方、電子レンジ加熱では、急激にさつまいもの内部の温度が上昇するため酵素が失活してしまい、甘さの増加が抑制される。

さつまいもは皮をむいたり、切断し空気に触れると褐変する。これは、さつまいもに含まれるクロロゲン酸などに酸化酵素が作用するためである。天ぷら衣をカラッと仕上げるために重曹（アルカリ性）を加えると、クロロゲン酸はアルカリ性で緑色に変色するため、さつまいもの天ぷら衣が緑色になることがある。また、さつまいもの表皮から内皮の部分には、樹脂配糖体である**ヤラピン**[*1]が多く含まれるため、切ると白色の粘液が出てくる。これは空気に触れると黒変するため、黒変を防ぐには、皮を厚めにむき、十分に水洗して用いるとよい。

3）さといもの特性

さといもは中心に親芋があり、そのまわりに子芋、さらに孫芋、ひ孫芋と1つの種芋からたくさんのいもができる。一般に売られているさといもはおもに子芋と孫芋であるが、親芋だけを食べるものとして八つ頭・えびいも・京いもなどがある。

親芋は粘性が少なく粉質で、子芋は粘性が高く軟らかい。えぐ味の少ない葉柄部は、ズイキと称され生のままや乾燥して利用される。特有のぬめり成分[*2]は、多糖類の**ガラクタン**で、加熱すると粘質物が煮汁に溶出し、ふきこぼれを起こす。これを防ぐ方法としては、① 下ゆでの際に食塩・食酢・米のとぎ汁を利用する、② 加熱前に塩もみをして表面の粘質物を除く、③ 沸騰水で2分程度ゆでたあと表面の粘質物を水洗いしてから再び煮る、などの方法がある。

さといもには針状結晶の**シュウ酸カルシウム**[*3]が含まれ、えぐ味を感じたり、皮膚が刺激されるため手や口のまわりがかゆくなることがある。その場合には、いもがぬれた状態で皮をむかない、手に塩や酢水をつけてむく、加熱後にむくなどで防止するできる。

4）やまのいも・その他のいもの特性

やまのいもは形状により、長いも（長形）・つくねいも（球形）・いちょういも（扇形）などに分類される。

粘りの成分であるマンナンとたんぱく質が結合した糖たんぱく質が含まれているため、すりおろすと粘性、弾性、曳糸性を生じる。すりおろしたものは**とろろ**と呼ばれ、口当たりやのどごしなどの食感が賞味される。いも類で珍しく生食できるのも特徴である。また、すりおろしたやまいもには起泡性があり、これを利用したものにはんぺん、かるかん、薯蕷饅頭などがある。

こんにゃくいもは、さといも科の植物の球茎で、こんにゃくの原料として用

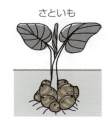

さといも

*1 ヤラピン
　蠕動運動を促進し、整腸作用がある。

*2 ぬめり
　野菜や根菜類のぬめり成分はムチンとされていたが、現在は植物に存在しないとされている。ぬめりを取り除いて調理すると調味料が浸透しやすくなる。

*3 シュウ酸カルシウム
　さといもや山芋に含まれる針状結晶のシュウ酸カルシウムは、手につくと皮膚が刺激され、かゆみを感じる。この物質は酸に溶けるので、レモン汁や酢を手につけるとかゆみがおさまる。

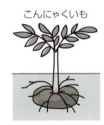
こんにゃくいも

いられる。こんにゃくいもの主成分であるグルコマンナンは、こんにゃくいもに含まれる水溶性の食物繊維である。板状に固めたものを板こんにゃく、玉状のものを玉こんにゃく、熱湯中に細く絞り出したものをしらたきという。これらは、こんにゃくいもを乾燥させて粉状にしたこんにゃく精粉からつくられるものが一般的である。板こんにゃくは使用する際に塩もみすると、石灰分が取り除かれ、口当たりがよくなる。煮物に利用する場合は、包丁を使わずにちぎって利用すると表面積が大きくなり、調味液がしみ込みやすい。

キャッサバは、青酸配糖体を含むので生食の状態で日本に輸入することは禁止されている。キャッサバを無毒化して抽出したでんぷんがタピオカである。これを水で溶いて加熱し、その後粒状にして乾燥させたものがタピオカパールである。

菊芋は、キク科の植物で生姜に似た塊茎部分を食用としている。菊芋は加熱調理だけでなく、生食が可能である。水溶性食物繊維であるイヌリンが豊富で、血糖値の上昇を抑制する効果がある。

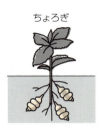
ちょろぎ

ちょろぎ（長老喜）は、シソ科の植物の塊茎を食用としている。生のちょろぎは、シャキシャキとした食感が特徴である。長寿を祝うおせち料理の一品で、梅酢漬けのほか、みそ漬け・しょうゆ漬け・粕漬けなどに利用される。

4 豆類の特性

1）豆の種類

豆類に属する植物で食用にされている物は多くの種類があり、大豆やささげ（小豆、大納言、緑豆）、いんげん豆、そら豆、落花生などの完熟乾燥豆を用いる場合と、さやいんげんや、えだまめなど未熟な新鮮豆を用いる場合がある。

一般に、豆というときには、完熟豆を乾燥させたものをさし、さやいんげんやえだまめ、もやしのように発芽させたものは野菜類に分類されている。豆類は、その成分によって表3-8のように分類される。

表3-8　豆類の分類

分　類	種　類	調理例
たんぱく質，脂質が多いもの	大豆	五目煮，ポークビーンズ
でんぷん，たんぱく質を主成分とするもの	小豆，いんげん豆，そらまめ，えんどう	ぜんざい，煮豆，揚げ豆
水分，繊維量が多く，野菜に属するもの	えだまめ，さやえんどう，さやいんげん	塩ゆで，えんどう飯，あえ物

大豆の種類には、皮の色の違い（黄・黒・赤・緑）などがあり、形も球状、扁平、大粒や小粒など様々である。一般に調理で使用されるのは黄色大豆が多い。正月のお節料理に登場する黒豆は、皮にアントシアニン色素である**クリサンテミン**が存在する大豆である。この色素は酸性では赤い色を呈するが、鉄やスズイオンと結合すると、安定な黒色となる。このため、黒豆を煮る場合は色よく仕上げるために錆釘や鉄鍋で煮るとよい。

2）豆の成分

豆類は水分が15％程度の乾物のため、軟化させるためにはまず水に浸漬して吸水させてから加熱する。吸水の状態は豆の種類、品種などによって異なる（図3-9）。

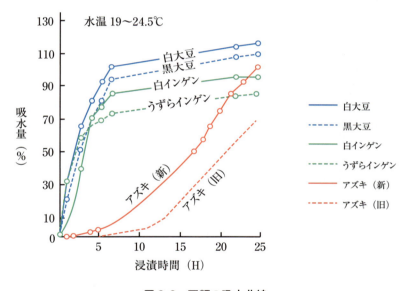

図 3-9　豆類の吸水曲線

資料）松元文子他,「三訂調理実験」, 柴田書店, 1975 を改変

吸水速度は水温によっても異なり、高温のほうが速くなる。急いで吸水させたい場合、熱湯を利用すると時間が短縮される。豆の新古によっても吸水量は異なり、古い豆は吸水しにくく、加熱したときに軟らかくなりにくい。大豆は、薄い食塩水（1％）に浸漬する方が水に浸漬した時と比べ、吸水が促進し軟らかくなりやすい。これは、大豆たんぱく質の**グリシニン**が塩溶性のためである。

3）豆の栄養

大豆[*1]は脂質・たんぱく質の多い豆で、たんぱく質は約35％含まれている。大豆に含まれるたんぱく質はアミノ酸スコア[*2]が100であり、穀類に比較して

[*1] **大豆**
　豊富なたんぱく質を含むため、「畑の肉」と呼ばれている。

[*2] **アミノ酸スコア**
　食品中のたんぱく質の栄養価を必須アミノ酸含量で示した指標をいう。

第3章　植物性食品の調理科学と栄養

＊1　イソフラボン
　女性ホルモンと似た作用をもち、骨粗しょう症の予防・改善に効果的である。

＊2　トリプシンインヒビター
　未加熱の大豆には消化酵素トリプシンの働きを阻害するトリプシンインヒビターが含まれている。

高く、日本人にとって昔から重要なたんぱく質源となっている。加工品としての利用も多く、豆腐、納豆、しょうゆ、みそなど日本人の生活に欠かせないものとなっている。植物性油脂としても多量に使用されている。

　大豆は、リン脂質であるレシチン、さらに**イソフラボン**＊1も含まれている。そのため、栄養生理的な働きがあることが分かっている。

　大豆たんぱく質は**トリプシンインヒビター**＊2を含み、生で食べると消化不良をおこすが、加熱を行うことで活性をなくし摂取が可能となる。大豆の栄養成分には血圧の上昇を抑える効果があり、大豆イソフラボンは女性ホルモンと似た働きをすることから、閉経後の女性にとっても栄養面ですぐれた食品といえる。

4）豆の調理

（1）煮　豆

　小豆は、種皮が硬く、種瘤と呼ばれる種子のへそ付近でのみ吸水を始めるため、吸水速度が極端に遅い。そのため子葉が先に膨潤し、その圧力によって種皮が割れ、胴割れを起こす。したがって小豆は水に浸漬せず、直接煮ることが多い。小豆に含まれるタンニンや**サポニン**＊3、カリウムなどの不味成分を除去するため、ゆでこぼす。これを**渋切り**といい、この操作によって雑味のない味に仕上がる。しかし、サポニンは近年、種々の機能性が報告されているため、機能性を残しつつアクもないような渋切りが望ましい。長時間加熱で水分を加える場合（**差し水**）は、熱湯を用いる。これは差し水との温度差によって皮の胴割れや剥離を防ぐためである。種皮を除くあんなどでは冷水の差し水を行う（**びっくり水**）。

＊3　サポニン
　植物の根・葉・茎に含まれることが多い栄養成分。大豆の苦味や渋みの主成分で大豆をゆでたときに出る泡やアクの中に多く含まれている。

　煮豆は、豆が十分に軟らかくなってから調味料を加え、砂糖の量が多い甘煮では濃度差をつけないように砂糖を数回に分けて加える。煮豆を砂糖で調味する場合は、必要な量の砂糖を一度に加えると組織が収縮し、それ以上加熱を行っても軟化せず、仕上がりの硬い煮豆になる。これは浸透圧によって豆にしわがよらないようにするためである。豆に対して重曹が0.3％以内であれば、食味の影響や、ビタミンの損失も少ない。

　あんは、でんぷんの多い小豆やいんげん豆などを用いて作る＊4。小豆の細胞は比較的大きく、数個のでんぷん粒子とたんぱく粒が細胞膜に包まれ、加熱によりでんぷんが細胞内に充満し、たんぱく質は変性して細胞内物質を固定する。この細胞をつぶすとバラバラになり、糊化したでんぷんが流れ出ることなく、あん独特のざらざらとした食感を形成する。

　生あんは、砂糖を入れる前のあんであり、豆の形を残して煮上げるものを粒生あんという。こし生あんは、ゆでた豆をゆで汁とともに目の細かいざるの下

＊4　でんぷんを多く含む豆類

種　類	利用例
小　豆	あんこ, 甘納豆, 赤飯
えんどう	煮豆, あんこ, 炒り豆, みつ豆
そらまめ	煮豆, 炒り豆甘納豆
緑　豆	はるさめ, もやし

74

に器を置いてこし、皮と粒子に分ける。あん粒子は水と共に落ち、静置すると沈殿する。上澄みを捨て、2、3回水で洗って、さらに木綿の袋でこし、固く絞り作る。さらしあんはこし生あんを脱水乾燥したもので、保存できる。これに水を加えて練るとこし生あんと同じように使用できる。

大豆は、5～6倍の水に5～8時間浸漬して元の重量の約2倍になるまで十分膨潤させ、軟らかくなるまで加熱する。大豆の主要たんぱく質であるグリシニンが塩溶性であるため、約1％の食塩水に浸漬したり、0.3％以内の重曹水に浸漬すると吸水が速くなり軟らかくなる。加熱中に、豆が煮汁から出ないようにする（シワ防止のため）。大豆はサポニン（アク成分）が含まれており、起泡性が高いので吹きこぼれやすい。

また、圧力鍋で煮ることで、115～120℃での加熱ができるため、加熱時間が短縮できる。圧力鍋で水煮した豆と一般的な鍋で水煮した豆を比較すると圧力鍋で煮た豆のほうは甘みが強くねっとりとした口触りになる。これは圧力鍋で煮ることで加熱時間が短くなり、豆に含まれている糖やペクチンが煮汁に溶出しにくいためと考えられる。

（2）大豆の利用

生湯葉は、濃い豆乳を80℃以上に加熱し続けた時に、表面にできる皮膜（たんぱく質や脂肪）をすくい取ったものである。乾燥させた干し湯葉もあり、椀種や揚げ物などに利用されている。豆乳ににがり*¹を加えて固めたものが豆腐である。豆腐は高温で長時間加熱すると、"す"がたち、食感が固く滑らかな食感を失うため注意する。豆腐を凍結・乾燥させてできたキセロゲル（p.24 参照）が凍り豆腐である。約50℃の湯で戻してから調理に用いる。大豆などのたんぱく質は、粒状・繊維状・ペースト状などに加工され代替肉として利用されている。水に戻すだけで、肉に近い食味や食感となるほか、高たんぱく質・低脂肪・低カロリーの食材として市販されている。

*1　にがり
　海水から塩を作るときに残る液体。溶解しているマグネシウムやカルシウムが豆乳のたんぱく質と結合し、凝固剤としての役割を担う。

湯　葉

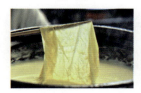

5 種実類の特性

1）種実の種類

種実類は、食用植物の種子のうち、穀類・豆類・香辛料を除く食品の総称である。種実類は、外果皮の硬いくり・ぎんなん・くるみ・落花生*²など堅果類（ナッツ類）と、ごま・けし・ヒマワリの種・えごまなどの種子類（シード類）に大別される。アーモンド・カシューナッツ・ピスタチオ・ヘーゼルナッツ・マカダミアナッツなどのナッツ類も多く消費されている。

*2　落花生
　落花生（ピーナッツ）や、輸入ナッツにつくカビであるアフラトキシンは、天然化合物の中で最も発がん性の強いカビ毒（マイコトキシン）である。

2）種実の成分・栄養

　種実類は種皮や殻を除去して乾燥させているものが多く、貯蔵性が高い。でんぷんを多く含むものは、くり・ぎんなん・ハスの実などがある。これに対して落花生、ごま・クルミ・ヒマワリの種・アーモンドなど多くの種実類は脂質30％以上を含んでいる。含まれている脂質のうち、80％以上が**不飽和脂肪酸**[*1]である。糖質を多く含む種実類は脂質やたんぱく質は少ないが、脂質を多く含む種実類は脂質だけでなく、たんぱく質も多く含み、スイカの種はたんぱく質を約30％含んでいる。

　種実類は発芽に必要な成分を含んでいるため、栄養価が高く、無機質やビタミン B_1、B_2 も多い。とくに、ごまはカルシウムやビタミン B_1 を多く含んでいる（表3-9）。

*1　不飽和脂肪酸
　　p.103 参照

表3-9　種実の成分（可食部100 g 当たり）

食品名	エネルギー（kcal）	n-3系多価不飽和脂肪酸（g）	n-6系多価不飽和脂肪酸（g）	炭水化物（g）	カルシウム（mg）	ビタミンB_1（mg）	ビタミンB_2（mg）
日本ぐり　生	147	(0.05)	(0.20)	36.9	23	0.21	0.07
ぎんなん　生	168	0.04	0.57	34.8	5	0.28	0.08
ごま　いり	605	0.19	22.44	18.5	1,200	0.49	0.23
くるみ　いり	713	8.96	41.32	11.7	85	0.26	0.15
アーモンド　いり	608	(0.01)	(12.64)	20.7	260	0.03	1.04

資料）文部科学省「日本食品標準成分表 2020 年版（八訂）」より抜粋

3）種実の調理

（1）ご　ま

　外皮の色によって、白ごま・黒ごま・金ごまなどに分けられる。形態や処理の方法により、洗いごま・すりごま・むきごま・練りごまなどがある。成分の約50％は脂質、約20％がたんぱく質、20％弱が炭水化物である。洗いごまを食べる前に軽く煎るのは、香気成分であるピラジン類を生かすためである。また、ごま豆腐[*2]は、すりごまと本葛[*3]に水を入れ、加熱したのち、冷やし固めたものである。

*2　ごま豆腐作り方
　　本葛1：すりごま1：水10の割合で混ぜ、練りながら加熱し、糊化させて冷やし固める。

*3　本葛
　　葛粉100％。市販されているくず粉には甘藷でんぷんを使用されているものがある。

（2）く　り

　くりは加熱によりでんぷんが糊化して甘くなり、食感や香りに特徴が出る。焼きぐりやゆでぐりとして風味を味わったり、ご飯に炊き込んだり、正月の栗きんとんや甘露煮などに利用される。また、栗まんじゅうや羊羹、ケーキ類、マロングラッセなど菓子に用いられる。

（3）ぎんなん

殻付きのぎんなんは、そのまま煎って殻を除いて食べる。

薄皮の付いたぎんなんは、ゆでたり揚げたりして利用する。茶碗蒸し・炊き込み飯・飛竜頭（ひりょうず）などに用いられる。水煮にしたものが市販されているため利用すると便利である。

（4）その他の種実

くるみ・落花生・アーモンドは、そのまま食べることが多く、調理や製菓材料としても利用される。くるみは生でも食べられ、サラダやクルミ餅にする。落花生（ピーナッツ）は煎り豆として市販されていることが多い。粉末・ペースト状のものは和え物などに利用される。アーモンドは、スライス・刻み・粉末状などの形態で市販されている。

6 野菜類の特性

1）野菜の種類

野菜類は、国産の野菜や輸入野菜があり、その種類や品種が非常に多い。可食部位により、葉菜類・茎菜類・根菜類・花菜類・果菜類に分類される。

栄養指導などにおいては、緑黄色野菜とその他の野菜の2つに分類されることが多い。緑黄色野菜は、厚生労働省により基準が設けられ、原則として可食部100g当たりのβ-カロテン当量が600μg以上のものや、この基準を満たしていなくても、1回の摂取量や使用回数が多い色の濃い野菜（トマト・さやいんげん・ピーマンなど）も含むとされている。

2）野菜の成分

（1）味と香気

野菜の呈味成分には、糖や有機酸、アミノ酸などがある。うま味成分としては、グルタミン酸、アスパラギン酸などのアミノ酸を含み、トマト、枝豆、トウモロコシは、5'-アデニル酸も多く含んでいる。野菜はリンゴ酸、クエン酸、酒石酸など微量の有機酸も含み、さわやかな味を与えている。

野菜はアルコール類、エステル類、含硫化合物などの香りを有するものがあり、組織を破壊することで香気成分が揮発する。α-リノレン酸、リノール酸からリポキシゲナーゼなどの酵素作用で産生されるみどりの香りは食事に新鮮さや、爽やかさを与える。ミツバやセリなどのセリ科の野菜は芳香を楽しむものでもある。しょうが、シソ、山椒などは特有な刺激性の香りを有し、獣鳥肉類や魚介類のにおいをマスキングする。そして料理の香りづけ、薬味などにも

第3章　植物性食品の調理科学と栄養

用いられる。たまねぎ、ニンニク、ネギなどのネギ属の野菜は、組織を破壊することで香気成分を揮発する。

（2）ア　ク

野菜類には、苦味・えぐ味・渋味などを呈する成分（タンニン、アルカロイド、有機酸、無機塩類など）があり、一般的にアクという（表3-10）。野菜の風味となるアクの多くは、植物性食品に含まれるポリフェノールで、抗酸化作用も期待できるため、完全に除去してしまう必要はない。山菜など多量に含まれる場合は、不快な味となるため除去する。

表3-10　野菜のアク成分

種　類	アク成分	主な所在
えぐ味	ホモゲンチジン酸, シュウ酸塩, 無機塩類	たけのこ, わらび, ほうれん草, 春菊, よもぎ, ぜんまい, さといも
苦　味	アルカロイド, タンニン, サポニン, テルペン, アミノ酸	きゅうり, にがうり, うどふきのとう, たらの芽
渋　味	タンニン類	柿, くり, 茶, 未熟果実

アクの成分の多くが水溶性であるため、浸漬、加熱、アルカリ溶液により除去することができる。大根やたけのこは、米のとぎ汁やぬかなどを添加した水でゆでると、ホモゲンチジン酸などのアク成分がコロイド粒子に吸着されるため除去することができる（表3-11）。

表3-11　野菜のアク抜き

主な食品例	アクの抜き方
うど, ごぼう, れんこん	●水や酢水に浸ける
ほうれん草	●熱湯でゆでて, 水にさらす
たけのこ, 大根	●米ぬかを加えてゆでる
わらびなどの山菜類	●灰汁や重曹を用いてアルカリ性にしてゆでる

（3）野菜の色素

野菜の色素は、脂溶性色素（クロロフィル、カロテノイド）と水溶性色素（フラボノイド、アントシアニン）に分けられる。表3-12に野菜や果実の色素を示す。野菜の色素は多いため、料理に彩りを与え、食欲を促す。また、色素の中には、熱・酸・アルカリに不安定なものもあるため、調理の際に注意が必要である。

6 野菜類の特性

表3-12 野菜類に含まれる色素

性　質	色素名			色	主な食品
脂溶性	クロロフィル（葉緑素）		クロロフィルa	青緑色	緑黄色野菜
			クロロフィルb	黄緑色	
	カロテノイド	カロテン類	α-カロテン	黄色	人参，かぼちゃ，かんきつ類
			β-カロテン	黄色	緑黄色野菜，さつまいも，卵黄
			γ-カロテン	黄色	あんず
			リコピン	赤色	トマト，すいか
		キサントフィル類	ルテイン	黄橙色	とうもろこし，緑黄色野菜，卵黄
			クリプトキサンチン	黄橙色	とうもろこし，パパイヤ，卵黄
			カプサンチン	赤色	唐辛子
水溶性	フラボノイド		ルチン	無色	そば，茶，アスパラガス
			ケルセチン	黄色	たまねぎの皮
			ダイシン	黄色	大豆
			ナリンギン	無色	かんきつ類
	アントシアニン	ペラルゴジニン系	カリステフィン	明赤色	いちご，赤ラズベリー
		シアニジン系	シアニン	赤色	赤かぶ
			シアニン	赤紫色	赤じそ
			クリサンテミン	暗紫色	黒大豆の皮
		テルフィニジン系	ナスニン	青紫色	赤なす
	ベタレイン系		ベタシアニン	赤紫色	ビーツ，ほうれん草
			ベタキサンチン	黄色	
			ベタニン	赤色	

第3章
植物性食品の調理
科学と栄養

❶ クロロフィル（葉緑素）

　ホウレンソウなどの緑色は、細胞内の葉緑体に含まれるクロロフィルによるものである。クロロフィルにはa（青緑色）とb（黄緑色）があり、約3：1の割合で含まれている。クロロフィルは、ポルフィリン環の中央にマグネシウムが入った構造で長い側鎖のフィトールが付いているため、水に溶解せず脂溶性である。

　緑黄色野菜を沸騰水中でゆでると鮮やかな緑色になる。これは、葉緑体に存在するクロロフィラーゼによってクロロフィルのフィトールがとれ、**クロロフィリド**（鮮緑色）に変化するためである。さらに酸性液中で加熱すると分子中にあるマグネシウムがとれ退色し**フェオフォルバイド**（褐色）となる。また、酸性液中で加熱すると分子中のマグネシウムがとれ退色し、**フェオフィチン**（黄褐色）となり、加熱を続けるとフィトールがとれ**フェオフォルバイド**（褐色）

79

となる。みそ（pH 5.0～5.3）やしょうゆ（pH 4.7～5.0）で調味すると変色するのはそのためである。緑黄色野菜をゆでる際に、少ないゆで汁でゆでたり、蓋をするとpHが下がりやすいためたっぷりの湯で蓋をせず有機酸を揮発させるのがコツである。ゆであがったら、酵素反応を止めるため冷水で急冷して高温状態が続かないようにする。さらに、食塩を約1％加えた湯でゆでるとナトリウムイオンの影響でフェオフィチンへの変化を抑えることができる。

重曹水などのアルカリ性液で加熱するとフィトールがとれ、**クロロフィリン**（鮮緑色）となる。山菜などを色よくゆでるために重曹が用いられるのはそのためである（図3-10）。

緑黄色野菜を汁物の椀種に用いる際は、変色を防ぎ見た目の美しさを保つため、椀種は汁と一緒に加熱せず椀に盛り、熱い汁を注ぐとよい。酢の物の変色を防ぐには、喫食直前に調味料を和えるとよい。

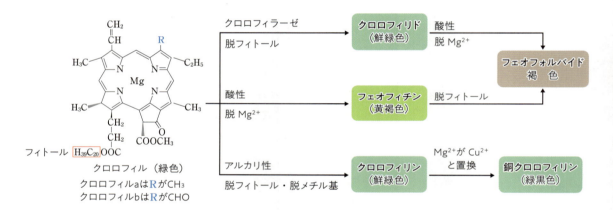

図3-10　クロロフィルの調理の変化

❷ カロテノイド

人参、かぼちゃ、トマトなどの赤色や黄色の色素はカロテノイド系色素である。緑黄色野菜の中には、クロロフィルと共に存在しているが、緑色の濃いものほどカロテノイドが多い。

トマトに含まれる**リコピン**は、β－カロテンよりも強い抗酸化作用がある[※1]。リコピンは皮に多く含まれ、組織内に安定して存在しているため、熱を加えてもほとんど減少しない。加熱処理したトマトジュースや、トマトペーストのリコピンは、吸収性が高いため、スープ・トマトソース・炒め物などに利用すると効率よく摂取することができる。

プロビタミンAの効力をもつのはβ－カロテン、α－カロテン、γ－カロテン、β－クリプトキサンチンなどである。その他のカロテノイドにおいても、体

> **POINT**
> 人参のビタミンAは、脂溶性なので水さらしで溶出しない。

＊1　リコピン
　血流改善、生活習慣病の予防と改善、肥満予防、美肌効果、視覚機能の改善などがあげられる。
　英語読みで「リコペン」、ドイツ語読みで「リコピン」。

内で抗酸化作用をもつことが知られている。カロテノイドは脂溶性の色素であり、人参などを油で炒めると赤い色素がとけでてくる。また、酸・アルカリ・熱に対して安定で、二重結合が多いために酸化されやすい。また、酸化酵素であるリポキシゲナーゼやペルオキシダーゼなどによって酸化分解されるため、低温保存するか、必要最低限の熱をかけてブランチングをしてから凍結させるとよい。

❸ フラボノイド

　広い意味で用いられる場合はアントシアニンやタンニンも含まれるが、狭義のフラボノイドという場合は、カリフラワーや玉ねぎなどの淡色野菜に含まれる無色〜淡黄色の水溶性色素である。糖と結合した配糖体で存在する場合は無色であり、酸性で白、アルカリ性では黄色に変化する。カリフラワーをゆでる際に食酢を入れると白く仕上がり、中華麺のようにかん水を使用すると黄色く縮れるのはこのためである。また、鉄やアルミニウムと錯塩をつくり、黄色や青緑色を呈する。

> **POINT**
> 玉ねぎを鉄製の包丁で切る場合は、放置によって変色する。

❹ アントシアニン

　いちご・黒豆・なすなどに含まれる水溶性の色素である。色調はpHによって変化し、酸性で赤色、アルカリ性で青色を呈する。赤じそは、梅から溶出した酸によって紫色のシソニンが赤色に変化する。紫キャベツや赤かぶを酢につけると同様に鮮やかな赤色になる。アントシアニンは、鉄やアルミニウム、マグネシウムなどの金属イオンと結合して錯塩（錯体）を作るため色が安定する。そのため、なすの漬物にミョウバン（硫酸アルミニウムカリウム）や鉄釘入れたり、黒豆を鉄鍋で煮ると色が保たれる。なすに含まれるナスニンは、揚げ物などのように高温で調理するときれいな色に仕上がる。

❺ ベタレイン

　ベタレインは大きくベタシアニンとベタキサンチンに分類され、ベタシアニン[*1]は赤紫色をベタキサンチンは黄色を呈する。ベタシアニンに約85％含まれるベタニンは、テーブルビートに含まれる赤色配糖体色素である。ベタニンの色はpH4から5で明るい青みがかった赤色を呈し、アルカリ性で黄茶色になる。また、ベタシアニンとベタキサンチンが混在することで赤色や橙色を呈する。

[*1] **ベタシアニン**
ウクライナが発祥のボルシチに使われているビーツなどの色素。

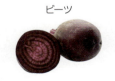

ビーツ

（4）酵素的褐変

　野菜や果実を切断し、放置すると褐変することがある。これは植物に含まれるポリフェノールが空気中の酸素に触れると同じ植物に含まれるポリフェノー

*1 ポリフェノールオキシダーゼ (PPO)
　種々の植物のPPO至適pHはpH 5.0〜7.0、至適温度は25〜40℃と報告されている。

> **POINT**
> 褐変を防ぐには
> ・水につける（酵素の遮断）
> ・食塩や食酢につける（酵素阻害剤の添加）
> ・加熱する（酵素の失活）
> ・レモン汁をふる（還元剤の添加）
> ・シロップに浸ける

ルオキシダーゼ（酸化酵素）*1によりに酸化反応が起こりキノン体を生成するためである。

　じゃがいもやりんごの切り口が空気に触れると褐変するのは、ポリフェノールオキシダーゼの1つであるチロシナーゼの働きによりメラニンが形成されるためである（図3-11）。

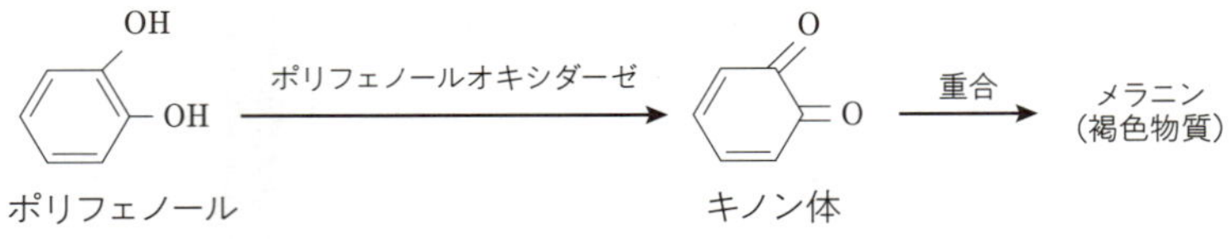

ポリフェノール　→（ポリフェノールオキシダーゼ）→　キノン体　→（重合）→　メラニン（褐色物質）

図3-11　酵素的褐変

　褐変は基質になる物質や、酵素の量や質などによって起こる割合が変わる。そのほかにもpH、温度、酵素濃度などが影響する。この褐変を防ぐために、基質、酵素、酸素のうちどれかを除けばよい。

3）野菜の栄養・調理
（1）無機質

　野菜に含まれているカルシウム・ナトリウム・カリウムの働きなどの無機質は、重要な栄養成分である。はくさい・もやし・ほうれんそう・キャベツを洗浄すると、マグネシウム・ナトリウム・カルシウムの溶出率が高く、とくにもやしは鉄・カリウムの溶出率が高い。図3-12にキャベツを水道水と食塩水に浸漬したときの無機質の溶出率を示す。

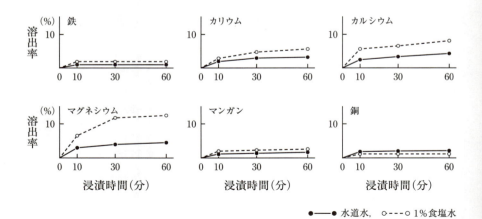

●——● 水道水,　○----○ 1％食塩水

図3-12　浸漬水へのキャベツの無機成分溶出率の変化

資料）畑明美，南光美子，「浸漬操作による野菜，果実中無機成分の溶出の変化」，調理科学，16巻，1号，1983 より

浸漬時間が長くなると、溶出率が増加する傾向にある。無機質の種類によって溶出率が異なり、とくに食塩水に浸漬した場合、マグネシウムの溶出率が高い。褐変防止やアク抜きに食塩水を使用する際には、浸漬時間を短くするとよい。

加熱調理によっても無機質は損失する。図3-13に加熱調理における無機質の残存率を示す。水でゆでる場合、時間経過とともに無機質の残存率が減少していく。電子レンジ加熱では水でゆでる場合よりも無機質残存率が高くなる。

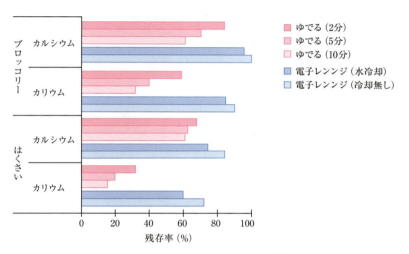

図3-13　加熱によるミネラルの溶出率

資料）南廣子, 鈴木妃佐子, 安部公子「調理操作による野菜中無機8元素含有量の変化」, 調理科学, 20巻, 1号, 1987より作成

（2）ビタミン

野菜は、ビタミンの供給源として重要な役割を担っており、大部分が水溶性であり洗浄・浸漬などの非加熱調理やゆでる・煮るなどの加熱調理によって溶出する。

ビタミンCは、切る・おろす・浸漬などの調理操作によって損失がみられる。人参・きゅうり・キャベツなどの野菜は、ビタミンCを酸化する酵素（アスコルビナーゼ）を含んでいる。そのため、もみじおろしのように、大根と人参を一緒にすりおろすとビタミンCは酸化され効力を失う。しかし、この酵素は食酢や食塩によって活性が抑制されるため紅白なますを作る際には、大根と人参を別々に塩もみしてから混ぜ合わせると、ビタミンCの損失が少ない。

にんにくではアリイナーゼ*1の作用で強力な香気成分であるアリシンが生成される。わさび・大根・キャベツなどの野菜は、細胞が破壊されることで不揮発性のグルコシノレートにミロシナーゼ*2が作用し、香気成分や辛み成分と

> **POINT**
> 米糠を使って乳酸菌発酵させたものが糠床である。これに野菜などを漬け込むと米糠由来のビタミンB_1が食材へ移行するためビタミンB_1が増す。

*1　アリイナーゼ
にんにくの主要成分アリインは、刻んだりつぶしたりすることで酵素アリイナーゼによってアリシンに変化する。強い殺菌作用をもつ。ビタミンB_1と結合して疲労回復を高める。

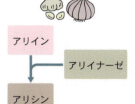

*2　ミロシナーゼ
すりおろした大根などの辛みを生成する酵素。

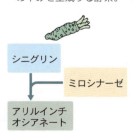

してイソチオシアネートが遊離する。大根おろしはイソチオシアネートの少ない部位である上部をすりおろすと辛みを抑えることができる。粉辛子は辛みを強めるために温水で練るとよい。

　脂溶性のビタミン A は比較的熱に強いため、調理による損失が少ない。例えば、ほうれん草はゆでるより炒めたほうが損失は少なく、人参はゆでてもほとんど変化しない（図 3-14）。加熱調理を行うとビタミン類は、溶出または損失するが、緑黄色野菜に多く含まれる β-カロテンは脂溶性であるため油脂類と一緒に調理をすると油脂に取り込まれ消化吸収されやすくなる。脂溶性ビタミンと油脂類を組み合わせた加熱調理は、栄養の吸収をよくするための効率の良い調理操作である。

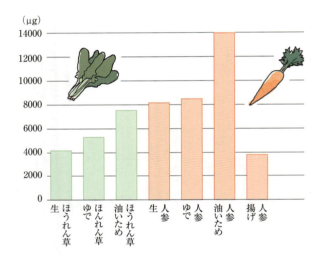

図3-14　野菜のβ-カロテン当量

資料）文部科学省「日本食品標準成分表 2020 年版（八訂）」より作成

　野菜に含まれるポリフェノール類やファイトケミカル[*1]は、加熱調理により溶出されやすいため、スープ類や煮込み料理を汁ごと摂取すると煮汁に溶出した栄養素を摂取できる。

（3）野菜の軟化と硬化

　ペクチン質は、細胞壁間に存在し細胞同士を接着しているため組織に適度な硬さや弾性を与え、野菜の水分を保っている。野菜は一般に組織が硬いため加熱調理をして組織を軟らかくしたり、不味成分を除いたりする。野菜のテクスチャーは料理のおいしさに影響するため、適切な加熱温度や時間を把握する必要がある。野菜の加熱調理では**軟化**と**硬化**[*2]が同時に起こり、野菜の硬さが決まる（表 3-13）。高温（90～100℃）加熱による軟化が起こるのは、ペクチン

*1　ファイトケミカル
　植物が紫外線や昆虫などの、植物にとって有害なものから体を守るために作りだされた色素や香り・辛味・ネバネバなどの成分。ファイトケミカルは必須栄養素ではないが、体に良い作用をするため、健康を維持するためには摂取したい重要な成分。

*2　軟化と硬化
　高温域（90～100℃）では主に軟化、低温域（50～60℃）では主に硬化が起きていると考えられている。

が分解して低分子となり、可溶化し、細胞間の接着力が弱まるためである。

表3-13 野菜の軟化と硬化

野菜の仕上がり状態	加熱温度（℃）	pH	
β-脱離による軟化	90～100	5以上	中性またはアルカリ性
歯切れがよい		4付近	弱酸性
加水分解による軟化		3以下	酸性
ペクチン質の不溶化による硬化	50～60	水道水（5.8～8.6）	中性またはアルカリ性

　野菜をpH5以上の中性またはアルカリ性で加熱すると、β-脱離（トランスエリミネーション）により分解される*1。β-脱離は、ペクチンのメチルエステル化した部分でのみ起こるため、エステル化度の高い野菜ほど加熱により軟化しやすい。アルカリ性でβ-脱離が起こりやすいため、重曹水で野菜を加熱すると水で加熱するよりも軟らかく仕上がる。わらびなどの山菜は、灰をまぶして熱湯をかけたり、重曹水溶液でゆでたりすることでアクを抜くとともに軟化を促す。しかし、青菜類では軟化しすぎてテクスチャーが好まれないため注意する。また、pH3以下の酸性では、加水分解し、pH4付近の弱酸性ではβ-脱離や加水分解が起こりにくいため、ごぼうやれんこんをゆでる際に食酢を加えるとシャキシャキとした歯切れのよい仕上がりとなる（図3-15）。

*1 β-脱離と加水分解
　ペクチンのグリコシド結合が切れる場所で、β-脱離や加水分解がおこり軟化する。
　pH5以上：β-脱離
　pH3以下：加水分解

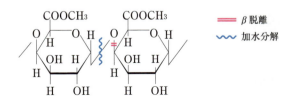

図3-15　ペクチンの構造

　低温（50～60℃）加熱では主に硬化が起こる。細胞壁の酵素（ペクチンエステラーゼ）が活性化され、ペクチンのメチルエステル化したカルボキシル基が脱エステル化され、カルシウムやマグネシウムなどの二価の金属イオンと結合して架橋構造をつくり、ペクチン質が不溶化することが硬化の一因である。硬化した野菜は100℃の再加熱でも軟化しにくい。さらに、煮汁中のミネラルも野菜の軟化に影響する。ナトリウムイオンやカリウムイオンはペクチンの溶出を促進するため軟化しやすくする。カルシウムイオンやアルミニウムイオンはペクチンの溶出を抑制するため、牛乳で煮ると水煮より硬くなり、ミョウバンを加えることで煮崩れしにくくなる。

7 果実類の特性

1) 果実の種類

果実類には、仁果類・かんきつ類・核果類・小果類・熱帯果実類などがあり、果菜類も含まれる。りんご・もも・みかんなどのように樹木に実る果実類と、種をまいて収穫するいちご・すいか・メロンなどの果菜類がある。熱帯果実類はトロピカルフルーツとも呼ばれる。

2) 果実の成分・栄養

果実は、水分（80〜90％）、糖類（約10％）、ビタミン（ビタミンC）、無機質（カリウム）を含んでいる。その他、クエン酸などの有機酸や食物繊維も含んでいる。りんご・なしなどの糖類は果糖、ももやあんずなどはブドウ糖を多く含む。生のパイナップル（ブロメライン）・パパイヤ（パパイン）・キウイフルーツ（アクチニジン）などには、たんぱく質分解酵素（プロテアーゼ）が含まれているため肉類を軟らかくする。ゼラチン[*1]を使ったゼリーにこれらの果実を用いる場合、凝固が阻害されるため加熱して用いるとよい。

未熟な果実は、クロロフィルが多く緑色を呈するが、熟していくうちにクロロフィルが減少する。カロテノイド・アントシアン・フラボノイドなどの色素が生成され、それぞれ果実特有の色合いを呈するようになる。成熟から追熟[*2]の段階で、果実自体からエチレンガスが発生し、呼吸量が増える。これにより、有機酸の減少・クロロフィルの分解・香気成分の生成・果肉の軟化が進む。

3) 果実の調理
（1）生 食

果実が生食されるのは、適度な酸味と甘み、特有のテクスチャー[*3]などによるおいしさのためである。甘みの成分である果糖には、α型とβ型があり、β型はα型より3倍甘い[*4]。また、低温ではβ型が増えて甘くなるので、果実は食べる前に冷蔵庫で冷やして食べるとよい。熱帯果実類は低温で貯蔵すると低温障害[*5]を起こし、果皮が褐変し追熟しなくなる。

果実は、エステル類・アルコール類・アルデヒド類など特有の芳香をもつ。柑橘類の果皮にはリモネンが含まれており、臭み消し・薬味・吸い口[*6]などに用いられる。渋柿には水溶性のタンニン（シブオール）が含まれているため、渋み[*7]を感じる。柑橘類の果皮に含まれる苦味成分はナリンギンである。

[*1] ゼラチン
動物の骨や皮に含まれるコラーゲンが原料で主成分がたんぱく質（p.128参照）。

[*2] 追熟
収穫後にエチレンガスを放出し追熟する果実をクライテリック型果実という（りんご、バナナ、もも、メロンなど）。
エチレンの放出が少ない果実を非クライテリック型果実といい、かんきつ類、ぶどう、ブルーベリーなどがある。

[*3] 日本なしのテクスチャー
ざらざらとした独特の食感は石細胞によるものであり、リグナンとペントサンからなる細胞壁が厚くなったものである。

[*4] 果糖の甘み
p.7参照

[*5] 低温障害
p.30参照

[*6] 吸い口
吸い物や椀物に添える香りの良いもの（ゆず・木の芽・三つ葉など）。

[*7] 渋み（脱渋）
タンニンを不溶化し、渋みを感じられなくするために、アルコールや炭酸ガスなどを添加する。

（2）加熱調理

　果実を加熱したものにジャム・マーマレード・コンポート・ゼリーなどがある。果実にはペクチン質が含まれているため、例えばジャムの場合、砂糖を加えて加熱することで酸味が和らぎ、テクスチャーが変化し、果実の風味も感じられるようになる（表3-14）。

表3-14　ペクチン質の特徴とゲル化

種類	熟成	硬さ	溶解性	特徴		
プロトペクチン	未熟	硬	不溶	セルロースなどと結合して存在		
ペクチニン酸（ペクチン）	成熟	普通	水溶	プロトペクチンが酵素により分解されたもの	高メトキシペクチン	酸と糖で加熱するとゲル化する
					低メトキシペクチン	Ca^{2+}、その他の金属イオンの存在でゲル化
ペクチン酸	過熟	軟	1％程度のみ水溶	ペクチンメチルエステラーゼによりメトキシ基がすべてカルボキシ基になったもの	ゲル化しにくい	

　ペクチンの分子構造はガラクツロン酸が連なった構造をしている（図3-16）。カルボキシル基（-COOH）の一部がメチルエステル化されてメトキシ基（-OCH₃）がついたものをペクチンまたはペクチニン酸という。メチルエステル化していないものをペクチン酸という。ペクチンの主成分であるガラクツロン酸のうちどの程度がメチルエステル化されているのか割合を示したのがエステル化度である。カルボキシル基が全てメチルエステル化されると16.32％のメトキシ基を含むことになるが、メチルエステル化されている割合が7％以上のものを**高メトキシ（HM）ペクチン**、7％未満のものを**低メトキシ（LM）ペクチン**という。

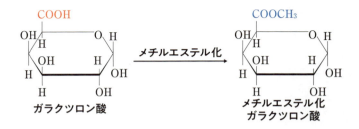

図3-16　ペクチンの分子構造

　果実が成熟する過程でプロトペクチン（不溶性ペクチン）は、酵素により分解され、ペクチニン酸（ペクチン）となり、さらに加熱により酵素作用が進んでペクチン酸となる。果実の成熟度や種類によってペクチン含量や性質が異な

り、プロトペクチンやペクチン酸はゲル化能が低下する。そのため、ジャムには適熟状態の果実を用いるのがよい。HMペクチンは酸と糖の存在によりゲル化するが、最もゲル化しやすいのはHMペクチン濃度が約1％、糖濃度60〜65％、pH 2.8〜3.2であり、これらの含有量は果実により異なるため、不足分は補わなければならない（図3-17）。

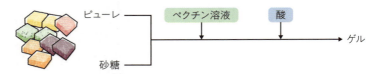

図3-17　ペクチンを利用したゼリー

　LMペクチンは、カルシウムやマグネシウムなどの二価の金属イオンが存在すればゲル化し、糖に依存しないため、低糖度のジャムを製造するときに使用される（図3-18）。

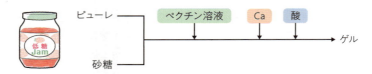

図3-18　リン酸カルシウムを使用したジャム

8　きのこ類の特性

1）きのこの種類

　きのこはカビの仲間で、胞子を生産する子実体が大型化したものをいう。食用として利用されるきのこは、人工栽培と天然ものとがある。人工栽培には、しいたけ・しろたもぎたけ（通称ぶなしめじ）・えのき・まいたけ・エリンギ・きくらげ・なめこ・マッシュルームなどがある。まつたけ[*1]は栽培法が確立されていないため、すべてが天然ものである。

2）きのこの成分・栄養

　きのこに含まれる栄養成分は種類によって違いはあるが、90％が水分で脂質はゼロに等しいため、低カロリーな食品である。また、食物繊維やビタミンD[*2]・B群（B_1・B_2・葉酸）、カリウム、リンが豊富に含まれる（表3-15）。

[*1] まつたけ
　「香りまつたけ味しめじ」という言葉のように、まつたけは香りが珍重される。その香りを生かした代表的なものが土瓶蒸しである。

[*2] ビタミンD
　プロビタミンDであるエルゴステロールを多く含み、紫外線に当たるとビタミンD_2に変わる。

表3-15 きのこの成分（可食部100g当たり）

食品名	エネルギー(kcal)	食物繊維総量(g)	ビタミンD(μg)	α-トコフェロール(mg)	ビタミンB₁(mg)	ビタミンB₂(mg)	葉酸(μg)
生しいたけ（菌床栽培）	25	4.9	0.3	0.0	0.13	0.21	49
乾しいたけ（干し）	258	46.7	17.0	0.0	0.48	1.74	270
ぶなしめじ	26	3.0	0.5	0.0	0.15	0.17	29
えのきたけ	34	3.9	0.9	0.0	0.24	0.17	75
まいたけ	22	3.5	4.9	(0.0)	0.09	0.19	53
エリンギ	31	3.4	1.2	0.0	0.11	0.22	65
きくらげ（乾）	216	57.4	85.0	0.0	0.19	0.87	87
しろきくらげ（乾）	170	68.7	15.0	(0.0)	0.12	0.70	76
マッシュルーム（生）	15	2.0	0.3	0.0	0.06	0.29	28

資料）文部科学省「日本食品標準成分表2020年版（八訂）」より作成

3）きのこの調理

　食用きのこには多くの種類があり、風味や食感は様々であるが、非加熱操作で食べることはほとんどない。それぞれのきのこの特徴を知り、特性を活かすことが重要である（表3-16）。

表3-16 きのこの種類と特徴

種類	特徴と調理特性
しいたけ	・肉厚の冬菇（どんこ）と肉薄の香信（こうしん）とに大別される ・栽培法には、原木栽培*¹と菌床栽培*²がある ・香気成分のレンチオニンを含む ・血中コレステロール低下作用を有するエリタデニンを含む ・抗腫瘍作用を有するレンチナンを含む ・干ししいたけは水に戻すと4倍になる
まつたけ	・香気成分の桂皮酸メチルやマツタケオールを含む
えのきたけ	・溶血作用があるため加熱して食す
まいたけ	・抗腫瘍作用を有するβ-1,6-グルカンを含む ・生はたんぱく質分解酵素を含むため、茶碗蒸しなどに入れると固まらない（加熱処理後に加える）
しめじ	・ほんしめじ、ぶなしめじ、ひらたけなどがある ・グルタミン酸やアスパラギン酸などのうま味成分を多く含む
えりんぎ	・糖の一種であるトレハロースを含む ・歯ごたえがある
なめこ	・粘性物質は、ペクチンや糖たんぱく質 ・みそ汁やおろし和えなどに用いる

*1　原木栽培
　ならの原木にしいたけ菌を植えつけ、栽培したもの。肉質はしまり、香りと風味が強い。

*2　菌床栽培
　おがくずにふすまなどを混ぜたものにしいたけ菌を植えつけ、発生させる。肉質は軟らかく、香りや風味は少ない。

表3-16のつづき

種類	特徴と調理特性
きくらげ	・生きくらげや白きくらげもある ・乾燥きくらげは 水に戻すと7倍になる
マッシュルーム	・ホワイト種とブラウン種がある

9 藻類の特性

1) 藻類の種類

　藻類は、海藻類（海産）と淡水藻類（淡水産）に分類される。海藻類は色調によって緑藻類（緑色）、褐藻類（褐色）、紅藻類（紅色）があり、淡水藻類は食用となる藍藻類がある（表3-17）。

表3-17　藻類の種類とその特徴

分　類		含有色素	種　類	特　徴
海藻類	緑藻類	クロロフィル（緑） カロテノイド	あおのり あおさ	・あおさは加工によりフレーク状，あおのりは粉状である
	褐藻類	フコキサンチン（赤） クロロフィル カロテノイド	昆布	・糖質ではアルギン酸を多く含む ・干し昆布表面の白い粉の主成分はマンニトールであり，甘味やうま味を有する ・うま味成分のグルタミン酸が多い
			わかめ	・灰干しわかめは，灰のアルカリ成分により褐色から鮮やかな緑色に変化したものである ・乾燥わかめを水に戻すと重量は10～12倍になる
			ひじき	・乾燥すると，タンニン様物質が酸化し黒色を呈する ・乾燥品を水に戻すと5～10倍になる
			もずく	・ぬるぬるとした粘りがあり，アルギン酸やフコイダンを多く含む
	紅藻類	フィコエリスリン（紅） フィコシアニン（青） クロロフィル カロテノイド	てんぐさ とさかのり あまのり	・ガラクトースやアガロース，アガロペクチンが多い ・てんぐさは，ところてんの原料になる ・あまのりは，焼きのりなどの原料になる
淡水藻類	藍藻類	フィコシアニン クロロフィル カロテノイド	水前寺のり	・熊本県の水前寺地区で発見された淡水産藍藻類の一種である

2) 藻類の成分・栄養

　藻類は、ほとんどが乾燥品として流通している。生の場合は水分が90％前後であるが、乾燥品の場合3～15％である。含有量が最も多いのは炭水化物であるが、そのほとんどは難消化性多糖類であり、ゆでても甘味はないが食物繊維として整腸作用が期待できる。また、カルシウムや鉄、ヨウ素などが豊富に含まれることからミネラル供給源としても有用である。ビタミン類では、β-カロテンやビタミンB群などを含む（表3-18）。昆布やわかめには、粘性物質であるフコイダンやアルギン酸が含まれる。

> **POINT**
> 灰干しわかめとは、新鮮なわかめに草木灰をまぶしたのち天日干ししたわかめ。素干しわかめに比べ、色・香り・歯ごたえが良いのが特徴。

表3-18　藻類の成分（可食部100g当たり）

食品名	食物繊維総量(g)	カルシウム(mg)	鉄(mg)	ヨウ素(μg)	β-カロテン(μg)	ビタミンB₁(mg)	ビタミンB₂(mg)	ビタミンC(mg)
まこんぶ（素干し，乾）	32.1	780	3.2	200,000	1,600	0.26	0.31	29
まこんぶ（素干し，水煮）	8.7	200	0.7	19,000	360	0.03	0.03	1
乾燥わかめ（素干し）	32.7	780	2.6	―	7,700	0.39	0.83	27
乾燥わかめ（素干し，水戻し）	5.8	130	0.5	1,900	1,200	0.05	0.08	3
ほしひじき（ステンレス，釜乾）	51.8	1,000	6.2	45,000	4,400	0.09	0.42	0
ほしひじき（ステンレス，釜ゆで）	3.7	96	0.3	960	330	Tr	0.00	0
てんぐさ（素干し）	47.3	230	6.0	―	130	0.08	0.83	Tr
あまのり（焼きのり）	36.0	280	11.0	2,100	25,000	0.69	2.33	210

資料）文部科学省「日本食品標準成分表2020年版（八訂）」より作成

3) 藻類の調理

　藻類は、和食にとって欠かせない食材であり、古くから出汁や汁物、煮物など様々な料理に使われている。ほとんどが乾燥品であるため、水に戻してから使用する。また、褐藻類や紅藻類は、加熱により色調が変化する特性をもつ。例えば、褐藻類のわかめは、海に生息しているとき褐色であるが、加熱（湯通し）するとフコキサンチンがたんぱく質から離れ橙黄色となり、クロロフィルの緑と合わさり鮮やかな緑色になる（図3-19）。

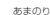
あまのり

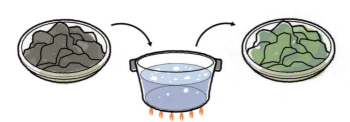

図3-19　わかめの色調の変化

第3章　植物性食品の調理科学と栄養

　　　　　紅藻類のあまのりは、加熱するとフィコエリスリンが減少するが、クロロフィ
ルやフィコシアニンは変わらないため、緑がかった色に変わる。昆布を煮る
際に酢（有機酸）を加えて煮ると、アルギン酸が融解するため、軟らかく煮る
ことができる。これはアルギン酸の変化に由来する。一方、乾燥わかめを水戻
し後、5％酢酸液に15分浸漬すると、不溶性のアルギン酸が増加するため、硬
化すると考えられている。

試験対策：チェックしてみよう！

- ☐ もち米の飯は、うるち米の飯よりもでんぷんの老化が遅い。
- ☐ うるち米の加水量は米重量の1.5倍、もち米の加水量は1倍が目安である。
- ☐ うるち米の炊き上がり重量は米重量の2.1〜2.3倍が目安である。
- ☐ 米の加水量は米重量の1.5倍、容量の1.2倍が目安である。
- ☐ 洗米により米重量の約10％の水が吸水されるため、これも加水量に含む。
- ☐ うるち米飯は、もち米飯よりも水分が多い。
- ☐ 食塩の添加は米の吸水を抑制するため、味つけ飯を炊くときは、浸漬後、加熱直前に加える。
- ☐ ピラフは、生米を炒めてから炊く。
- ☐ 粥のうち全粥と五分粥では、全粥の方が米の割合が多い。
- ☐ すし飯は、加水量をすし酢の分だけ少なくして炊く。
- ☐ もち米の炊き上がり重量は米重量の1.6〜1.9倍である。
- ☐ もち米の調理は、「炊く」よりも「蒸す」が適している。
- ☐ もち米を蒸す場合は、不足する水分を振り水で補う。
- ☐ 上新粉は熱水、白玉粉は冷水を用いてこねる。
- ☐ 薄力粉は、菓子や天ぷらなどに使われる。
- ☐ 小麦粉に対し、加水量50〜60％の水を加え手でまとめられるかたさの生地をドウという。
- ☐ ドウをねかすと、生地が伸びやすくなる。
- ☐ うどんの生地に食塩を加えると、粘弾性が増す。
- ☐ まんじゅうの皮や蒸しパンに重曹を用いると、生地が黄色く仕上がる。
- ☐ シューの膨化は、水蒸気の圧力によるものである。
- ☐ ホワイトルーは、ブラウンルーより加熱温度が低い。
- ☐ ルーの炒め温度は、高いほうがソースの粘度は低くなる。
- ☐ でんぷんのデキストリン化は、でんぷん糊液の粘度を低下させる。
- ☐ じゃがいもの加熱後のビタミンC残存率は、水煮より電子レンジの方が高い。
- ☐ マッシュポテトは、熱いうちにつぶすと細胞分離がしやすいためつぶしやすい。
- ☐ じゃがいものソラニンは、通常の調理加熱では無毒化されない。
- ☐ フライドポテトは、アクリルアミドの生成を抑制するために揚げる温度を低くする。
- ☐ じゃがいもは、65℃付近で長時間加熱するとペクチンが硬化して軟らかくなりにくくなる。
- ☐ 加熱後にさつまいもの甘味が増加するのは、マルトースが生成されるからである。

□ さつまいもの調理後の重量は、蒸し加熱より焼き加熱の方が少ない。

□ さつまいもは、65 ℃付近の緩慢加熱によりβ−アミラーゼがはたらくため、でんぷんが分解されて甘味が増す。

□ さつまいものきんとんを色よく仕上げるためには、皮を厚くむき、水に浸ける。

□ さといものぬめりは、食塩、食酢、ミョウバンを加えた水でゆでると除去できる。

□ さといもは、ぬめりをとると調味料が浸透しやすくなる。

□ かるかんは、やまいもの起泡性を利用したものである。

□ 煮豆を作るとき、新しい豆は古い豆より短時間で軟らかくなる。

□ 大豆の煮豆では、食塩を添加すると豆の吸水と軟化を促進する。

□ 大豆を煮る時は、アクの成分である泡（サポニン）が生じるため、吹きこぼれやすくなる。

□ 小豆は大豆のように吸水しないため、浸漬せずに加熱することが多い。

□ 小豆のようなでんぷんの多い豆は、あんに適する。

□ 豆腐は、長時間加熱すると口当たりが悪くなる。

□ ほうれんそうは、長時間ゆでると黄褐色になる。

□ 人参の色素「β−カロテン」は、熱や酸に対して安定で色の変化は起こらない。

□ 人参のビタミンAは、水さらしで溶出しない。

□ 野菜のカロテンは、油炒めにより消化管からの吸収が良くなる。

□ 赤かぶは、食酢に浸けると赤色になる。

□ 食酢は、赤じそを加えた梅干しを発色させる。

□ 赤じそジュースの赤色を鮮やかにするために、クエン酸を添加する。

□ カリフラワーに含まれるフラボノイド色素は、酸性で白色、アルカリ性で黄色を呈する。

□ こまつなやブロッコリーなどのカリウムは、ゆでる操作で溶出する。

□ だいこんのビタミンCは、にんじんとのもみじおろしで酸化が促進される。

□ きゅうりをぬかみそ漬けにすると、ビタミンB₁は増加する。

□ 食品を40 ℃で保温すると酵素活性が活発となり褐変が進む。

□ 野菜を十分に軟化させるためには、90 ℃以上で加熱する。

□ フルクトースを多く含む果物は、甘味を増すために冷やす。

□ ジャムは、防腐効果を高めるために砂糖濃度を高くする。

□ マッシュルームの切り口は、長時間放置すると黒色になる。

□ 生わかめは、湯通で鮮やかな緑色になる。

□ 灰干しわかめは、素干しわかめより水戻し後に硬くなる。

□ 昆布は、食酢を加えて煮ると水煮より軟らかくなる。

□ 昆布を煮るとき、煮汁に酢を加えると軟化が促進される。

□ 乾燥のりは火であぶると、熱に不安定な赤色色素であるフィコエリスリンが分解されるため赤色が薄くなり、青緑色となる。

第4章

動物性食品の調理科学と栄養

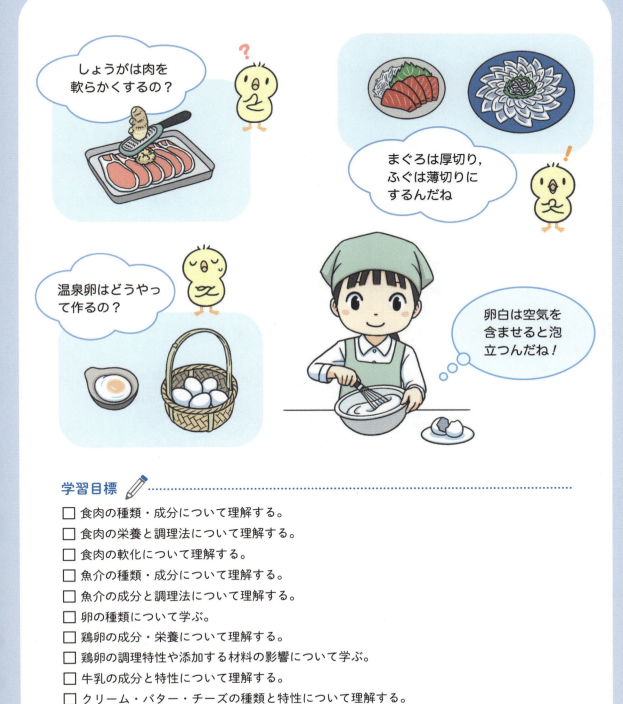

学習目標 ✏️
☐ 食肉の種類・成分について理解する。
☐ 食肉の栄養と調理法について理解する。
☐ 食肉の軟化について理解する。
☐ 魚介の種類・成分について理解する。
☐ 魚介の成分と調理法について理解する。
☐ 卵の種類について学ぶ。
☐ 鶏卵の成分・栄養について理解する。
☐ 鶏卵の調理特性や添加する材料の影響について学ぶ。
☐ 牛乳の成分と特性について理解する。
☐ クリーム・バター・チーズの種類と特性について理解する。

第4章 動物性食品の調理科学と栄養

1 食肉類の特性

1) 食肉の種類

食肉とは食用に供される獣鳥類の肉のことで、牛肉・豚肉・鶏肉の他、馬肉・ラム（マトン）・イノシシ肉・カモ肉などがある。消費量が最も多いのは鶏肉で、次いで豚肉である。

2) 食肉の成分

食肉の成分組成は、水分が50～70％、たんぱく質20％、脂質2～30％で、炭水化物はわずかであり、動物の種類・飼育環境・部位などによって異なる。

（1）組　織

食肉の組織は、筋細胞（筋線維）・結合組織・脂肪組織から構成されている。筋細胞は、骨格筋の基本単位となる直径10～100 μmの細長い細胞である。筋細胞の内部は、図4-1に示すように、数百から数千本の筋原線維[*1]と筋形質（筋漿）で満たされている。これらを包んでいるのが筋鞘である。筋細胞はさらに筋内膜で覆われ、これが内筋周膜によって50～150本ずつ束ねられて筋線維束を形成している。さらに、この筋線維束が外筋周膜によって数十本ずつ束ねられている。筋肉全体を包む膜が筋外膜である。

*1　筋原線維
　太いミオシンフィラメントと細いアクチンフィラメントが存在し横紋になっている。

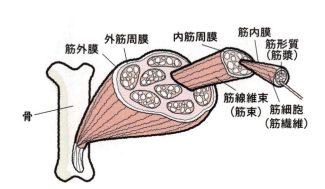

図4-1　食肉の構造

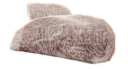

霜降り肉

結合組織は、筋肉や筋細胞を維持する膜と腱などで、一般的にスジといわれる繊維状の組織である。主要たんぱく質はコラーゲンとエラスチンで、多く含むと肉質が硬くなる。脂肪交雑（さし）が多い霜降り肉は筋周膜に脂肪細胞が増殖した組織で、加熱すると軟らかく滑らかな食感となる。

（2）たんぱく質

食肉のたんぱく質は、約50％を占める筋原線維たんぱく質、20〜25％の筋形質（筋漿）たんぱく質、15〜30％の肉基質たんぱく質に分類される（表4-1）。

表4-1　食肉たんぱく質の種類と特徴

分　類	種　類	凝固温度	特　徴
筋原線維たんぱく質	アクチン，ミオシン，トロポミオシン	約45℃で収縮	• 水に不溶である • 食塩水，希酸溶液，希アルカリ溶液に可溶である • 筋肉の収縮と弛緩に関与する
筋形質（筋漿）たんぱく質	ミオグロビン，ヘモグロビン，グロブリンなど	約65℃で豆腐状	• 筋原線維間の細胞質に存在する • 水，食塩水，希酸溶液，希アルカリ溶液に可溶する • 肉の色に関与する • 解糖系の酵素である
肉基質たんぱく質	コラーゲン，エラスチン	60〜65℃でゴム状	• 結合組織に存在する • 水，食塩水，希酸，希アルカリ溶液に不溶である • 量が多ければ肉質に関与する • 長時間の加熱でゼラチン化する

（3）脂　質

食肉中の脂質は、動物の種類・食肉の部位によって脂肪酸の組織や融点が異なる（表4-2）。植物性油脂や魚介類に比べて飽和脂肪酸[*1]の割合が多いので、融点が高く常温（20〜25℃）では固体である。

> **＊1　飽和脂肪酸**
> 炭素と炭素の間に二重結合がない脂肪酸（例：パルミチン酸など）を飽和脂肪酸、二重結合がある脂肪酸を不飽和脂肪酸という。

表4-2　食肉の脂質の特徴

種　類	融点℃	特　徴
牛　脂	40〜50	• パルミチン酸やステアリン酸などの飽和脂肪酸が多い • 融点が口中の温度より高いため，口当たりがわるい
豚　脂	33〜46	• 融点が口中の温度より低いものから高いものまで幅がある • 冷めて食するときは脂肪の少ない部位を選ぶとよい
鶏　脂	30〜32	• オレイン酸，リノール酸などの不飽和脂肪酸が多い • 融点が口中の温度よりも低いため冷めてもおいしい

3）食肉の栄養

食肉は良質のたんぱく質を多く含み、必須アミノ酸の一種であるトリプトファン[*2]が多い。牛肉に多く含まれるカルニチン[*3]は、脂肪が燃焼してエネルギーを作り出すときの重要な物質である。鶏肉にはカルノシンやアンセリンが多く含まれており、これらのペプチドには抗酸化作用や運動機能向上の効果も明らかになっている。

> **＊2　トリプトファン**
> 脳機能の向上や精神安定に重要となるセロトニンの原料。

> **＊3　カルニチン**
> リシンとメチオニンを出発材料とし肝臓で生合成される遊離アミノ酸。

第4章　動物性食品の調理科学と栄養

*1　ヘム鉄・非ヘム鉄
ヘム鉄（Fe^{2+}）は動物性食品に多く、非ヘム鉄（Fe^{3+}）は植物性食品に多い。ヘム鉄の吸収割合は非ヘム鉄の約5倍である。

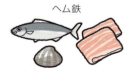
ヘム鉄

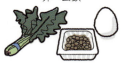
非ヘム鉄

筋形質（筋漿）たんぱく質である**ミオグロビン**は、赤色を呈する色素たんぱく質であり、牛肉に多く含まれている。その構造の中にヘム鉄をもっており、ヘム鉄は植物性食品の非ヘム鉄に比べて吸収率が高いのが特長である[*1]。レバー（肝臓）にはヘム鉄が多く含まれるので、貧血予防の食品として利用するとよい。また、レバーはビタミンAを豊富に含んでいるので、目や皮膚の粘膜を健康に保ち、免疫機能にも関わっている。肉基質たんぱく質であるコラーゲンは、体内において細胞や骨の再生に不可欠の成分であり、加熱調理を行うことで効率よく摂取することができる。

食肉の特徴としては牛や豚のヒレ肉は、脂肪が少なく非常に軟らかいのでステーキなどに適する（図4-2）。豚肉に多く含まれるビタミンB_1は、糖からエネルギーをつくるときに必要であるため、効率よく摂取するとよい。鶏肉のササミやムネ肉は脂肪が少なく、淡白である。

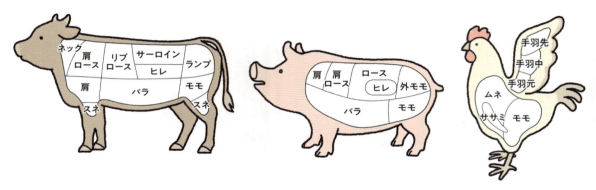

図4-2　肉の部位

POINT 食肉の部位と脂質の割合 100gあたりの脂質割合（％）	
鶏肉ムネ	5.9
鶏肉モモ	14.2
鶏肉ササミ	0.8
豚肉バラ	35.4
豚肉ヒレ	3.7
牛肉肩ロース	26.4
牛肉サーロイン	27.9
牛肉ヒレ	11.3

4）食肉の調理

（1）食肉の熟成

と殺後、時間の経過とともに筋肉が硬直することを**死後硬直**という。硬直は一定時間を過ぎると、酵素の作用で次第に軟化する（解硬）。解硬とともに呈味成分であるペプチド・遊離アミノ酸・イノシン酸（IMP）が生成されてpHが上昇し、風味や保水性が増す。この現象を食肉の**熟成**という。温度が高ければ早く熟成するが、微生物の繁殖を避けるため低温（2～4℃）で長時間熟成させる。熟成期間（2℃の場合）は、牛肉10～15日、豚肉4～6日、鶏肉で半日～1日程度である。また、若齢で水分の多い肉は熟成期間が短く、肥育の進んだ脂肪の多い肉では長くなる。

（2）食肉の加熱による変化

❶ 色の変化

　食肉の色は、筋肉組織のミオグロビン（90％）と血色素のヘモグロビン（10％）である。食肉の変色は、ヘム部分の鉄の酸化状態の変化と、たんぱく質グロブリンの熱変性によって生じる。と殺直後の肉は、還元型のミオグロビン（Fe^{2+}）のため暗赤色であるが、空気中の酸素に触れると、Fe^{2+}がFe^{3+}になり、褐赤色のメトミオグロビン（Fe^{3+}）に変化する（図4-3）。さらに酸化が進むと緑色のコールミオグロビンになる。また、肉を加熱すると灰褐色のメトミオクロモーゲン（Fe^{3+}）になる。ハムやソーセージの色は、発色剤の添加により、赤色のニトロソミオグロビン（Fe^{2+}）となる。さらに加熱すると、桃赤色のニトロソミオクロモーゲン（Fe^{2+}）に変色する。

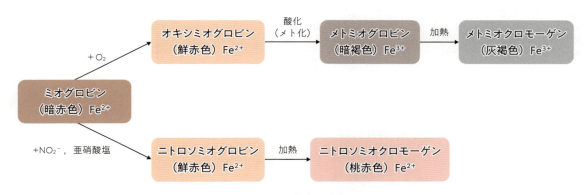

図4-3　食肉の変色

❷ テクスチャーの変化

　表4-1に示したように、食肉の筋原線維たんぱく質は、加熱により約45℃で収縮する。筋形質たんぱく質は、生ではゾル状であるが、約65℃から豆腐状に凝固する。そのため肉を加熱すると、たんぱく質が収縮し保水性が低下して肉質は硬くなる。結合組織を構成する肉基質たんぱく質のコラーゲンは、60～65℃になると収縮を起こしゴム状となり、75～85℃で軟化し始める（ゼラチン化*1）。例えばおでんのスジ肉のように水中で長時間加熱すると、ゼラチン化して軟らかくなる。肉基質たんぱく質の割合が少ない肉は、ステーキのように短時間で加熱する調理に適し、多い肉は煮込み調理に適している。

*1　ゼラチン化
コラーゲン分子
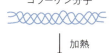
↓加熱
ゼラチン分子
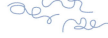

❸ 風味の変化

　肉を加熱したとき発生する香りは、アミノ酸・糖類などが分解したり、アミノカルボニル反応により生じたものである。また、脂肪や微量成分の分解・酸化などによるものもある。

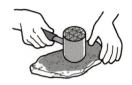

（3）食肉の軟化方法

❶ 物理的方法

硬い肉を軟らかくするには、① 繊維と直角に切る、② 結合組織（スジ）に切り込みをいれる、③ 肉たたきを利用して筋線維をほぐす、④ 筋線維を細かく刻んでひき肉にする、などの方法がある。

❷ 調味料の利用

肉たんぱく質の等電点[*1]（pH 5.5～6.0）では、保水性が低いため肉質は硬い。酸性またはアルカリ性にして、等電点から遠ざけると保水性が向上する。食酢（約 pH 2.7）・清酒（pH 4.2～4.7）・ワイン（pH 3.0～4.1）などにマリネ[*2]すると、保水性が向上し軟化する。短時間の漬け込みではたんぱく質の等電点付近となるため、保水性が下がって肉が硬くなる。

塩・みそ・しょうゆなどで肉に塩分（1～3％）を加えると、筋原線維たんぱく質が塩溶性であるため保水性が向上する。高濃度の塩分では脱水が起こり硬くなる。砂糖は、肉たんぱく質の加熱による変性を防ぎ、軟らかさを保つことができる。

❸ 酵素の利用

しょうが・パパイア・パイナップル・キウイフルーツなどには**たんぱく質分解酵素**（プロテアーゼ）が含まれている。これらのペーストやしぼり汁に肉を浸漬すると軟化する。肉の浸漬時間が長すぎると、たんぱく質の分解が進行し過度に軟化するため食感が悪くなる。

（4）主な調理例

❶ 肉を焼く

ビーフステーキには結合組織の少ない軟らかい部位の肉（ヒレ・ロースなど）が適している。肉汁の流出を防ぐために、最初は強火で肉表面のたんぱく質を凝固させ、適度に焦げと香ばしい香りをつける。焼き加減には、中心温度 40～50℃のレア、55～65℃のミディアム、70～80℃のウェルダン、90～95℃のベリーウェルダンがある。豚肉は、寄生虫・細菌などによる食中毒予防のため、中心部まで十分加熱する必要がある。網焼きなどで脂質の多い部位を焼くと、余分な脂を除去することができる。

❷ 肉を煮る

シチューなどの煮込み料理には、肉基質たんぱく質である**コラーゲン**が多い部位（スネ肉・バラ肉など）が適している。水とともに長時間加熱するとコラー

[*1] **等電点**
アミノ酸の全体の電荷が 0 になる pH のこと。

[*2] **マリネ**
肉や魚などを油または調味液に漬け込むこと。軟らかくする、臭みをとる、風味がよくなるなどの効果がある。

ゲンはゼラチン化する。煮込むことで筋原線維たんぱく質は硬くなるが、結合組織のコラーゲンが分解されるため軟らかくなる。

結合組織が多く硬い肉は、煮込むことによりうま味成分が煮汁に溶出するのでスープストックとしても利用される。

❸ ひき肉の加熱調理

硬い肉は、筋線維を切断したひき肉^{*1}にすると軟らかく食べることができるため、ハンバーグやミートソースなどに利用される。ハンバーグは、ひき肉に塩を加えてこねると、筋原線維たんぱく質が塩溶性であるため溶解して粘りが出る。成形し加熱すると、アクチンとミオシンが結合して**アクトミオシン**となり、網目構造によって肉汁が保持される。

ひき肉は、表面積が大きく、うま味成分が溶出されやすいため、スープストックにも利用される。また、脂肪の酸化や細菌などによる腐敗が進みやすいため、低温を保ち早めに使用する必要がある。

*1 ひき肉
　もも肉バラ肉の切れ端やすね肉などの硬い部位を用いる。

2 魚介類の特性

1) 魚介の種類

魚介類には、魚類・貝類のほか、エビやカニなどの節足動物、イカやタコなどの軟体動物、クラゲなどの腔腸動物、ウニやナマコなどの棘皮動物などが含まれる。また、生息場所により、海水魚と淡水魚、回遊魚と近海魚、深海魚などに分類される。筋肉の色素成分や表面の皮の色の違いから、赤身魚（カツオ・マグロなど）、白身魚（タイ・カレイなど）、青魚（サバ・アジ・イワシなど）といった分類の方法もある。筋肉の色は、白身魚が白色、青魚が淡赤色、赤身魚が濃赤色である。背側と腹側の接合部分にある赤褐色の筋肉を**血合い**という（図4-4）。赤身魚や青魚には血合いが多く、白身魚には少ない。赤身魚の多くは回遊魚であり、高速で長い距離を泳ぐため血合いが発達している。

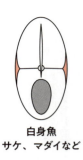 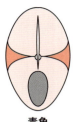 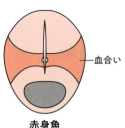

白身魚　　　　　青魚　　　　　赤身魚
サケ、マダイなど　サバ、イワシなど　マグロ、カツオなど

図4-4　魚肉の横断図

2）魚介の成分・栄養
（1）たんぱく質

　魚肉は、たんぱく質を約20％含み良質なたんぱく質である。筋原線維たんぱく質が50〜70％、筋形質たんぱく質が20〜50％、肉基質たんぱく質が10％以下である（表4-3）。繊維状の筋原線維たんぱく質は、筋原線維の主体となるもので塩溶性である。球状の筋形質たんぱく質は、水溶性のたんぱく質で、筋原線維間に分散している。肉基質たんぱく質は、結合組織の成分でコラーゲンやエラスチン[*1]が含まれる。魚肉は食肉に比べ肉基質たんぱく質が少ないため肉質が軟らかい。また、白身魚は、赤身魚にくらべ筋原線維たんぱく質・肉基質たんぱく質が多く、筋形質たんぱく質が少ない。そのため、生の白身魚の肉質は、赤身魚に比べて硬い。加熱すると身が繊維状にほぐれる白身魚は、でんぶ[*2]に適している。赤身魚は加熱すると硬く身がしまる。

　食肉や魚介類に含まれるコラーゲン組織は加熱によってゼラチン化し、結合組織が軟化するため特有の食感がうまれる。ゼラチンは冷めるとゼリー状に固まり口腔内温度で溶解するため、嚥下機能の低下した高齢者は安全に摂取することができる。また、小魚やアユなどは、高温・高圧加熱すると、骨や結合組織が軟化するため丸ごと食べることができる。

[*1] エラスチン
　皮膚・血管・軟骨などの組織を構成している繊維状のたんぱく質。

[*2] でんぶ
　タラ・タイ・カレイなどの白身魚を加熱して、繊維状にほぐしたもの。

表4-3 魚肉のたんぱく質組成

たんぱく質の分類	たんぱく質の種類	特　徴	魚肉（%）ブリ	魚肉（%）タラ
筋原線維たんぱく質	ミオシン，アクチン	・筋原線維の成分である ・線維状である ・塩水に溶ける性質をもつ（塩溶性） ・45～52℃で凝固し始める	60	67～76
筋形質（筋漿）たんぱく質	ミオゲン，ミオアルブミン	・筋原線維間に分散している ・球状である ・水に溶ける性質をもつ（水溶性） ・56～62℃で凝固し始める	32	21～30
肉基質たんぱく質	コラーゲン，エラスチン	・結合組織の成分である ・肉の硬さに関与する ・線維状である ・水に溶けにくい	3	3

（2）脂　質

　マグロやカツオ*1などの回遊魚は、脂質含量の季節変動が大きい。また、産卵直前の魚は、脂がのっており旬と呼ぶ。脂質含量は白身魚より赤身魚に多く、背側より腹側に多い。脂肪を構成している脂肪酸は、不飽和脂肪酸である。サバやイワシなどの青魚は、エイコサペンタエン酸（EPA）やドコサヘキサエン酸（DHA）などの多価不飽和脂肪酸*2が多い（図4-5）。これらを干物や冷凍魚で長期保存すると油脂の酸化分解やたんぱく質の分解が進み油焼け*3を起こす。

*1　カツオ
　春の初ガツオと秋の戻りカツオでは、戻りカツオのほうが脂質含量が多い。

*2　多価不飽和脂肪酸
　不飽和脂肪酸のうち、二重結合を2つ以上もつ脂肪酸。

*3　油焼け
　アジの開きの場合、褐色を呈し不快臭や不味を生じる。

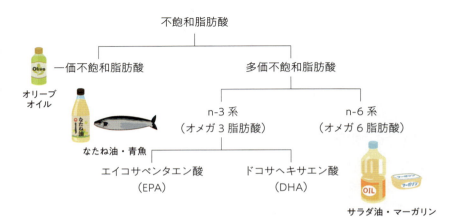

図4-5　多価不飽和脂肪酸

(3) 呈味成分と色素成分

うま味の主体は、遊離アミノ酸のグルタミン酸・アラニン・グリシン・リシン・タウリンなどである。甘味を呈するのは、グリシンやアラニンで、酸味とうま味に関わっているのはヒスチジンである。ズワイガニやホタテガイのこくや風味はアルギニンである。イカ・タコ・エビの甘味には、ベタインが関与している。シジミやアサリなどのうま味にはコハク酸が関与し、冬場のカキはグリコーゲンの量が増加しておいしさを増す。

魚肉の赤色は、主としてミオグロビンによるもので、血色素のヘモグロビンも関与している。カツオやマグロでは血合いが発達しているためミオグロビンが多いが、タイやヒラメなどの白身魚には少ない。サケ[*1]やマスの色は、カロテノイドの**アスタキサンチン**によるものである。アスタキサンチンは水に不溶であり、加熱による変化が起こらない。生のエビやカニなどにも含まれているが、アスタキサンチンがたんぱく質と結合しているために青藍色である。加熱すると、たんぱく質が変性して結合が切れ、アスタキサンチンが遊離し、酸化されて**アスタシン**となり赤色を呈する（図4-6）。エビなどのアスタキサンチンは、強い抗酸化作用があり、動脈硬化予防や抗がん作用なども知られている。タコ・イカ・貝類に多く含まれるタウリンは、肝臓の働きを促し胆汁酸と結びつくことでコレステロールを減らしたり、視力の回復、インスリン分泌促進、高血圧の予防などの効果がある。

*1 サケ
　赤色はアスタキサンチン。分類は白身魚である。

図4-6　加熱による色の変化

3）魚介の調理

(1) 魚の鮮度

魚は、牛や豚などの食肉に比べ鮮度の低下が著しく腐敗までの進行が早い。また、食肉に比べ肉基質たんぱく質が少なく肉質が軟らかい。そのため、鮮度のよい活け締め後や死後硬直中の身がしまったものが好んで食される。

死後硬直後は、酵素によりたんぱく質の分解が始まり魚肉は軟らかくなる（自

己消化)。調理に適するのは、自己消化の初期までであり、時間経過とともに魚に付着している微生物が増殖を始め魚臭や有毒成分を生じる。呈味成分であるヒスチジンは分解して**ヒスタミン**となり食中毒の原因となる。

　魚の鮮度を見分ける方法として、① 不快臭、② 眼の澄み具合い、③ エラの鮮紅色、④ 皮の光沢、⑤ 腹部のしまり具合、⑥ 尾の垂れ下がり、⑦ 全体の硬さ、などがある。その他の方法として、**K値**などがあり、K値は次式により求められる。

$$K値（\%）=(HxR+Hx)/(ATP+ADP+AMP+IMP+HxR+Hx)\times 100$$

　※　ATP：アデノシン三リン酸，ADP：アデノシン二リン酸，AMP：アデニル酸，IMP：イノシン酸，HxR：イノシン，Hx：ヒポキサンチン

　筋肉中のATPは、死後の時間経過とともに、ATP → ADP → AMP → IMP → HxR → Hx へと変化する。K値の目安は、活き造りが5％以下、刺身などの生食が20％以下、焼く・煮るなどでは40％程度、60％以上になると腐敗とされる。値が小さいほど鮮度の良さを示す。

　魚は鮮度が低下すると魚臭が強くなる。魚臭の主体は**トリメチルアミン**で、うま味成分のトリメチルアミンオキシドが還元されたものである。ジメチルアミンやアンモニアなども魚臭の原因となる。血合いは生臭みが強いため、これを多く含む赤身魚は白身魚よりも魚臭が強い。多価不飽和脂肪酸の多い赤身魚は、脂肪酸の酸化・分解による臭いが生じやすい。また、淡水魚の魚臭は、ピペリジン系の化合物によるものである。魚臭の除去方法として、① 水洗い、② 塩による脱水、③ 食酢・発酵調味料・香辛料・香味野菜などによるマスキング、④ 牛乳などのコロイド粒子による吸着、などがある。

（2）生食調理

❶ 刺　身

　刺身のおいしさは、硬さ・歯切れ・舌触りなどのテクスチャーに左右されるので、切り方により肉質の特徴を生かす。赤身魚のカツオやマグロは、肉質が軟らかいため厚めの**平造り**や**角造り**にする。肉質が硬いイカの場合は、細く切る**糸造り**に、白身魚のヒラメ・カレイ・タイの場合には**削ぎ造り**、フグは**薄造り**にされる（表4-4）。また、サバ・サンマ・サケ・マス・イカなどの内臓や筋肉にはアニサキス[*1]が寄生していることがある。そのため、生食すると食中毒を起こすことがある。

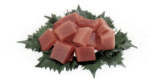

角造り

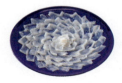

薄造り

*1　アニサキスによる食中毒の防止
① 内臓を取り除き十分に洗浄。
② 目視確認する。
③ －20℃で24時間以上冷凍。
④ 十分に加熱（70℃以上で瞬時または60℃で数秒加熱）。

表4-4 刺身の切り方と特徴

切り方	魚の種類	特徴
平造り（引き造り）	マグロ，カツオ，サーモンなど	・軟らかい魚に適する
角造り	マグロ，カツオなど	・軟らかい魚に適する ・さく取りした身を一口大に切る
糸造り	イカ，サヨリなど	・イカやサヨリなどの身を糸状に細く切る
削ぎ造り	ヒラメ，タイなど	・白身魚に適する
薄造り	ヒラメ，フグなど	・身が引きしまった魚に適する ・さく取りした身をごく薄く削ぎ切りにする

活魚を削ぎ切りにし、氷水中で洗うと筋原線維たんぱく質のアクチンとミオシンが結合し、死後硬直した状態となる。これを'あらい'という。特有の外観とコリコリとした食感が得られ、コイ・スズキ・タイ・エビなど適する。

魚の霜降りには、魚肉の表面にさっと熱湯をかける皮霜づくりや皮付きの表面だけを軽く加熱する焼き霜づくりなどがある（たんぱく質の熱変性[*1]）。皮霜づくりは、皮ごと刺身にする方法で、タイなどの身の皮側だけに熱湯をかけ皮を縮れさせてから冷水につけたものである。余分な脂肪や臭みが取り除かれ、魚本来の風味を味わうことができる。余分な脂肪や臭みを取り除き、魚本来の風味が引き立つ。また、焼き霜づくりは、皮をつけたまま表面をさっと焼いたもので、ねぎ・しょうが・にんにくなどを添えて供する。焼くことで香ばしさが生じ、表面の硬さと身の軟らかさを同時に味わうことができる。

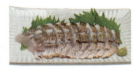

焼き霜づくり（鯛の刺身）

[*1] たんぱく質の変性
p.143 参照

❷ 酢じめ

魚の下処理には、表4-5に示す方法がある。魚肉に食塩をふりかけて身をしめた後、食酢に浸漬するとたんぱく質の**酸変性**によって身が白くなり歯切れがよくなる。食酢に漬けると魚肉の酸性プロテアーゼなどが働き、歯切れがよくなる。また、遊離アミノ酸が増加するため、うま味が増し酸味がまろやかになる。しめサバやしめアジを調理する際の魚肉の膨潤度とpHの関係を図4-7に示す。中性からやや酸性の鮮魚肉に食酢を加えてpH4以下にすると、ミオシンが溶解し魚肉が膨潤する。そのため、食塩でしめてから食酢を加えるとpHが低下してもミオシンは溶出しない。その結果、身のしまった弾力のあるしめ魚を作ることができる。

表4-5　食塩による魚の下処理

種　類	目　的	下処理の方法
ふり塩	味付け	・表面に2％の食塩をふりかける
化粧塩	ヒレの焦げ防止	・ヒレに食塩を付けてすぐに焼くと白い焼き塩となる
べた塩	脱水，臭み除去，しめ魚の下処理	・10～15％の多量の食塩をまぶす
迎え塩	塩蔵食品の塩抜き	・1～1.5％の食塩水に浸す
たて塩	脂肪の酸化抑制，干物の下処理	・1～1.5％の食塩水に浸す
紙塩	高級魚の料理に利用	・ぬらした和紙の上から食塩をふる

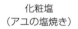
化粧塩
（アユの塩焼き）
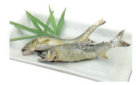

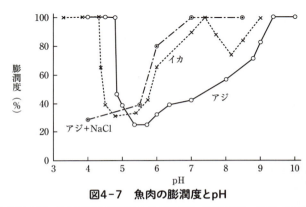

図4-7　魚肉の膨潤度とpH

資料）下田吉人ほか著，「新調理科学講座4 魚の調理」，朝倉書店，1974を改変

（3）加熱調理

❶ 魚の熱変性

　魚肉を加熱すると、たんぱく質が変性（**熱変性**）して透明感がなくなり、肉質は硬くなる。熱変性により凝固が始まる温度（表4-3参照）は、筋原線維たんぱく質のアクトミオシンが45℃付近、筋形質たんぱく質が56～62℃である。赤身魚は、筋形質たんぱく質の割合が高く筋原線維間に存在するため、加熱により凝固して硬くなる。タラのような白身魚は、筋形質たんぱく質が少なく、筋原繊維が多いので身がほぐれやすくでんぶになりやすい。

❷ 魚を焼く

　魚を焼くと表面温度が200～250℃になり、焦げ色と香ばしさが付与される。1％程度の食塩で処理すると浸透圧により、脱水が起こり魚肉がしまる。魚臭の原因である水溶性の**トリメチルアミン**が含まれているため魚の臭みを抑えることができる。その他、酒や牛乳などに漬けて取り除くことができる。魚臭の少ない白身魚は塩焼きに、赤身魚は血合いが多く魚臭が強いため照り焼きに適している。

> **POINT**
> 魚肉に含まれるトリメチルアミンオキシド自体は臭いのしない物質。これが分解して生じるのが生臭さの成分トリメチルアミン。

第4章　動物性食品の調理科学と栄養

網や串を使用する直火焼きは、身崩れを起こしやすいため、あらかじめ塩をしておくとよい。ヒレが焦げないように塩を付ける化粧塩、焼く直前に軽く塩をふる「ふり塩」などがある。焼きムラを防ぐため、**強火の遠火**で焼くのがよい。

フライパン焼きのムニエルは、薄力粉を軽く付着し油で焼いたものである。表面に被膜が作られるため、水分の蒸発やうま味成分の流出が防止され、香ばしさが付与される。

❸ 魚を煮る

魚を煮るときは、煮崩れを起こしやすいので、浅めの平鍋を用いるとよい。鍋に魚の25〜30％の煮汁を入れ煮立たせてから魚を入れる。煮汁を沸騰させてから魚を入れるのは、表面のたんぱく質を変性させ、うま味の流出を防ぐためであり、生臭みを抑える効果もある。また、落とし蓋[*1]を用いると、魚の上部まで均一に調味することができる。

白身魚の場合は、薄味で短時間煮ると魚本来の味を生かすことができる。赤身魚の場合では、臭みを消すために味付けを濃くして加熱時間を長めにする。酒・みりん・砂糖・みそなどの調味料やしょうが・ねぎ・梅干しなどを用いるのは、魚の生臭さをマスキング[*2]するためである。また、煮汁が冷えて固まり、ゼリー状になったものを煮こごりという

❹ 魚を揚げる

脂質の多い魚は香ばしさが加わり脂っこさが軽減されるので、から揚げや素揚げに適する。脂質の少ない魚は衣揚げにすると油脂味が付与されるので天ぷらやフライに適する。揚げた魚は、マリネ・あんかけ・南蛮漬け・エスカベッシュ[*3]などにも利用される。魚を丸ごと上げる場合には、中心部まで火を通すため二度揚げにするとよい。

❺ 魚の汁物

潮汁（うしおじる）は、新鮮な魚や貝類を使い、食塩だけで調味したものである。ハマグリなどの貝類は、水から加熱して貝の殻が開いたら火を止める。アラ汁は、サバ・ブリ・サケなどの魚のアラ[*4]に食塩をして熱湯をかけ、生臭さを除去して用いる。魚肉を使用するときは、身の表面にでんぷんをまぶしてゆでたもの（吉野魚、葛たたき）を使用する。つみれ汁は、魚肉のすり身をだんご状にして汁の中で加熱したものである。魚肉に1〜3％の食塩を加えてすりつぶすと、**アクトミオシン**が形成され粘度の高いゾルとなりまとめることができる。加熱すると弾力のあるゲル状のだんごとなる。

---

*1　**落とし蓋**
　p.40 参照

*2　**マスキング**
　p.11 参照

*3　**エスカベッシュ**
　スペイン発祥の地中海料理。揚げた白身魚をビネガーや白ワイン、オイルなどに漬け込んだ料理のこと。

*4　**魚のアラ**
　魚の身を切り出したあとに残る部分のこと。骨が付いているためうま味が出やすく、煮物や汁物にする。アラがとれる魚としてブリ・タイなどがある。

（4）イカ・貝類の調理

　イカ肉は、水分が約80％、たんぱく質約18％、脂質約1.2％である。図4-8に示すように、イカの胴部（外套膜）の表皮は4層からなり、第1層と第2層に色素細胞がある。これらの層は手で容易にむくことができる。第3層・第4層の皮は、筋肉に密着しているためむきにくい。そのため、布巾などでこすり取るか、さっと熱湯にくぐらせてから、水で急冷するとよい。また、第3層と第4層は、強靭な結合組織でできており、細いコラーゲン繊維が体軸方向に走っている。第4層のコラーゲン繊維は筋肉内部に入り込んでおり、加熱するとコラーゲン繊維が著しく収縮するため、イカ肉が丸くなる。

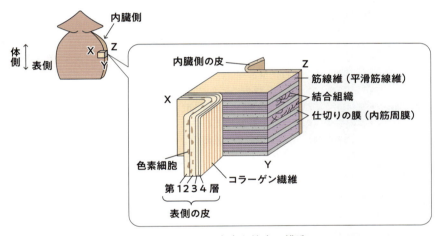

図4-8　イカの表皮と筋肉の構造

資料）田中武夫「イカの肉組織模式図」，東海水研報，20, p.77, 1958 を一部改変

　飾り切りをする場合、外側の皮のコラーゲンが加熱により収縮する特性を利用して、内側か外側のどちらに切り込みを入れたらよいか決めるとよい。イカが加熱後、丸まらないようにするためには外側に切れ目を入れる。飾り切りの目的は、① 外見をよくする、② 収縮を防止する、③ 歯切れをよくする、④ 調味料の絡みをよくする、などである。

　新鮮なイカの内臓は、イカ肉とともに塩漬し発酵熟成させて塩辛にする。イカ墨は、タウリンやベタインが多く、うま味もあるためスパゲティ・パエリアなどに利用する。

　貝類は、水分が80～90％、たんぱく質6～13％、脂質0.3～1.4％である。貝類は、魚肉に比べて水分量が多い。二枚貝は、全体を食用とするが、ホタテガイの場合は貝柱のみを食用とすることが多い。アサリやハマグリを使用する場合は、3％の食塩水で砂を吐き出させてから使用する。

　イカ肉や貝類は、加熱により脱水しやすく収縮して硬くなるため、短時間の

加熱がよい。アワビはイカ肉や貝類に比べ、煮汁中で長時間加熱すると特有の軟らかい食感を味わうことができる。

3 卵類の特性

1）卵の種類

食用として使用する卵には、鶏卵・うずら卵・あひる卵などがある（表4-6）。使用頻度が高いのは鶏卵である。

表4-6 卵の種類と特徴

種類	特徴
鶏卵	・鶏卵は栄養価が高く，たんぱく質やビタミン，ミネラルなどの栄養素を効率よく含むため完全栄養食品と呼ばれている ・ビタミンCを除く12種類のビタミンとミネラルを含んでいる ・有精卵（受精卵），無精卵（普通の卵）の違いで栄養的な差はない ・卵の殻の色の差は鶏の種類によるものである ・烏骨鶏卵は，鶏の種類によって殻の色が異なり，白色レグホン種などは白色，コーチン種などは赤玉
うずら卵	・鶏卵と比較してビタミンA，ビタミンB_1，ビタミンB_2，鉄が多い
あひる卵	・中国料理で用いられるピータンの原料である

2）鶏卵の成分

鶏卵は、栄養素をバランスよく含むため栄養価が高く、多様な調理特性を有する良質たんぱく質であり、ビタミンCや食物繊維は含まれない。コレステロールに関しては、食肉や魚肉に比べて多く含まれる。水分や炭水化物は卵白に多く、たんぱく質や脂質は卵黄に多く含まれる。また、脂溶性ビタミン・ビタミンB_1・鉄は、卵白より卵黄に多く含まれる。

栄養成分を強化した卵には、ヨウ素・ビタミンA・ビタミンD・ビタミンE・α-リノレン酸・エイコサペンタエン酸（EPA）・ドコサヘキサエン酸（DHA）などが含まれている。

3）鶏卵の栄養

（1）鶏卵の構造

鶏卵は、卵殻10％・卵白60％・卵黄30％からなっている。

卵殻表面には栄養成分が大きく異なる。食用として使用する卵は、クチクラ＊1・卵殻・卵殻膜＊2から構成される（図4-9）。卵殻は、約98％をミネラルが占め、主成分は炭酸カルシウムであり、食品添加物のカルシウムとして利用

＊1 クチクラ
　産卵時に分泌される粘性物質。微生物などの侵入を防ぐ役割があり洗浄によりクチクラは除去される。

＊2 卵殻膜
　卵殻の内側に密着。外膜と内膜があり両膜の間に気室がある。

されている。卵殻表面には無数の気孔があり、内部から炭酸ガスや水分が放出されるので、古い卵は気室の体積が増える。図4-9に示すように、卵殻の内側に卵殻膜がある。市販の卵は、洗浄によりクチクラが除去されているため微生物が侵入しやすい。

卵白には、外水様卵白・濃厚卵白・内水様卵白・カラザ[*1]などがあり、構成比は、外水様卵白25％、濃厚卵白50％、内水溶卵白25％である。

*1 カラザ
　卵黄の位置を保持する役割がある。

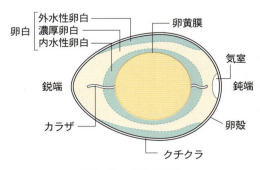

図4-9　鶏卵の構造

（2）卵　白

卵白は、水分約90％とたんぱく質約10％を含み、脂質は含まれない。卵白たんぱく質には、**オボアルブミン**が多く、オボトランスフェリン・オボムコイドなどが含まれる（表4-7）。

表4-7　卵白たんぱく質の種類と特徴

種　類	含量(％)	特　徴
オボアルブミン	54	・熱凝固性に関与し、熱変性温度は約80℃である ・アレルゲンとなる
オボトランスフェリン	12〜13	・鉄などの二価金属イオンと結合し、微生物の生育を阻害する ・泡立ちやすさに優れる
オボムコイド	11	・熱安定性が高くアレルゲンとなる
オボグロブリン	8	・泡立ちやすさに優れる
オボムチン	1.5〜3.5	・濃厚卵白の構成に関与する ・泡の安定性に関与する
リゾチーム	3.4〜3.5	・殺菌作用がある
オボインヒビター	0.1〜1.5	・トリプシンやキモトリプシンなどの酵素作用を阻害する ・卵の保存性に関与する
アビジン	0.05	・ビオチンと結合する

（3）卵 黄

卵黄は、水分が約50％、たんぱく質が約17％、脂質が約30％含まれる。卵黄を構成するたんぱく質には、脂質と結合したリポたんぱく質[*1]や水溶性たんぱく質が存在する。脂質は、中性脂肪が約65％、リン脂質が約33％、コレステロールは約4％を含み、リン脂質にはレシチン[*2]が最も多い。

*1 リポたんぱく質
　たんぱく質に脂質が結合したもの。低密度リポたんぱく質（LDL）65％と高密度たんぱく質（HDL）16％からなる。

*2 レシチン
　リン脂質の1つで卵黄や豆類などに多く含まれる。卵黄約32％の脂肪分のうちの70％を占める。乳化力が強いため乳化剤として使用される。

4）鶏卵の調理

（1）鮮　度

卵は、産卵直後から品質の低下が始まり、卵殻・卵白・卵黄が変化する。古くなると① 気室の体積が増す、② 水分や二酸化炭素が発散するためpHが上昇する、③ 濃厚卵白が水様化する、④ カラザがゆるみ卵黄を保持できなくなる、⑤ 卵黄の直径が大きくなり高さは低くなる、などがおこる。卵の鮮度判定には次の方法がある。

❶ ハウユニット（haugh unit, HU）

卵の重量と濃厚卵白の高さを用いて次式より求める。

$$HU = 100 \times \log(H - 1.7^{0.37} + 7.6)$$

H：卵白の高さ（mm）　W：殻付き卵の重量（g）

新鮮卵のHUは80〜90であるが、鮮度低下とともに値が小さくなる。

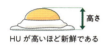

HUが高いほど新鮮である

❷ 濃厚卵白率

卵白全量に占める濃厚卵白の比率（％）である。新鮮卵は、60％を示すが鮮度低下とともに濃厚卵白が水溶化するため値が小さくなる。

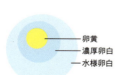

濃厚卵白率が低いほど古い

❸ 卵黄係数

卵黄の直径で卵黄の高さを割った値である。新鮮卵は0.41〜0.45、古くなると数値が小さくなり卵黄膜が破れやすくなる。

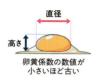

卵黄係数の数値が小さいほど古い

❹ 比重法

10％食塩水（比重1.073）に卵を入れ、沈んだら新鮮卵と判定する。割卵せずに測定できるが、卵殻の厚さなどで誤差が生じる。

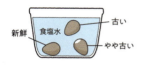

❺ その他

外観検査・透光検査・卵白係数・卵白pHなどがある。

（2）調理特性

❶熱凝固性

　卵白と卵黄は、構成しているたんぱく質が異なるため、熱凝固温度に違いがある。卵白は、60℃前後からゲル化[*1]が始まり白濁する。70℃を超えると半流動性のゲルとなり、80℃で完全に流動性を失い凝固する。卵黄は、65℃前後でゲル化し始め、70℃付近で固化する（図4-10）。

[*1] ゲル化
　流動性を失って固体に近い状態になること。

図4-10　鶏卵の凝固温度

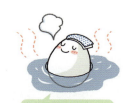

　殻ごと調理するものにゆで卵や温泉卵があり、割卵して調理するものに目玉焼き・ポーチドエッグ（落とし卵）などがある（表4-8）。ゆで卵の卵黄表面が暗緑色になるのは、卵白中の含硫アミノ酸が分解され硫化水素となり、卵黄中の鉄と結合し硫化鉄が生じるためである。古い卵ほど変色しやすい。これを防ぐには、ゆでてすぐに冷水にとったり、ゆですぎないように注意する。温泉卵は、卵白と卵黄の凝固温度の違いを利用した調理法である。

表4-8　鶏卵の調理例

料理名	特徴
ゆで卵	・固ゆで卵は，卵を水から入れ沸騰後に火力を弱めて12分加熱する ・半熟卵は，卵を水から入れて沸騰後5〜6分加熱する
温泉卵	・温泉卵は65〜70℃の湯で20分以上保つとでき上がる ・卵割すると，卵黄はほぼ凝固し，卵白は部分的に凝固し流動性のある状態となる
ポーチドエッグ（落とし卵）	・割卵した卵を，湯中に落とし加熱する ・新鮮な卵は濃厚卵白が多いため，湯中に散らばりにくい ・湯に食酢（3％）や塩（1％）を加えておくと，熱凝固が促進され卵白が散らばらずによくまとまる

第4章　動物性食品の調理科学と栄養

❷ 希釈性

　卵には流動性があるため、牛乳やだし汁を適度な濃度加え、調理することができる（表4-9）。希釈液の割合が少ないオムレツ・スクランブルエッグ・だし巻き卵などがある。希釈割合の高いものに、卵豆腐・カスタードプディング・茶わん蒸しなどがある。希釈卵液の凝固は、添加する材料の量や種類により影響を受ける（表4-10）。希釈卵液の調理では、加熱温度を85〜95℃に保つと"す"がたたずにきれいに仕上がる。

表4-9　希釈卵液を利用した料理

料理名	卵液濃度（%）	卵1に対する希釈割合	希釈液の種類
オムレツ	65〜75	0.3〜0.5	牛乳
スクランブルエッグ			
だし巻き卵			だし汁
卵豆腐	30〜50	1〜1.5	だし汁
カスタードプディング	25〜33	2〜3	牛乳
茶わん蒸し	20〜25	3〜4	だし汁

表4-10　卵液の凝固に影響する添加材料

添加材料	凝固の特徴
水	・加水量が多いほど凝固性が弱まる
塩　類	・卵たんぱく質のゲル強度を高め，凝固性を促進する ・牛乳に含まれる Ca^{2+} や茶碗蒸しのだしに含まれる Na^+ などの塩類の作用によってゲル強度が高まる ・希釈卵液中の卵濃度が同じであれば，茶わん蒸しよりプディングの方が硬くなる
砂　糖	・熱凝固性を抑制しゲル強度を弱める ・砂糖濃度が高いと，凝固温度が高くなり，ゲル強度が弱くなる
食　酢	・卵白は酸の添加により凝固しやすくなる（pH2.0以下で凝固）

❸ 起泡性

（a）卵白の起泡性

　起泡性には、泡立ちやすさと安定性がある（表4-11）。泡立ちやすさにはオボグロブリンやオボトランスフェリンが関与し、泡の安定性にはオボムチンが関与している。水溶性卵白は、泡立ちやすいが安定性は低い。一方、濃厚卵白は泡立ちにくいが安定性は高い。卵白を泡立て、砂糖を加えたものがメレンゲである。砂糖は卵白の気泡性を低下させるため、ある程度泡立ててから砂糖を

加える。これを利用したものにスポンジケーキ・ムース・淡雪かん*1 などがある。卵白を泡立てて利用した調理にフリッター*2 や魚のメレンゲ焼きなどがある。

表4-11 卵白の起泡性に影響する要因

要因		起泡性の特性
卵の鮮度		・古い卵ほど水様性卵白が多いため，泡立ちやすいが安定性は低い
温度		・温度が高いと表面張力や粘度が下がるため泡立ちやすいが，ツヤのないもろい泡となる ・全卵の場合は，35～40℃（湯煎）で撹拌するとよい
添加材料	砂糖	・粘度を上昇させるため泡立ちにくくするが，安定性が増しツヤのある泡となる ・卵白は，泡立った後に砂糖を加える
	食塩	・少量の食塩は泡を安定させる
	油脂	・卵白の表面変性を抑制し起泡性を低下させる
	酸	・レモン汁などによりpHが低下すると，オボアルブミンの等電点（pH 4.7付近）に近づき起泡性が増す

（b）全卵の起泡性

　全卵を用いて泡立てる方法を共立て法とよび、卵白と卵黄を別に泡立てる方法を別立て法とよぶ。共立て法を用いてつくった生地は、きめが細かくしっとりとした状態に仕上がるため、ケーキの生地として用いられる。別立て法は、シフォンケーキをつくる際に利用される。

❹ 乳化性

　乳化とは、本来は混じり合わない水と油が乳化剤（レシチン）によって混じりあった状態をいう。卵黄に含まれるレシチンは、水中油滴型（O/W型）のエマルション*3 であり、これを利用したものにマヨネーズがある。

❺ その他の利用

　ハンバーグのつなぎやフライのパン粉をつけるときには、卵液の流動性や粘着性が利用される。クッキーやパイなどのつや出し*4 に卵黄が利用される。

---

*1　淡雪かん
　泡立てた卵白に砂糖と香料を加え、寒天で固めたもの。

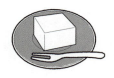

*2　フリッター
　泡立てた卵白を衣に混ぜた揚げもの。

POINT
　マヨネーズを作る際は、エマルションの転相を防ぐため卵黄に少しずつ油を加えるとよい。卵黄、食塩等を加えた生地を撹拌し、生地が硬くなったら少量の酢を加え、これを繰り返す。

*3　エマルション
　p.138 参照

*4　つや出し
　生地の表面に塗る溶き卵のことをフランス語で「ドリュール」、または「ドリール」と呼ぶ。

4 牛乳・乳製品の特性

1）牛乳の特性

（1）牛乳の種類・成分・栄養

飲用乳は、ほとんどが飲用牛（ホルスタイン種・ジャージー種）の乳である。搾乳した乳が生乳で、生乳を主原料として加工したものが乳製品である。

牛乳の成分は、水分が約89％、固形成分が糖質（約5％）、たんぱく質（約3％）、脂質（約3～5％）、無機質（約0.7％）などである。糖質の大部分は乳糖（ラクトース）である。ラクターゼ（ラクトースの分解酵素）の活性が低い人は、牛乳を飲むと腹痛や下痢を起こす（乳糖不耐症）ため、注意が必要である。

牛乳に含まれるたんぱく質は、約80％がカゼイン、20％が乳清たんぱく質である（表4-12）。カゼインは、κ-カゼインなどの複数のたんぱく質とカルシウムが結合し、カゼインミセルを形成する（図4-11）。脂質は、中性脂肪が98％を占め、残りはコレステロールやリン脂質などである。脂肪酸組成は主に飽和脂肪酸である。

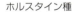

ホルスタイン種

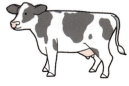

ジャージー種

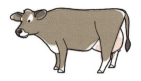

表4-12 牛乳中の主なたんぱく質

種類	構成成分	特性
カゼイン（約80％）	α_s-カゼイン（約48％）	・熱に安定している ・牛乳（pH 6.6）に酸を添加してpH 4.6にすると白色沈殿が起こる ・凝乳酵素（レンネット）により凝固する ・α_s-カゼイン，β-カゼインは疎水性，κ-カゼインは親水性
	β-カゼイン（約38％）	
	κ-カゼイン（約13％）	
乳清たんぱく質（約20％）	β-ラクトグロブリン（約50％）	・酸による沈殿はしない ・熱により凝固する
	α-ラクトアルブミン（約20％）	
	ラクトフェリン	

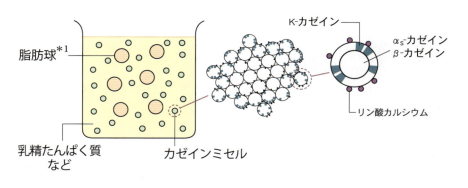

図4-11 牛乳中のカゼインミセルとその模式図

*1 脂肪球
　平均3μmで静置しておくと浮上するため分離が起こらないよう均質化処理されている。

　無機質には、カルシウム・リン・鉄・ナトリウム・カリウム・マグネシウムなどがある。とくに、カルシウムやリンの含量が高い[*2]。牛乳中のカルシウムは、無機カルシウム（約50%）・カゼインミセル（約20%）・カルシウムイオン（約30%）の形で存在している。

*2 牛乳の成分
　牛乳100mL中のカルシウムは約100mg、リンは約90mgである。

（2）牛乳の調理

　牛乳は、飲料として利用されることが多いが、調理への利用範囲は広い。牛乳の調理性について表4-13に示す。

表4-13 牛乳の調理特性

種類	特性	調理例
白い料理	・カゼインミセルや脂肪球に光があたり白色を呈するため，料理を白く仕上げる	ホワイトソース，ブラマンジェ，牛乳かん
生臭みの吸着	・脂肪球やカゼインミセルが臭いを吸着する	レバーや魚の下処理
なめらかさと風味づけ	・脂肪球がエマルションで存在するためなめらかさ，こくを与える ・牛乳の添加により風味が加わる	スープ，シチュー，クリーム煮
焼き色と香気も付与	・アミノカルボニル反応により，香ばしさと褐色が生じる	クッキー，ホットケーキ
ゲルの強度	・カルシウムイオンは，卵たんぱく質のゲル化を容易にしゲル強度を高める	カスタードプディング
	・寒天ゲルでは，牛乳中の脂肪やカゼイン，乳糖が寒天ゲルの構造を阻害するため，ゲル強度が低下する ・ゼラチンゲルでは，牛乳中の塩類の影響により，ゲル強度を高める	寒天ゼリー，ゼラチンゼリー
じゃがいもの硬化	・カルシウムイオンがじゃがいものペクチン質と結合すると不溶化するため，水煮よりも硬くなる	ミルク煮

　牛乳を60～65℃以上に加熱すると皮膜ができ、これを**ラムスデン現象**という。加熱によって凝固した乳清たんぱく質と脂肪球が絡んで浮き上がり、皮膜が生じるためである。皮膜を防止するには、撹拌しながら温めたり仕上げにバター

*1 SH基
　βラクトグロブリンに含まれる含硫アミノ酸からSH基が遊離して硫化水素を生じる。

*2 有機酸
　野菜や果実はクエン酸やリンゴ酸、貝はコハク酸。

を加えたりするとよい。70℃以上で加熱を行うと加熱臭が発生する。これは、乳清たんぱく質の熱変性により活性化したイオウ化合物（SH基*1）が生じることに起因する。

　牛乳中のカゼインはpH 4.6（等電点）で沈殿するため、野菜・果実・貝などに含まれる有機酸*2・塩類・タンニンなどにより牛乳が凝固することがある。例えば、トマトスープに牛乳を加える際は、トマトをあらかじめ加熱して有機酸を揮発させた後に牛乳を加えるとよい。牛乳を加えたあとは、長く加熱しないように注意する必要がある。

2）生クリームの特性

　生乳などを遠心分離すると上層のクリーム*3と下層の脱脂乳に分離される。これは水分よりも比重の軽い脂肪球が浮き上がるためである。このクリームを一般に生クリームという。市販の生クリームには、乳脂肪分30〜50％程度のものや20％前後のものがある。乳脂肪30〜50％のものは、そのまま料理に使用したり、泡立てたりして利用する。乳脂肪20％前後のものは、コーヒーホワイトナーに分類されコーヒーやココアなどの飲み物などに加えて使用することが多い。また、市販のホイップクリームは、生クリームに動物性脂肪だけが使われてるのに対し、植物性脂肪や添加物を加えたものや植物性脂肪のみからなるものをいう。

　生クリームは、撹拌すると気泡を抱き込みそのまわりを脂肪球が凝集し、乳脂肪含量が高いほど気泡が多い。生クリームの泡立て過程を図4-12に示す。脂肪の凝集は5〜10℃で起こりやすいため、低温下で撹拌するとよい。また、砂糖の添加は安定をよくする。泡立てたホイップクリームの中に空気がどのくらい含まれているかを示す指標を**オーバーラン***4という。

$$オーバーラン（\%） = \frac{泡立て後の生クリーム容量 - 元の生クリーム容量}{元の生クリーム容量} \times 100$$

*3 牛乳からクリームができるまで

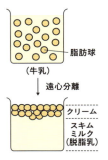

*4 オーバーランの計算例

生クリーム50 mLの場合
$\frac{100-50}{50} \times 100 = 100\%$

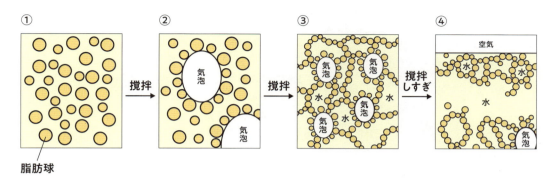

図4-12　生クリームの泡立て過程

3）バターの特性

　バターはクリームを撹拌し、乳脂肪を凝集させて固めたものであり、乳脂肪は80〜85％である。発酵バターは、クリームやバターに乳酸菌を加え乳酸発酵させているため、深みのある風味やコク、爽やかな酸味や香りがある。バターは製法により発酵バターと非発酵バターに分類される。バターには食塩が添加されている有塩バターと、添加されていない無塩バターがある（表4-14）。

表4-14　バターの種類とその用途

分　類		特　性	用　途
発酵バター		・クリームを乳酸菌で発酵させてつくったもの ・香りがよくコクもある	製菓用
非発酵バター	有塩バター	・食塩を約2％添加したもので保存性が高い	全般的に使用
	無塩バター	・食塩を添加していないため，市販品は食塩不使用と表記されている	調理や製菓用

　バターは、加熱調理すると特有の良い香りを付与する。マドレーヌなどにバターを溶かして使用する場合は、湯せんを行う（溶かしバター）[*1]。クッキーなどにバターを使用する場合は、あらかじめ冷蔵庫から出し、常温に戻しておく。炒め物などで使用するときは、バターに含まれるたんぱく質や糖質が焦げの原因となるので加熱温度に注意する。また、バターには**クリーミング性**などの調理特性がある（表4-15）。

*1　温度による形状変化
　常温では固体、28〜35℃付近で軟化・融解、10℃以下で硬化。

表4-15　バターの調理特性

種類	特性	調理例
クリーミング性	・撹拌により脂肪が空気を抱き込む	パウンドケーキ
ショートニング性	・小麦粉生地に練り込むとグルテン形成を阻害するため，もろく砕ける	クッキーなど
可塑性	・バターは温度による形状の変化が大きく13～18℃で良好な可塑性[*1]が得られる ・小麦粉生地に練り込むと層状の構造を形成する	パイ生地

*1　可塑性
　固体が外部から加えられた力を受け変形したとき，その力が除かれても物体の変形がそのまま残る性質。

4) チーズの特性

　チーズは、牛乳のたんぱく質であるカゼインを酸によって凝固させたものであり、**ナチュラルチーズ**と**プロセスチーズ**に分類される。

　乳汁に乳酸菌と凝乳酵素（レンネット）を加えると、カード（乳汁を凝固させたもの）が形成される。さらに、乳清を取り除き食塩を添加し、加圧・変形したものがナチュラルチーズである（図4-13）。細菌やカビで熟成させるものと熟成させないものがある。熟成により、水分が減少するため硬くなったり、たんぱく質の分解などにより味・色・香り・テクスチャーが変化したりする。熟成期間が長くなると、水分量が減少し保存性が増す。

　プロセスチーズは、1種類または2種類以上のナチュラルチーズに乳化剤を加えて加熱・溶解・乳化して形成したものである。加熱しているため保存性に優れている。

　硬質チーズは、すりおろす・削る・切るなどして調理する。そのまま食べるほか、ピザ・チーズフォンデュ・ケーキなどのように加熱して利用される。

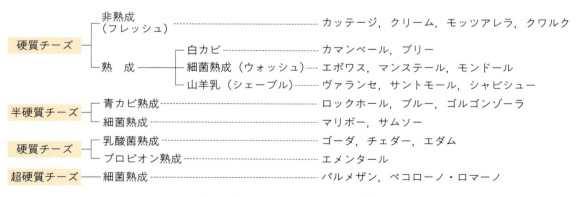

図4-13　ナチュラルチーズの分類

試験対策：チェックしてみよう！

☐ 鶏肉の脂質は、ささ身、むね、ももの順で割合が低い。

☐ 豚肉のヒレはバラより脂質の割合が低い。

☐ 牛肉の脂質は、ヒレ、肩ロース、サーロインの順で脂質の割合が低い。

☐ コラーゲンは、85 ℃以上で長時間煮るとゼラチン化する。

☐ 牛肉の色素ミオグロビンは、酸素に触れると鮮赤色を示すオキシミオグロビンに変化する。

☐ 肉の繊維や筋に直角に切断すると、軟らかくなる。

☐ インや食酢には肉の軟化作用がある。

☐ ひき肉には、モモ肉やバラ肉の切れ端やスネ肉などの硬い部位を用いる。

☐ ハンバーグを作る際は、ひき肉に食塩を入れて粘りを出す。

☐ まぐろのように筋形質たんぱく質の多い魚は、でんぶに適さない。

☐ でんぶには、筋原繊維たんぱく質の多い、タイなどの白身魚が適する。

☐ 白身魚は赤身魚に比べて肉基質たんぱく質が多いため、肉質が硬い。

☐ 筋形質たんぱく質の多い魚は、煮ると身がしまって硬くなる。

☐ 白身魚の刺身は削ぎ造りや薄造りが、赤身魚には平造りや角造りが適する。

☐ 魚の酢じめは、食塩で脱水後に食酢に浸ける。

☐ 魚の酢じめの食酢は、たんぱく質に酸変性を起こす

☐ 鯉のあらいは、歯ごたえを良くするためにそぎ切りにして氷水に漬ける。

☐ さばの普通筋は、酢じめすると白色になる。

☐ 霜ふりは、魚に熱湯をかけることをいい、臭み抜きの目的で行われる。

☐ 魚臭は、食塩を振る、酒・牛乳などに漬けて取り除く。

☐ ムニエルを作るとき魚を牛乳に漬けるのは、魚臭を消すためである。

☐ 煮魚では、うま味を逃がさないために、煮汁を沸騰させてから魚をいれる。

☐ 魚肉のたんぱく質は、食塩を加えてこねた後に加熱するとゲル化する。

☐ 煮こごりは、肉基質たんぱく質がゲル化したものである。

☐ 魚肉に2～3％の食塩を加えてすり潰すと、粘りの強いすり身ができる。

☐ 温泉卵は、65～70 ℃の湯中で20分以上保つとできる。

☐ 凝固温度は卵黄より卵白の方が高い。

☐ かたゆで卵は、卵を水から入れて、沸騰後火力を弱め12分加熱する。

☐ ポーチドエッグは、沸騰水に食酢3 ％、食塩1 ％を加えると凝固しやすくなる。

☐ 希釈卵液中の卵濃度が同じであれば、茶わん蒸しよりプディングの方が硬くなる。

☐ 希釈卵液を蒸すときは、「す」がたたないように85～90 ℃を保つ。

☐ 希釈卵液に砂糖を加えると、卵の熱凝固は遅くなる。

☐ 茶わん蒸しは、卵とだしを1：3の割合で合わせる。

☐ 砂糖は、卵白の気泡性を低下させるため、ある程度泡立ててから加える。

☐ 卵白は、レモン汁を加えたり、温度を30～40 ℃に保つと起泡性が増す。

☐ ハンバーグなどのひき肉料理のつなぎは、卵の流動性を利用している。

第4章　動物性食品の調理科学と栄養

☐ フライ衣のパン粉の付着には、卵の流動性と粘性が利用されている。

☐ 卵白は、泡立てた後に砂糖を加える。

☐ マヨネーズは、エマルションの転相防止のため、卵黄と食塩を撹拌しながら少量ずつ油を注ぎ、硬くなったら少量の酢を加えて撹拌し、これを繰り返す。

☐ ホットケーキの焼き色は牛乳を加えると、アミノカルボニル反応によりつきやすくなる。

☐ 牛乳に含まれるカルシウムなどの塩類は、カスタープティングの熱凝固を促進したり、ゼラチンゼリーの強度を高める。

☐ じゃがいもの加熱に牛乳を加えると、カルシウムとペクチンが結合し可溶化しにくくなるため軟化しにくい。

☐ 牛乳は、焼き菓子に焦げ色と芳ばしい香りをつける。

☐ 希釈卵液に牛乳を加えると、熱凝固を促進する。

☐ 牛乳は、寒天ゲルのゲル強度を弱める。

☐ レバーを牛乳に漬けると、においを吸着する。

☐ 牛乳は、じゃがいもの煮崩れを防ぐ。

☐ ホットミルクの皮膜形成を防ぐためには、撹拌しながら加熱する。

☐ 牛乳のアミノ酸は、小麦粉生地の焼き過程で糖と結合する。

☐ 野菜スープに牛乳を加えると、沈殿が起こりやすい。

第5章

成分抽出素材の調理科学

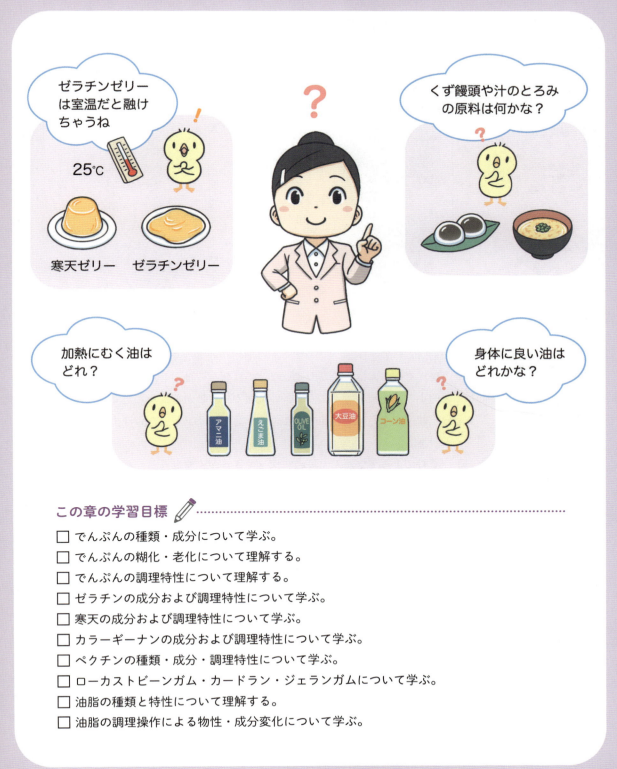

この章の学習目標

- ☐ でんぷんの種類・成分について学ぶ。
- ☐ でんぷんの糊化・老化について理解する。
- ☐ でんぷんの調理特性について理解する。
- ☐ ゼラチンの成分および調理特性について学ぶ。
- ☐ 寒天の成分および調理特性について学ぶ。
- ☐ カラーギーナンの成分および調理特性について学ぶ。
- ☐ ペクチンの種類・成分・調理特性について学ぶ。
- ☐ ローカストビーンガム・カードラン・ジェランガムについて学ぶ。
- ☐ 油脂の種類と特性について理解する。
- ☐ 油脂の調理操作による物性・成分変化について学ぶ。

第5章 成分抽出素材の調理科学

1 でんぷんの特性

1）でんぷんの種類

でんぷんは、種子に貯蔵される種実（地上）でんぷん、根茎（地下）でんぷん、木の幹から抽出したでんぷんに分類される（表5-1）。

表5-1　でんぷんの分類と種類

分類		原料	でんぷんの種類
種実でんぷん*1	穀類	米 小麦 とうもろこし	米でんぷん 小麦でんぷん とうもろこしでんぷん
	豆類	緑豆	緑豆でんぷん
根茎でんぷん*2	いも類	じゃがいも さつまいも キャッサバ*3	じゃがいもでんぷん さつまいもでんぷん タピオカでんぷん
	野草類	くず かたくり	くずでんぷん かたくりでんぷん
その他のでんぷん	木	サゴヤシ	サゴでんぷん

*1　種実でんぷん
　とうもろこし

> 糊化温度が高くて、不透明でもろくかたいゲルを作るよ。

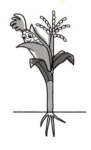

*2　根茎でんぷん
　じゃがいも

> 糊化温度が低くて、透明で粘着性のあるゲルを作るよ。

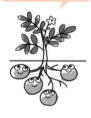

*3　キャッサバ
　有毒なリナマリンという青酸配糖体をもつ。

　種実でんぷんは、穀類や緑豆などの豆類から抽出したでんぷんで、粒子は比較的小さい。根茎でんぷんは、いも類や野草類から抽出したでんぷんで、粒子は比較的大きい。その他のでんぷんとして、サゴヤシから抽出したサゴでんぷんがある。

　原料によってでんぷん粒の形状・大きさが異なるため、糊化温度・粘度・ゲルの状態や透明度に違いがある（表5-2）。かたくりやわらびの収量が少ないため、市販の片栗粉はじゃがいもでんぷん、わらび粉はさつまいもでんぷんが代用されている。

表5-2 代表的なでんぷんの種類

種類		アミロース含量 (%)	でんぷん糊 (6%) 糊化開始温度 (℃)	でんぷん糊 (6%) 最高粘度 (BU※)	ゲルの状態 食感	ゲルの状態 透明度
種実でんぷん	米	17	67.0	112	もろく硬い	やや不透明
種実でんぷん	小麦	25	76.7	104	もろく軟らかい	やや不透明
種実でんぷん	とうもろこし	28	73.5	260	もろく硬い	不透明
種実でんぷん	緑豆	34	73.5	900	もろく非常に硬い	やや不透明
根茎でんぷん	じゃがいも	22	63.5	2,200	強い粘着性	透明
根茎でんぷん	さつまいも	19	68.0	510	強い粘着性	透明
根茎でんぷん	タピオカ	18	62.8	750	強い粘着性	透明
根茎でんぷん	くず	23	66.2	450	弾力性があり硬い	透明
その他	サゴでんぷん	26	71.0	135	弾力性弱い付着性	透明～不透明

※ BU：ブラベンダーユニットの略で粘度の単位

　加工でんぷんには、はるさめ・タピオカパール・デキストリン・α化でんぷん・湿熱処理でんぷんなどがある。

　はるさめは、緑豆・じゃがいも・さつまいものでんぷんが原料である。緑豆でんぷんを原料としたものは、細く透き通っており、こしが強く、煮くずれしにくいためスープなどに適する。じゃがいもでんぷんを原料としたものは、軟らかく付着性があり、煮くずれしやすいため、和え物や酢の物に使用される。タピオカパールは、キャッサバでんぷんを少量の水で加熱し、球状に加工した乾燥品として市販されている。調理する際は水を加えて加熱すると透明なパール状となり弾力のある食感が得られる。調理例としては、これをスープの浮き身・プディング・ゼリー・ドリンクなどに利用する。デキストリン*1は、でんぷんを原料として酵素・酸・加熱処理により加水分解し、低分子化したものである。加熱しても糊状にならないため、粘性を抑える場合のソースやスープなどに利用されている。加工したα化でんぷんは、でんぷんに水を加えて加熱し乾燥した後に粉砕したものである。通常、でんぷんは水に溶けないが、α化でんぷんは冷水にも溶けて糊状となる。湿熱処理でんぷんは、化学的な処理を施していないため安全性が高く、麺類・フライ食品などに添加されている。

*1 デキストリン
　でんぷんを無水状態で120～220℃で加熱するとでんぷん分子が切断されてデキストリンが生じる。

タピオカミルクティー

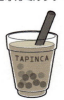

2) でんぷんの成分

でんぷんは、植物の根・茎・種実などに蓄えられた多糖類であり、エネルギー源として重要な成分である。でんぷんは、結合の仕方によってアミロースとアミロペクチンに大別される（p.57 図3-2参照）。アミロースは、グルコースが $\alpha-1,4$ グリコシド結合によって直鎖状に重合し、らせん状である。一方、アミロペクチンは、$\alpha-1,4$ グリコシド結合に加えて、$\alpha-1,6$ グリコシド結合により枝分かれした構造で房状になっている。

生でんぷん（β-でんぷん）は、ミセル[*1]が緻密な構造であるため、消化酵素の作用を受けにくく、消化がわるい。生でんぷんに水を加えて加熱すると、でんぷん粒子が膨潤する。これは、加熱によりミセル構造が緩み隙間に水分子が入り込むためである。加熱を続けると、粘度が上昇し糊状となる。これを **糊化（α化）**、糊化したでんぷんを **α-でんぷん** という。糊化には、30％以上の水分と60℃以上の加熱が必要である。α-でんぷんは、ミセル構造が緩んでいるため、消化酵素の作用を受けやすい。

糊化したでんぷんを放置すると、でんぷんに結合していた水分子が分離する。生でんぷんに近い状態となる現象を **老化（β化）** という。老化が起こると透明度や粘性が失われ、食感も悪くなる。これは、糊化により緩んだグルコースの分子鎖が再配列し、部分的にミセルを形成することで再び生でんぷんに近い状態の β'-でんぷんに戻るためである（p.58 図3-3参照）。

でんぷんの老化は、水分・温度などの影響を受ける（表5-3）。冷飯[*2]（β'-でんぷん）は、再加熱すると再び糊化させることができる。せんべいやα化米[*3]・などは、水分が10％以下であるため老化が起こりにくい。

表5-3　でんぷんの老化

老化の要因	老化が起こりやすい条件	老化が起こりにくい条件
水　分	30～60％	10～15％以下
温　度	0～4℃ （冷蔵庫）	0℃以下，80℃以上 （炊飯器の保温，冷凍庫）
でんぷんの組成	アミロースが多い	アミロペクチンが多い

＊1　ミセル
でんぷん粒子の中のグルコースが規則正しく配列している状態。

＊2　冷飯
消化されにくいでんぷんであるレジスタントスターチ（難消化性でんぷん）が多く含まれる。

＊3　α化米
炊飯した米を熱風で急速乾燥した加工米。長期保存が可能。

3）でんぷんの調理

でんぷんを利用する調理は、その特性を生かして使用する必要がある。糊化でんぷんは、種類によって粘度・ゲルの硬さ・透明度などが異なるため、調理では粉末のまま使用したり、溶かして使用したりする（表5-4）。

表5-4　でんぷんの調理特性と調理例

形　状	調理特性	調理例	でんぷんの種類	使用濃度（％）
粉　末	粘着性	から揚げ，肉だんご	じゃがいも	―
ゾル（低濃度）	粘稠性（ねんちゅう）	薄くず汁，かきたま汁	じゃがいも，くず	1～2
		くずあん	じゃがいも，くず	3～6
		くず湯	じゃがいも，くず	5～8
		カスタードクリーム	とうもろこし，小麦	7～8
ゲル（高濃度）	ゲル化性	ブラマンジェ	とうもろこし	8～12
		ごま豆腐	くず	15～20
		くず桜	じゃがいも，くず	15～20
		わらびもち	さつまいも	20

粉末のまま使用する場合は、粘着性（つなぎ）を目的としており、調理例としては、から揚げ・肉だんごなどがある。溶かして使用する場合、濃度により調理特性が異なる。低濃度（1～8％）では、でんぷん濃度で加熱すると透明または半透明になり粘性や流動性をもつゾルとなる。これは粘稠性を利用している。じゃがいもでんぷんは、透明度が高く汁物に用いると光沢が得られる。また、口当たりや保湿性がよくなり具が分散して沈みにくくなる。あんかけに用いると、とろみをつけた調味液に粘稠性を与え、材料によく絡まり味がつきやすくなる。長時間加熱するとでん粉粒は崩壊し、低分子化して粘度が下がる。これを**ブレークダウン**といい、加熱時間に注意する必要がある。

高濃度（8～20％）のでんぷん濃度で加熱し、冷却すると流動性のないゲルとなる。例えば、とうもろこしでんぷんのコーンスターチ[*1]は、単独で不透明なゲルを形成するためブラマンジェに用いられる。ゲルになったものを再加熱してもゾルに戻らない（**熱不可逆性**[*2]）。コーンスターチは、糊化温度が高く、加熱が不十分だとべたつき、歯切れが悪くなる。そのため、でんぷんを十分に糊化する必要がある。添加する材料はでんぷん糊液やゲルの性状に影響する（表5-5）。

---

*1　コーンスターチ
　とうもろこしでんぷん。利用した料理にブラマンジェがある。これはフランス語で「白い食べ物」という意味。

*2　熱不可逆性のゲル
　（ゾル→ゲルが一方向）

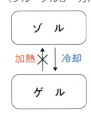

ブラマンジェ

プディング

こんにゃく

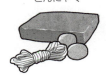

表5-5　でんぷんに添加する材料の影響

添加材料	特　性
砂　糖	・10〜30％では，添加量が多くなるとともに粘度，透明度，ゲル強度が増す ・50％以上では，砂糖の親水性によりでんぷん粒の膨潤を抑制し粘度は低下する ・多量の添加は，でんぷんの老化を抑制する
食　塩	・じゃがいもでんぷんでは，粘度が低下する ・小麦でんぷんでは，糊化が促進され粘度が上昇する ・とうもろこしでんぷんでは，影響が少ない
食　酢	・添加量が多くなるとともに粘度が低下する ・pH 3.5以下では，酸による加水分解が起こり粘度が低下する
牛　乳	・とうもろこしでんぷんでは，ゲルが軟らかくなる ・じゃがいもでんぷんは，糊化開始温度が上昇し最高粘度が低下する
油　脂	・でんぷんの膨潤や糊化を抑制するため，糊化開始温度が上昇する ・じゃがいもでんぷんでは，粘度が上昇する

2　ゲル化材料の特性

1）ゼラチンの特性

（1）ゼラチンの成分

　ゼラチンの原料は、動物の骨や皮から抽出されたコラーゲンであり、主成分はたんぱく質である（表5-6）。ゼラチンのアミノ酸組成は、必須アミノ酸のトリプトファンやシスチンを含まないので、たんぱく質としての栄養価は低い。そのため、これらの不足しているアミノ酸を含む食材と一緒に調理することによりアミノ酸の補足効果が期待できる。また、口腔内の体温で溶け、消化吸収がよいため幼児・高齢者・病者などの食事にも使用される。

2　ゲル化材料の特性

表5-6　ゲル化材料の種類と特徴

特　徴	ゼラチン（動物の骨や皮に含まれるコラーゲン）	寒　天（テングサやオゴノリなどの紅藻類）	カラギーナン（スギノリやツノマタなどの紅藻類）	ペクチン（かんきつ類やりんごなどの果実・野菜）	
				高メトキシ（HM）ペクチン[※1]	低メトキシ（LM）ペクチン[※2]
主成分	たんぱく質（コラーゲン）	多糖類（アガロース，アガロペクチン）	多糖類（ガラクトース，アンヒドロガラクトース）	多糖類（ガラクツロン酸）	
				メトキシ基が多い（7％以上）	メトキシ基が少ない（7％未満）
製品の形状	板状，粉末状	棒状，糸状，粉末状，フレーク状	粉末状	粉末状	
膨潤方法	水に浸して膨潤	水に浸して吸水	砂糖と混合しておく	砂糖と混合しておく	
使用濃度	2～4％	0.5～1.5％	0.5～1.5％	0.5～1.5％	
溶解温度[※3]	40～50℃	90～100℃	70～80℃	90℃以上	
凝固温度	5～12℃	28～35℃	37～45℃	30～40℃	50～80℃
融解温度[※4]	25℃以上	70℃以上	60℃以上	—	
ゲル化条件	●たんぱく質分解酵素を含む果実や果汁は加熱して使用する	●酸性のものは煮溶かした後に加え，添加後は再加熱しない	●種類によっては，カリウムやカルシウムイオンが必要	●酸（pH 3.5以下）と砂糖（50％以上）が必要	●2価の金属イオン（カルシウムやマグネシウムイオン）が必要
ゲルの状態	軟らかい，弾力性がある，粘りがある	硬い，弾力がない，砕けやすい	やや軟らかい，やや弾力がある（種類により異なる）	やや弾力がある，なめらかである（種類により異なる）	
酸に対する安定性	やや弱い	かなり弱い	やや強い	かなり強い	やや強い
保水性	高い	低い	タイプにより異なる	高い	高い
熱可逆性	あり	あり	あり	なし	あり
消化吸収性	あり	なし	なし	なし	なし
冷凍耐性	冷凍できない	冷凍できない	冷凍できる	冷凍できる	冷凍できる

※1　HM：High Methoxy の略語
※2　LM：Low Methoxy の略語
※3　溶解温度：粉末などが液体に溶ける温度
※4　融解温度：ゲルなどの固体が液体になる温度

第5章　成分抽出素材の調理科学

（2）ゼラチンの調理

❶ 調理性

　ゼラチンには板状・粒状・粉状がある。ゼリーを作る際の使用濃度は2～4％である（表5-6参照）。ゼラチンは、吸水・膨潤させてから加熱し溶解する。板状ゼラチンの浸漬水は、ゼラチン重量の10倍量がよいとされている。粒状や粉状の場合、板状に比べて表面積が大きく吸水速度が速いため、吸水・膨潤を省略し水の中に振り入れるとよい。吸水・膨潤したゼラチンは、40～50℃の加熱（湯煎*1）で溶解する。ゼラチンはペプチド結合を有するため沸騰させたり、撹拌しすぎるとゲル化しない場合がある。使用濃度が低いほどゲル化に要する時間は長くなる。

　生の果実や果汁を使用する場合は、その種類に注意する必要がある。たんぱく質分解酵素を含む果実（図5-1）を生のまま添加すると、ゼラチンのたんぱく質が加水分解されゲル化しない。そのためゼリーに使用する場合は、あらかじめ電子レンジなどで加熱して酵素を失活させてから使用するとよい。

*1　湯煎
　少量のゼラチンを溶かす場合は約60℃の湯煎にするとよい。

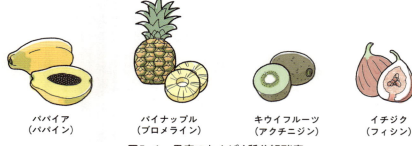

図5-1　果実のたんぱく質分解酵素

　ゼラチン液の凝固温度は5～12℃のため、氷水または冷蔵庫で冷却するとゲル化する。ゼラチンゲルは、寒天ゲルに比べて軟らかく粘弾性があり、透明度や保水性が高い。また、ゼラチンゲルは口腔内（体温）で融け、滑らかな食感を呈する。融解温度が25℃以上であるため室温で融けることがある。

❷ 添加材料の影響

　表5-7に示すようにゼラチンゲルは、砂糖・果実などの添加する材料によって様々な影響を受ける。

表5-7 ゼラチンゲルに及ぼす添加材料の影響

添加材料	特　性
砂糖	・ゲルの凝固温度，融解温度，強度，透明度が高くなる ・融解温度が上昇するので，ゲルの溶解や崩壊を防止する
果実 (果汁)	・たんぱく質分解酵素を含む果実の場合は，加熱して酵素を失活させてから用いる ・有機酸を含む果汁を添加する場合は，ゼラチン液を凝固温度付近まで冷ましてから加える
牛乳	・牛乳中の塩類によりゲル強度は高くなる

2) 寒天の特性

(1) 寒天の成分

　寒天は、原料が紅藻類のテングサやオゴノリである。ガラクトースを主成分とする多糖類で、アガロース（70%）とアガロペクチン（30%）からなっている。アガロースはゲル化力が高く寒天の強度に影響し、アガロペクチンはゲル化力が弱く寒天の粘弾性に影響を及ぼす。寒天に含まれる食物繊維は、消化酵素の作用を受けないため、消化吸収されずエネルギー源とならない。そのため寒天は、便秘の改善や血糖値の上昇を抑える働きがあり、低エネルギー食品としての利用も増えている。

(2) 寒天の調理

❶ 吸水・膨潤

　寒天には、棒状・糸状・粉末・フレーク状など用途に合わせて様々な形態がある。寒天ゼリーのゲル化濃度は、0.5〜1.5%であり、ゼラチンよりも低い濃度でゲル化する。調理する際は、水に浸漬し吸水・膨潤させてから加熱溶解する。棒状の寒天*1 は、溶けにくいので溶かす前に十分に膨潤させる必要がある。粉寒天は、溶けやすいため水に加えてそのまま加熱してよい。

*1　棒寒天
　原料から寒天質を抽出して固め、ところてんを作り、凍結乾燥させたもの。水に湿らせて裂いた後、十分に膨潤させてから加熱する。

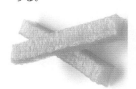

第5章　成分抽出素材の調理科学

❷ 加熱・溶解

吸水・膨潤した寒天は、水を加えて加熱し溶解させる。寒天の溶解温度は90 ～ 100℃である。実際の調理では、数分間沸騰させて完全に溶解する必要がある。

❸ 凝固・融解

寒天液の凝固温度は28 ～ 35℃のため、常温でゲル化する。寒天は、濃度が高いほど硬いゲルになる。また、寒天ゲルは、融解温度が70℃以上のため常温では融解しないが、ゲルを70℃以上で再加熱すると融解し、ゾルに戻る（熱可逆性）。ゼラチンゲルに比べると、寒天ゲルは硬くて粘りがなく、もろい性質をもつ。また、保水性がわるく離漿[*1]しやすいため、寒天濃度を高くすると離漿は起こりにくい。

❹ 添加材料の影響

表5-8に示すように寒天ゲルは、砂糖や果実などの添加する材料によって様々な影響を受ける。

表5-8　寒天ゲルに及ぼす添加材料の影響

添加材料	特　性
砂　糖	● ゲルの凝固温度，融解温度，強度，透明度が高くなる ● 砂糖濃度が60％以上では，ゲル強度が低くなる ● 砂糖の親水性により水と水素が結合し，自由水が少なくなるため離漿を抑制する ● 砂糖は，寒天が完全に溶解してから添加する
果実（果汁）	● 酸味の強い果汁を加えると一部加水分解され，ゼリー強度が弱くなるため，寒天液を溶かした後50 ～ 60℃に冷ましてから加える
牛　乳	● 牛乳中のたんぱく質や脂肪により，ゲル強度は低下する
あ　ん	● 水ようかんを作る際には，比重の大きいあんと寒天の分離を防ぐため，40 ～ 45℃に冷ましてから型に流す
泡立て卵白	● 淡雪かんを作る際に，寒天液と泡立て卵白の分離を防ぐため，寒天液を40℃に冷ましてから混合する

*1　離漿（離水）
　水を含んだ食品から時間の経過とともに水分が分離すること。「離水」ともいう。

POINT
　粉寒天は寒天の固まる成分が精製されているため、棒寒天の約半分の量で固めることができる。

3）カラギーナンの特性

（1）カラギーナンの成分

　カラギーナンの原料は、紅藻類のスギノリやツノマタで、主成分は多糖類のガラクトースとアンヒドロガラクトースである。カラギーナンは、海藻の種類や製造方法によりκ（カッパ）型、ι（イオタ）型、λ（ラムダ）型の3種類に分類される（表5-9）。ゲル化するカラギーナンはκ型とι型であり、κ型の方がゲル化しやすい。市販のゼリーには主にκ型が用いられているが、原材料名の表示では増粘多糖類と表示されている。λ型はゲル化しないので、とろみをつけるために用いられる。

表5-9　カラギーナンのゲル化特性

調理特性	κ（カッパ）型	ι（イオタ）型	λ（ラムダ）型
ゲル化の条件	・カリウム，カルシウム，マグネシウムなどのミネラルや，たんぱく質（カゼイン）と共存する	・ミネラル（主にカルシウム）と共存する	・水に溶かすと強い粘性を示すがゲル化しない
ゲルの物性	硬くてもろい	弾力に富む	ゲル化しない

（2）カラギーナンの調理

❶ 吸水・膨潤

　粉末状のカラギーナンを利用したゲル化濃度は、0.5～1.5％である。カラギーナンを調理する際は、吸水・膨潤が必要であるが、水に溶けにくいのでダマになりやすい。そのため砂糖とよく混合してから、水の中に振り入れ、10分ほど吸水・膨潤させるとよい。

❷ 加熱・溶解

　吸水・膨潤したカラギーナンは、70～80℃で溶解する。

❸ 凝固・融解

　カラギーナン液の凝固温度は、37～45℃であるため常温でゲル化する。カラギーナンは、ゼラチンや寒天と同様に**熱可逆性**[*1]をもつ。加熱溶解するときの温度やゲルの融解温度は、寒天よりも低く、ゼラチンよりも高い。そのため、夏場でも扱いやすく大量調理のゲル化材料としても適する。また、カラギーナンは、寒天よりもゲル化力は劣るが透明度が高く、離漿が少ないなどの利点がある。さらに、冷凍保存が可能であり解凍しても元の食感を保つことができる。

＊1　熱可逆性のゲル
（温度状態によってゾル—ゲルが双方向に変化）

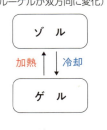

ゼリー

第5章　成分抽出素材の調理科学

❹ 添加材料の影響

表5-10に示すように、カラギーナンゲルは、砂糖や果実などの添加する材料によって様々な影響を受ける。

表5-10　カラギーナンゲルに及ぼす添加材料の影響

添加材料	特　性
砂糖	●ゲルの融解温度，強度，透明度が高くなる ●砂糖の親水性により，離漿を抑制する
果実 （果汁）	●酸味の強い果汁の場合は，添加後の加熱をさける。 ●果汁は，カラギーナン液を煮溶かしたあと，約50℃に冷ましてから加える
牛乳	●牛乳中のたんぱく質やカルシウムイオンにより，ゲル強度は上昇する

4）ペクチンの特性

（1）ペクチンの種類・成分

成分抽出素材のペクチンには、高メトキシ（HM）ペクチンと低メトキシ（LM）ペクチンがある（表5-6参照）。ペクチンは、果実や野菜の細胞壁にふくまれるガラクツロン酸を主成分とし、カルボキシ基のメチルエステル化度により分類される。メトキシ基が7％以上のものを高メトキシ（HM）ペクチン、7％未満のものを低メトキシ（LM）ペクチンという。高メトキシペクチンと低メトキシペクチンは、ゲル化材料として使用されており、一定の条件下でゲル化する。

（2）ペクチンの調理

ペクチンゼリーのゲル化濃度は、0.5～1.5％である。調理の際は吸水・膨潤が必要であるが、水に溶けにくいのでダマになりやすい。そのため砂糖とよく混合してから、水の中に振り入れ10分ほど吸水・膨潤させる。そのあと90℃以上で加熱し溶解する。ペクチン液の凝固温度は、高メトキシペクチンが30～40℃、低メトキシペクチンが50～80℃のため、常温でゲル化する。

高メトキシペクチンのゲル化には、酸（pH 3.5以下）と砂糖（50％以上）が必要である。市販のジャムはこの特性を活かしたものである。一方、低メトキシペクチンでは、2価の陽イオン（カルシウムイオンやマグネシウムイオンなど）が必要である。この特性を活かしたものがミルクゼリーやヨーグルトドリンクである。牛乳を添加するだけでゲル化するデザートゼリーの素や低糖のジャムも市販されている。ペクチンゲルは、透明で軟らかく、冷凍保存が可能である。高メトキシペクチンは熱不可逆性、低メトキシペクチンは熱可逆性である。

5）その他

その他のゲル化材料の種類と調理特性を表5-11に示す。

食品をゲル化させたり、粘度を高めたりするものにゲル化材料があり、動物・海藻・植物・微生物から抽出されたものもある[*1]。

＊1　ゲル化材料の種類

原　料	ゲル化材料
動　物	ゼラチン
植　物（海藻）	ペクチン
	でんぷん
	ローカストビーンガム
	寒天
	カラギーナン
微生物	カードラン
	ジェランガム

表5-11　その他のゲル化材料の種類と調理特性

種　類	植物由来	微生物由来	
	ローカストビーンガム	カードラン	ジェランガム
原　料	マメ科の種子	アグロバクテリウムまたはアルカリゲネスの産生物	シュードモナスエロディアの産生物
主成分	ガラクトマンナン	多糖類（β-1,3-グルカン）	グルコース，グルクロン酸，ラムノース
溶解温度	80℃以上	50℃以上	90℃以上
特　徴	・高い粘性を示す ・単独では，ゲル化しないがキサンタンガムやκ-カラギーナン，ガラクトマンナンとの混合によりゲル化する	・加熱によりゲル化する ・冷凍しても品質変化が少ない	・ネイティブ型，脱アシル型の2種類がある ・2価の陽イオンを添加し，溶解後に冷却すると耐熱性，耐酸性をもつ硬いゲルとなる
主な用途	増粘安定剤	冷凍食品，フリーズドライ食品	ゼリー，ジャム

（1）ローカストビーンガム

植物由来のゲル化材料で、原料はマメ科の種子から得られる多糖類（ガラクトマンナン）である。溶解温度は80℃以上であり、増粘安定剤として使用されている。単独ではゲル化しないが、キサンタンガム・κ-カラギーナン・ガラクトマンナンとの混合によりゲル化する。

（2）カードラン

カードランは、微生物由来の多糖類（β-1,3-グルカン）のゲル化材料である。水に不溶であるが、約60℃に加熱するとゾル状になる。これを40℃以下に冷却すると熱可逆性のゲル[*1]を形成する。80℃以上に加熱すると熱不可逆性の硬い弾力のあるゲル[*2]を形成する。これらの特性を利用して、ゲル化材料としてだけでなく、煮崩れ抑制のためにうどんやもちに用いられる。また、冷凍しても品質変化が少ないため、冷凍食品やフリーズドライ食品にも使用されている。

（3）ジェランガム

ジェランガムは、微生物由来のゲル化材料であり、他のゲル化材料は0.5％必要であるがジェランガムは0.4％以下の濃度でもゲル化する。耐酸性であるため果汁をゲル化し、Ca^{2+}存在下でもゲル化しやすく、熱にも強い。嚥下補助食品としてスープやミキサー食などに添加すると、飲み込みやすくなり、熱不可逆性の硬い透明なゲルになる。寒天よりもゲルの融解温度が高く、100℃では溶けないため、温めて食べる料理、ゼリー・ジャムなどに使用されている。

3 油脂の特性

1）油脂の種類

食用油脂は、植物性や動物性の天然油脂と加工油脂があり、常温で液体の油（oil）と固体の脂（fat）に分類される。融点は、油脂を構成する脂肪酸の種類と割合によって決まる。不飽和脂肪酸は融点が低いので、その割合が多いと液体状になる。一方、飽和脂肪酸は融点が高いため、その割合が増えるにつれて固体状になる。

植物性油脂には、オリーブ油・ごま油・大豆油などがあり、融点の低い不飽和脂肪酸が多いため常温で液体である。牛脂などの動物性油脂は、融点の高い飽和脂肪酸が多いため常温で固体である。加工油脂には、表5-12に示すように、油に属する中鎖トリグリセリド（MCT）[*3]、脂に属する硬化油・マーガリン・ショートニング[*4]などがある。

[*1] 熱可逆性のゲル
ゾルとゲルの転移を可逆的に行なうゲルのこと。

[*2] 熱不可逆性のゲル
ハイセットゲルと呼ばれる。

[*3] 中鎖トリグリセリド
（MCT: Medium Chain Triglyceride）
炭素数8～10の脂肪酸で、炭素数12以上の長鎖脂肪酸トリグリセリドに比べて加水分解が早いためエネルギーになりやすい。体脂肪や内臓脂肪が蓄積されにくいため生活習慣病予防に効果がある。

[*4] ショートニング
水分を含まず、常温での伸びがよく、生地に混ざりやすい。風味はなく、無味無臭で、洋菓子やパンの製造に利用される。サクサクとした食感（ショートネス）を与える目的で利用される。

表5-12 食用油脂の分類と種類

分類		種類
天然	植物性油脂	大豆油, あまに油, ひまわり油
		なたね油, とうもろこし油, ごま油
		オリーブ油, 落花生油
		パーム油, やし油
	動物性油脂	魚油, 肝油
		バター, 牛脂（ヘット）, 豚脂（ラード）
加工	加工油脂	MCT（中鎖トリグリセリド）
		硬化油, マーガリン, ショートニング

　マーガリンやショートニングの原料である硬化油は、常温で液体の植物油や魚油に水素を添加し、半固体または固体の油脂に加工したものである。水素を添加することで不飽和脂肪酸の二重結合の数が減り、飽和脂肪酸の割合が増える。そのため、半固体または固体に変化する際にトランス脂肪酸[*1]が生成されることがある。トランス脂肪酸は、日常的に多く摂り過ぎると、循環器系の疾患リスクが高まる。

＊1　トランス脂肪酸
　トランス型の不飽和脂肪酸

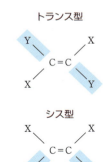

2）油脂の調理
（1）調理特性
　油脂を調理に用いる際は、特徴を生かして使い分ける必要がある。

　油脂は比熱が0.47、水は1であるため、同じ火力の場合には2倍の速さで温度が上昇する。また、水を媒体とする調理は100℃までの加熱であるが、油脂を媒体とする場合は、130～200℃の加熱が可能なので炒め物や揚げ物などに適する。揚げ物の場合は、大量の食材を投入すると油の比熱が小さいため急激に温度が低下するので注意が必要である。

　油脂をフライパン・焼き網・プリン型・ケーキ型などの調理器具に塗ると付着を防止する。また、ゆでたパスタにバターやオリーブ油を絡めておくと、パスタ同士の付着を防止できる。サンドイッチのパンの内側にバターやマーガリンを塗ると、具材からの水分がパンにしみこむのを防ぐことができる。

　油脂を調理に利用すると、まろやかな油脂味となめらかさが付与される。ごま油・オリーブ油・バターなどは、精製度が低いため、原料特有の風味が付与される。また、揚げ物や炒め物などに用いた場合、香気成分が形成されて香ばしさが付与される。ビーフステーキの仕上げにバターをのせるのは、風味を付けるためである。

*1 乳化剤
　水と油を分離させずに均一な状態にする作用を乳化といい、卵黄に含まれるレシチンが乳化剤である。

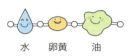

（2）乳化性

　油と水は本来混じり合わないが、乳化剤*1が存在すると油滴または水滴となって混じり合った乳濁液（**エマルション**）になる。この状態を乳化、この性質を乳化性という。水の中に油滴が分散している状態を**水中油滴型**（oil in water、O/W型）エマルションという。油の中に水滴が分散している状態を**油中水滴型**（water in oil、W/O型）エマルションがある。エマルションの模式図を図5-2に示す。水中油滴型エマルションの例としてマヨネーズがある。これは卵黄中のレシチンを乳化剤とし、食酢（水）と油を乳化させたものに、食塩と香辛料を加えたものである。このほかに、牛乳・生クリームなどがある。一方、油中水滴型エマルションには、バターやマーガリンなどがある。

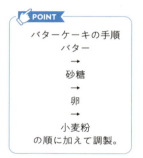

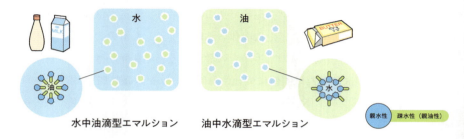

図5-2　エマルションの模式図

*2 フレンチドレッシング作り方のコツ
　ベースとなる液体（酢や砂糖を混ぜたもの）にオイルを少量ずつ入れ混ぜると、油と酢が乳化しとろみのあるドレッシングに仕上がる。

　フレンチドレッシング*2は、主原料がサラダ油と酢で、割合は油：酢が2〜3：1である。フレンチドレッシングは、食酢と油を混合するだけなので、すぐに二層に分離し、安定なエマルションにはならない。そのため、食べる直前によく振って使う。市販のドレッシングには、乳化性を保つため乳化剤を添加したものがある。

（3）可塑性

*3 バターの可塑性

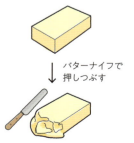

　バターやラードなどの固体油脂は、外から加えられた力により変形し、その力を除いても変形したままの形を保つ。この性質を可塑性*3という。折り込み式パイ生地にバターが折り込まれた状態を保つことに可塑性が利用されている。バターの可塑性が得られる温度は13〜18℃である。

（4）ショートニング性

　クッキーを作る際にクリーム状にしたバターが、生地中に広がりグルテンの生成を抑えたり、でんぷんの結着を防いだりする性質をショートニング性という。焼き上げたクッキーがもろく砕けやすい食感をショートネスという。バターが多いほどサクサクとしたテクスチャーになる。

（5）クリーミング性

バター・マーガリンなどの固体油脂を撹拌し空気を抱き込む性質がクリーミング性[*1]である。この性質を利用したものに、バタークリームやホイップクリームがある。

3）油脂の調理操作による成分の変化

炒め物や揚げ物のように油脂を使った場合、調理操作により食品の成分が変化することがある。

炒め物や揚げ物などの調理では、ビタミンA、D、E、Kなどの脂溶性のビタミンを油脂に溶解させることができるため、吸収率が高まる。ほうれん草や人参などに含まれるカロテンは、脂溶性のプロビタミンA[*2]なので油脂で調理すると、吸収率が高まり、体内でビタミンAになる。ほうれん草の炒め物や人参のグラッセは栄養学的に利点の多い調理といえる。

また、炒め物は、油膜で食品を包んだ状態になるため、ビタミンCなどの水溶性ビタミンも成分の損失が少ない調理法である。炒め物は空気との接触面積が大きいので、油脂が酸化しやすい。植物性油脂は、ほとんどが多価不飽和脂肪酸[*3]であるため酸化されやすい。オリーブ油[*4]は、一価不飽和脂肪酸であるため酸化されにくく、加熱に強い。

揚げ油を加熱すると、油の表面で酸素や熱による酸化、内部では加水分解、鍋底では熱重合や熱分解が起こる。長時間の加熱により揚げ種中の水分が油を加水分解し、揚げ種の周囲に消えにくい小さな泡立ち（かに泡）が見られるようになる。かに泡が発生した状態では、水と油の交換が不十分でカラッとした仕上がりにならない。

植物性油脂は、高温で長時間加熱すると、不飽和脂肪酸が空気中の酸素によって酸化して、不快な臭いや毒性のあるアルデヒド類が生成される。劣化した油[*5]は粘度が増加し着色する。劣化した油は発煙温度が下がり、引火しやすくなるため使用しないほうがよい。油の劣化には使用量・食材の種類・調理時間などが関わるため、劣化を防ぐには、① 必要以上に温度をあげない、② 加熱中に揚げカスを取る、③ さし油を使用する、とよい。

[*1] クリーミング性
　高い順は、ショートニング、マーガリン、バターの順である。

[*2] プロビタミンA
　ビタミンAの前駆体。おもに体内でビタミンAに変換される。

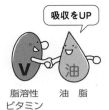

[*3] 多価不飽和脂肪酸
　p.103 参照

[*4] オリーブ油
　主成分がオレイン酸で、二重結合が1個の一価不飽和脂肪酸である。

[*5] 劣化した油の特徴
・油の色が濃くなる
・嫌なにおい（変敗臭）がする
・泡がでる
・粘りがでる
・発煙しなくなる
　再利用する場合は、揚げカスをろ過して冷暗所に保管し、早めに使用するのがよい。

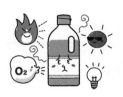

第5章　成分抽出素材の調理科学

試験対策：チェックしてみよう！

☐ 加熱でんぷん糊の粘度は、濃度が同じ場合、とうもろこしよりじゃがいもの方が高い。

☐ 根茎でんぷんに水を加えて加熱糊化させると、透明なゲルを形成する。

☐ 透明度を重視するあんかけやかきたま汁には、根茎でんぷんが適する。

☐ でんぷんに砂糖を加えて加熱糊化させたゲルは、でんぷんの老化を抑制する。

☐ くずでんぷんのゲルは、低温（4℃）で保存すると硬くなる。

☐ ゲルに使用するじゃがいもでんぷん濃度は、20％が目安である。

☐ 甘酢あんを作る際に添加する食酢は、あんの粘度を低下させる。

☐ じゃがいもでんぷんのゲルに食塩を添加すると、粘度が低下する。

☐ ゼラチンは、水で膨潤後に沸騰させると凝固力が低下するため40~50℃で溶解する。

☐ ゼラチンゲルは、牛乳を添加すると硬く仕上がる。

☐ ゼラチンのゲル化温度は10℃前後、カラギーナンは40℃前後である。

☐ ゼラチンゲルのゼラチン濃度は、通常3％前後である。

☐ ゼラチンゲルは、濃度が低いほどゲル化に要する時間は長い。

☐ パパイヤゼリーを作る場合は、あらかじめパパイヤを加熱してから加える。

☐ ゼラチンゲルの砂糖の添加は、ゲルの融解温度を高め、崩壊しにくくする。

☐ ゼラチンゲルは、酸味の強い果汁を加えpH 3.5以下にすると、たんぱく質が加水分解されるためゲル化しにくくなる。

☐ ゼラチンゲルは、牛乳を加えると、カルシウムイオンの作用でゲルが硬くなる。

☐ 寒天は、水に膨潤後、沸騰させて溶解する。

☐ 粉寒天は、水に振り入れて膨潤後、加熱して溶解させる。

☐ 寒天の溶解温度は、通常90℃前後である。

☐ 寒天ゲルは、砂糖を添加すると硬く仕上がる。

☐ 寒天は、ゼラチンより低い濃度でゲル化する。

☐ 寒天ゲルは、果汁を加えると一部加水分解され、ゼリー強度は低くなる。

☐ 牛乳は、寒天ゲルの形成を阻害するため、ゼリー強度は低くなる。

☐ 寒天ゲルは、寒天濃度が高いほど離漿が少ない。

☐ 寒天ゲルは、同一濃度では、棒寒天の方が粉寒天よりゼリー強度が低い。

☐ 寒天ゲルは、融解温度が高いため、常温で融解しない。

☐ 寒天ゲルは、ゼラチンゲルに比べ弾力がない。

☐ 粉寒天は、水に振り入れて膨潤後、加熱して溶解させる。

☐ カラギーナンの主成分は炭水化物であるため、たんぱく質分解酵素の影響を受けない。

☐ カラギーナンゼリーは、冷凍後、解凍しても元の食感を保つ。

☐ κ-カラギーナンゲルは、融解温度が60℃以上であるため室温で融解しない。

☐ ペクチンゲルは、寒天ゲルに比べ耐酸性が強い。

☐ クッキーは、バターが多いほどサクサクしたテクスチャーになる。

☐ バターケーキの生地は、バター、砂糖、卵、小麦粉の順に加えて調製する。

☐ 折り込みパイ生地は、固形油脂の可塑性を利用したものである。

☐ 油と食酢と食塩を合わせて混ぜると、すぐに分離しエマルションにならない。

☐ 油中水滴型のエマルションの食物は、水中油滴型のものよりも油っこい口触りである。

第6章
調味料・香辛料・嗜好飲料の調理科学

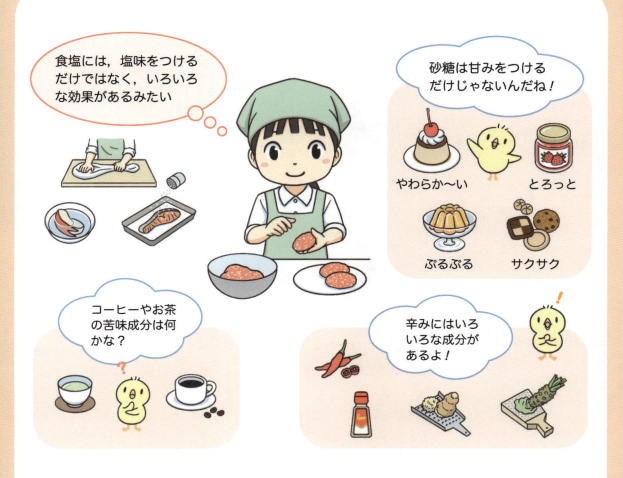

学習目標

- ☐ 調味料の種類と特性について理解する。
- ☐ 調味料の使い方を学ぶ。
- ☐ 甘味付与以外の砂糖の特性について理解する。
- ☐ 塩味付与以外の食塩の特性について理解する。
- ☐ しょうゆの調理特性について理解する。
- ☐ みその種類と調理特性について学ぶ。
- ☐ 食酢の種類と調理特性について学ぶ。
- ☐ 香辛料・ハーブの種類と特性について理解する。
- ☐ 嗜好飲料の種類について学ぶ。

第6章 調味料・香辛料・嗜好飲料の調理科学

1 調味料の種類と特性

1) 砂　糖

（1）種類と成分

原料はサトウキビとサトウダイコンであり、製造工程で糖密の分離により分みつ糖[*1]と含みつ糖[*2]に分類される（図6-1）。

> [*1] 分みつ糖
> 分みつ糖はミネラル分などを取り除いて結晶だけを取り出したもの。グラニュー糖、上白糖、白ざらめ糖など。

> [*2] 含みつ糖
> 砂糖を作る工程で糖みつを分離せず、糖みつを含んでいる砂糖のこと。黒糖など。

和三盆を利用した菓子

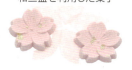

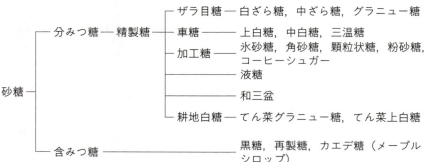

図6-1　砂糖の種類

砂糖の主成分は甘味度[*3]の高いショ糖である。通常、使用する砂糖は上白糖であり、温度が変化しても甘味度が安定しているため味付けに適している。砂糖にはショ糖が97.8％含まれ、グラニュー糖には99.9％、三温糖には96.4％含まれている。

上白糖は、しっとりとしているが、グラニュー糖はサラサラとして癖のない甘みをもつため、果物等の素材を活かしたお菓子作りやコーヒーや紅茶などの香りを楽しむ飲み物に適する。三温糖は、色が黄褐色で特有の風味をもち、上白糖より甘さが強いため煮物などに適している。砂糖の調理特性は、テクスチャー・焼き色・香ばしい風味などのおいしさに大きく影響する。

> [*3] 甘味度の比較（％）
>
> | 糖　類 | 甘味度 |
> |---|---|
> | ショ糖 | 100 |
> | ブドウ糖 | 60〜70 |
> | 果　糖 | 120〜150 |
> | 異性化糖（果糖55％） | 100 |
> | 水あめ | 35〜40 |
> | 乳　糖 | 15〜40 |

（2）調理特性

砂糖の役割は、味付けだけでなく保水作用・物性に対する作用・たんぱく質変性の抑制効果などがある（表6-1）。

表6-1 砂糖の調理特性

調理作用	主な調理例	内　容
呈　味	調理全般	• 甘味を付与する
保　水	寒天ゼリー, 求肥	• 離水を防止する • でんぷんの老化, 乾燥を防止する
物性の変化	ゼラチンゼリー, ジャム, クッキーなど	• ゲルの強度を上昇させる • ペクチンのゲル化を促進する • グルテンの形成を抑制する
たんぱく質の変性	卵焼き, メレンゲ	• 熱変性を抑制する • 卵白泡を安定化させる
酸化防止	クッキー	• 油脂の酸化を防止する
防　腐	ジャム	• 微生物の繁殖を抑制する
着　色	ケーキ, カラメル	• アミノカルボニル反応により着色する • カラメル化により着色する

❶ 保水作用

砂糖は水に溶けやすいため他の食品から水を取って抱え込む脱水作用や、抱え込んだ水を離さない保水作用がある。砂糖は糊化したでん粉の水分と結合し、でん粉から水分がなくなるのを防ぐため、老化や乾燥を防止し軟らかい状態を保つ。

❷ 物性の変化

寒天ゼリーやゼラチンゼリーに砂糖を加えると、砂糖がゲルの分子間で架橋を作るため、ゼリーの強度や透明度が高くなる。果物に砂糖を加えて加熱すると、果物に含まれるペクチンと果物の酸によりとろみがつく（ゲル化）。小麦粉に水を加えて捏ねるとグルテンが形成され、生地に粘りや弾性が出るが、砂糖を加えると砂糖が水分を保持するためグルテンの形成が抑制される。

❸ たんぱく質の変性

卵焼きを作る際、砂糖を加えると水の働きを抑えて熱変性を遅らせるため卵が軟らかくなる。卵白に砂糖を加えて泡立てると、砂糖が卵白の水分を吸収して泡が安定し滑らかなメレンゲになる。

❹ 防　腐

多くの砂糖を加えた食品では、砂糖が水分を抱え込み、カビや細菌が水分を利用しにくくなるため、微生物の繁殖が抑制される。

第6章　調味料・香辛料・嗜好飲料の調理科学

❺ 着　色

　還元糖（果糖、ブドウ糖、麦芽糖、乳糖）とアミノ酸を一緒に加熱すると、**非酵素的褐変**[*1]のアミノカルボニル反応により褐色物質（メラノイジン）を生成し、香ばしい香りと焼き色を呈する。一方、砂糖が $170 \sim 185$ ℃に加熱されると、褐色透明で香ばしいカラメルが生成される（カラメル化）。

　ショ糖は水を加えて加熱すると、濃縮され沸点が上昇して粘度が高くなる。また、撹拌などの物理的刺激を加えるとショ糖の結晶が析出するので、これらの性質を利用して調理する（表6-2）。抜絲を作るときに加熱温度が 140 ℃になると銀色の糸をひいた飴状（銀絲）になり、さらに 160 ℃になると金色の糸（金絲）になる。抜絲地瓜[*2]を作る際には、ショ糖の結晶化を防止するため食酢を加える。これにより、加水分解が起こってショ糖の一部は転化糖[*3]に変わる。

表6-2　砂糖の加熱温度による変化

温度（℃）	状　態	調理例
$102 \sim 105$	泡がたち沸騰状態	シロップ
$106 \sim 115$	球形の泡ができる	フォンダン（ケーキ，クッキー）
$116 \sim 120$	泡が全体に広がる	砂糖衣（かりんとう，あられ）
$140 \sim 165$	粘り気が出て糸を引く	抜絲（大学芋）
$170 \sim 180$	褐色（黒褐色）に炭化する	カラメル（プディング）

2）食　塩

（1）種類と成分

　食塩には天然塩と精製塩があり、天然塩はミネラルが豊富でうま味・苦味・甘味などが感じられる。天然塩には、約 80 ％の塩化ナトリウムのほかにカリウム・カルシウム・マグネシウムなどが豊富に含まれている。精製塩には、99 ％以上の塩化ナトリウムが含まれている。

（2）調理特性

❶ 塩味の付与

　塩味は、食塩（$NaCl$）が水に溶けてナトリウムイオン（Na^+）と塩素イオン（Cl^-）にイオン化[*4]することにより感じられる。そのため、煮物よりも汁物のほうが敏感に塩味を感じる。ヒトの体液は塩分濃度が 0.9 ％であり、この濃度は口に含んだときにおいしいと感じられる。食塩の調理特性を表6-3に示す。

[*1] **非酵素的褐変**
　食品の加熱や醸造などによって起こる酵素が関与しない褐色化現象。コーヒー、パン、肉類・魚類、味噌、醤油、ビールなど。

[*2] **抜絲地瓜**
　地瓜（さつまいも）を揚げ、抜絲（飴がけ）した料理のこと。

[*3] **転化糖**
　ブドウ糖と果糖が $1:1$ に混合した糖をいう。ショ糖よりも甘く、吸湿性が高い。

[*4] **イオン化**
　イオンとは電気を帯びていることで、電離ともいう。電荷的に中性な原子、分子ないし食塩を、正または負の電荷をもったイオンとする操作または現象である。

1　調味料の種類と特性

表6-3　食塩の調理特性

調理作用	主な調理例	内　容
呈　味	調理全般	・塩味を付与する
脱　水	塩もみ（きゅうり）	・水分を引き出す
	ふり塩（魚）	・生臭みを除去する
	塩水に浸漬（レバー）	・生臭みを除去する
酵素の阻害	果実，野菜	・褐変を防止する
たんぱく質の変性	茶碗蒸し	・熱凝固を促進する
	ハンバーグ，つみれ	・肉の粘着性を増加させる
	パン生地	・グルテンの形成を促進する
防　腐	梅干し	・酸敗を防ぐ
その他	おひたし（青菜）	・緑色を保持する
	さといも	・ぬめりを除去する
	梅干し	・腐敗を防ぐ

❷ 脱水作用

　きゅうりや大根に食塩をふると、浸透圧*1の作用により脱水が起こって、しんなりとなる。食品の腐敗には、食品に含まれる酵素（自己消化）と、微生物によるものがある。脱水作用により食品の水分を減少させ、細菌の増殖を防ぐことができる（防腐作用）。

*1　浸透圧
　p.23 参照

❸ 酵素作用の抑制

　りんごの皮をむいたり、すりおろしたりすると褐色する。りんごに含まれているポリフェノールが空気（酸素）に触れると酵素（ポリフェノールオキシダーゼ）により酸化されて酵素的褐変*2が起こる。これを防止するには、食塩水に浸けてナトリウムイオンにより酵素の働きを抑えるとよい。

❹ たんぱく質の変性

　たんぱく質は加熱により変性を起こし、食塩は熱変性を促進する。そのため茶碗蒸しなどに食塩を加えると凝固が促進される。肉のアクチンやミオシンは塩溶性であるため、ハンバーグやつみれなどに食塩を加えて混ねつすると粘着性が増加する。

*2　酵素的褐変
　食品中のポリフェノール類が酸素の存在でポリフェノールオキシダーゼにより酵素的に酸化し、その後化学的に重合反応などが起こり、茶色く褐色する現象。

第6章
調味料・香辛料・嗜好飲料の調理科学

❺ グルテン形成の促進

　うどんやそうめんなどの小麦粉を使った麺類には、食塩が添加されている。その理由は、麺類に塩味をつけるだけでなく、小麦粉のグルテン形成を促進させ、生地の弾力性を増加させるためである。

145

3) しょうゆ

（1）種類と成分

しょうゆの原料は大豆・小麦・食塩である。大豆たんぱく質がアミノ酸に分解され、小麦でんぷんがブドウ糖に分解される。うま味の成分は、グルタミン酸を主成分とする遊離アミノ酸である。しょうゆの甘味は、ブドウ糖と糖アルコールであり、塩味をやわらげ、味をまろやかにする。しょうゆは日本農林規格（JAS）によって、こいくち・うすくち・たまり・再仕込み・白しょうゆに分けられる[*1]。こいくちしょうゆの塩分は 14.5 %、うすくちしょうゆは 16 % に対し、減塩しょうゆ（塩分 9 %以下）の利用が健康志向の高まりにより増加している。

*1 しょうゆの種類

種　類	塩分濃度（%）
こいくち	14.5
こいくち, 減塩	8.3
うすくち	16.0
うすくち, 低塩	12.8
たまり	16.0〜17.0
再仕込み	12.0〜14.0
白	17.0〜18.0

（2）調理特性

しょうゆは、特有の香りがあり日本料理に利用される。香気成分は、加熱により芳香性が増す。香気成分のうちメチオノールは、魚や肉の生臭みを抑制する効果がある。魚や肉をしょうゆで煮ると、独特の臭みが緩和される。しょうゆ洗い[*2]は魚臭の除去に効果的である。

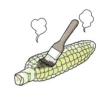

*2 しょうゆ洗いの目的
食材の水けをきる、臭みを取る、下味をつける。

4) み　そ

（1）種類と成分

みそのたんぱく質は魚臭を吸着する。サバのみそ煮はこれを利用した調理である。米みそは一般によく使われており、蒸した大豆に米麹と食塩を入れて発酵させたものである（表6-4）。

表6-4　みその種類と塩分濃度

種　類		塩分濃度（%）	主な品名
米みそ	甘味みそ	6.1	白みそ, 西京みそ
	淡色辛みそ	12.4	信州みそ
	赤色辛みそ	13.0	仙台みそ
麦みそ		10.7	田舎みそ
豆みそ		10.9	八丁みそ

資料）文部科学省「日本食品標準成分表 2020 年版（八訂）」より抜粋

（2）調理特性

みそは緩衝能[*3]が高い調味料である。みその呈味成分は、アミノ酸・有機酸・塩類などでこれらが溶出し緩衝物質として作用するため、みそ汁の味は安定している。みそ汁は再加熱すると、緩衝能が弱くなるため風味がなくなる。

みそのたんぱく質は魚臭を吸着する。サバのみそ煮は、みそのたんぱく質が

*3 緩衝能
本来のpHを保持する能力のこと。たとえば、水に酸・アルカリを添加するとpHが変化するが、みそ汁では変化が少ない。

魚臭を吸着する特性を利用した調理である。

　食塩を多く含むみそは、細菌の増殖を防ぐため保存性が高い。これを利用したものが野菜や魚介類のみそ漬けである。

5）食　酢

（1）種類と成分

　食酢は醸造酢と合成酢に大別され、一般的に醸造酢が使われている。表6-5に示すように、醸造酢は穀物酢と果実酢に分けられ、穀物酢は米酢・黒酢・大麦黒酢[*1]など、果実酢にはりんご酢・ぶどう酢などがある。

＊1　大麦黒酢
　玄米黒酢に比べてクエン酸が豊富。うま味成分のグルタミン酸が多いため、まろやかで飲みやすい。

表6-5　醸造酢の種類と特徴

分　類	種　類	特　徴
穀物酢	米　酢	●原料は白米で発酵熟成させたもの ●和食に適する
	黒　酢	●原料は玄米で1年間発酵熟成させたもの
果実酢	りんご酢	●原料はりんご果汁で発酵熟成させたもの ●さわやかな酸味でサラダなどに適する
	ぶどう酢（赤）	●原料は赤ワインで発酵熟成させたもの ●酸味や香りが強く肉料理に適する
	ぶどう酢（白）	●原料は白ワインで発酵熟成させたもの ●ピクルスやサラダに適する
	バルサミコ酢	●原料はぶどうの濃縮果汁で発酵熟成させたもの

（2）調理特性

❶ 酸味とおいしさ

　穀物酢の酸味は、主として酢酸によるものである。果実酢の場合、りんご酢はリンゴ酸、ぶどう酢は酒石酸などである。酸味以外にも各種アミノ酸によるうま味があり、特有の風味を出している。

　酸味（pH）は食物のおいしさに関わり、pH5～6が好まれる。隠し味として少量の食酢を加えるとpHが下がり、おいしく仕上がる。酸味の種類や酸っぱさの好みは個人差が大きい。

❷ 食酢による保存

　食酢にはpHを低下させ、微生物の増殖を抑える効果がある。酵素や細菌が活動するpH7付近では、食品が微生物の影響を受けやすい。細菌類の大部分はpH4.5以下で増殖することができないため、この作用を利用したものが、野菜のピクルスや漬物などである。

❸ 食酢による色の変化

アントシアン系色素に食酢を加えると、鮮やかな赤色を呈する。その例として、紫キャベツのラペ[*1]がある。また、フラボノイド系色素は酸性で白色に変化する。そのため、カリフラワーをゆでるときに少量の食酢を加えると白く仕上がる。

> *1 紫キャベツのラペ
> ラペはフランス語で千切り、細切りなどの意味。酢やオリーブオイルで作ったドレッシングと混ぜたもの。

2 香辛料

1) 香辛料・ハーブの種類

表6-6に示すように香辛料には、香り・辛味・苦味などの付与や着色の効果がある。そのほか、食欲を増進したり保存性を高めたりする。香辛料は少量で効果を発揮するため、調理における香辛料の役割を理解するとともに使用量に留意する。香辛料やハーブは、揮発性のものが多いため、加熱のしすぎに注意しなければならない。香辛料は一般に乾燥品が用いられるが、生のまま食することもある。

表6-6 香辛料の作用と種類

作 用	種 類	調理例
味や臭いの抑制, 促進	ローリエ, ガーリック, ジンジャー, ローズマリー, クローブ	肉・魚料理全般
香りの付与	ナツメグ, シナモン, オールスパイス, バニラ	肉・魚料理全般, パスタ, ピザ, 菓子全般
辛味の付与	ペッパー, マスタード, ガーリック, ジンジャー, とうがらし, しょうが, からし, わさび,	肉・魚料理全般, サラダ
着 色	サフラン, ターメリック, パプリカ, マスタード, くちなしの実	パエリア, カレー, ブイヤベース, きんとん

2) 香辛料・ハーブの特性

香辛料の辛味の代表的なものは、強烈な辛さをもつ唐辛子のカプサイシンである。コショウのピリッとした辛さはピペリン、山椒のしびれるような強い辛みの成分はサンショールである。辛味の閾値[*2]は、ほかの味に比べ非常に低く、少量で辛みを付与することができる。

香辛料は色を料理に付与することができる。黄色の着色では、カレーのベースであるターメリック、パエリヤやブイヤベースの色付けに使われるサフラン[*3]、赤色をつけるパプリカなどがある。

肉・魚・野菜の好ましくない臭いを抑制する効果もあり、ガーリック・ローズマリー・タイムなど多くの香辛料が料理に合わせて使用される。

> *2 閾値
> p.7 参照

> *3 サフラン
> 花のめしべを乾燥させたもの。

3 嗜好飲料の種類と特性

1）茶

茶には緑茶・紅茶・ウーロン茶などがあり、発酵度の違いにより不発酵茶・半発酵茶・発酵茶に分類される。発酵の違いにより色・香り・風味は異なる（表6-7）。

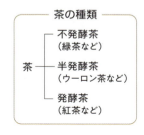

表6-7　茶の種類と入れ方

種類	湯温（℃）	浸出時間（分）	特徴
玉露	60	2.5	・うま味成分はテアニンである ・苦味成分はタンニンである
煎茶	80～90	1	・香りを生かすとき湯温は高めにする ・味を生かすとき湯温は低めにする
番茶	100	0.5	・二煎目は渋みが出る
ウーロン茶	90～100	1	・渋み成分はカフェイン，タンニンである
紅茶	100	2～3	・赤色色素はテアフラビンである

❶ 不発酵茶（緑茶）

緑茶の代表的なものとして、**煎茶・玉露**などがある。茶の若葉を摘んで蒸したものが蒸し製緑茶*1である。焙炉の上でもみながら緑色を保って乾燥させたものが不発酵茶である。

❷ 半発酵茶（ウーロン茶）

代表的なものに中国茶のウーロン茶がある。製法の特徴は摘採された茶葉を萎凋*2し、発酵により葉が萎れた状態で釜炒りするため酵素が失活する。色は黄褐色で、苦みや渋みが少なくまろやかな味わいが特徴である。油を多く含んでいる料理と相性がよく、口腔内をさっぱりとさせる。

❸ 発酵茶（紅茶）

代表的なものに紅茶があり、茶葉が赤褐色になるまで発酵させる。渋みのある深い味わいと芳醇な香りが特長である。

アイスティーを作る際、白く濁ることがある。これを**クリームダウン**という。これは、紅茶に含まれるタンニンとカフェインがゆっくりと冷やされることで結合し、白濁する現象である。急速に冷却することで抑制することができる。

*1　蒸し製緑茶
　緑茶の製造工程の一種。これに対し、釜で炒ったものは釜炒り緑茶。

*2　萎凋
　収穫した茶葉の水分を蒸発させるため風通しの良い暗所で放置し、萎れさせること。

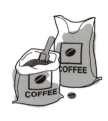

2）コーヒー

　コーヒーに含まれる成分は、アルカロイド類を多く含むカフェイン・クロロゲン酸・タンニン・ポリフェノール・褐色色素などである。カフェインは神経や筋肉を刺激する生理作用、クロロゲン酸はポリフェノールの一種で抗酸化作用がある。

　コーヒー豆の焙煎の方法は、「浅煎り」は香りが強く、酸味もやや強い。「深煎り」は酸味が消え、苦味、渋味などが強い。コーヒーの香りの成分は 800 種類以上もあり、中でも嗜好に影響を与えるピラジン類・フラン類などは 30 〜 60 種類ある。また、焙煎方法などにより香りに変化が生まれる。これらの香り成分が組み合わさることでコーヒーの芳醇な香りが完成する。

3）ココア

　ココアの原料は、チョコレートと同じカカオ豆である。カカオの木から収穫された豆はカカオマスとなり、これからカカオバターを搾ったものがココアケーキとよばれ、これを粉砕したものがココアパウダーである。

　ココアの栄養成分は、嗜好飲料の中では栄養価が高く、たんぱく質・脂質・ビタミン・ミネラル・食物繊維などを含んでいる。また、ポリフェノールが豊富であるため抗酸化作用を有する。ほろ苦さはテオブロミンで、自律神経に影響を与え、気持ちをリラックスさせる効果がある。

4）清涼飲料

　清涼飲料には、炭酸飲料・果汁飲料・野菜飲料・スポーツ飲料・栄養ドリンク・ミネラルウォーターなどがある。炭酸飲料や果汁飲料には糖分が多く含まれており、エネルギーが高いものもある。野菜飲料ではビタミン類などを豊富に含んでいる。

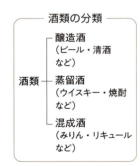

5）アルコール飲料

　アルコール成分を含む飲料で酒類のことである。1％（1度）以上のアルコールを含む飲料を酒類という。醸造酒、蒸留酒、混成酒に分類される（表6-8）。アルコール飲料は単独で飲むだけでなく、料理と組み合わせるとよりおいしく感じられる。

　油を多く使った料理には清涼感のあるビールが、日本料理にはすっきりとした味わいの清酒が好まれる。また、西洋料理では料理とワインの組み合わせをマリアージュといい、魚料理には白ワイン、肉料理には赤ワインと相性がよいとされている。

3 嗜好飲料の種類と特性

表6-8 酒の種類と特徴

種　類	アルコール度数 （%）	特　徴
ビール （淡色）	4.6	• 適温は 10 〜 13℃である • 泡は香りを保つ
ワイン	白 11.4, 赤 11.6	• 適温は白とロゼは 5 〜 10℃, 赤は 15 〜 18℃である • 保存温度 12℃で湿度 75 %を保つ • 空気が入ると酸化するため横にして貯蔵する（コルクの乾燥防止） • 肉の pH を低下させ, たんぱく質分解酵素を活性化させる（軟化作用） • 発酵による効果で風味が付与される
本みりん	14.0	• 糖分は約 43 %で上品な甘さがある • 甘味は砂糖の約 1/3 である
清　酒	15.4	• 調理では香り, うま味, 照り, つやを付与させる • 肉や魚の臭みを緩和させる（消臭作用） • アルコール成分の殺菌効果により保存性が向上する
リキュール	40.4	• 代表的なものにオレンジキュラソーがある
ブランデー	40.0	• 香りを楽しむ
ウイスキー	40.0	• 常温で保存できる • 氷や冷水で薄めて飲む

第 6 章

調味料・香辛料・嗜好飲料の調理科学

151

第6章 調味料・香辛料・嗜好飲料の調理科学

試験対策：チェックしてみよう！

☐ メレンゲの起泡性は、砂糖の添加により安定する。

☐ 砂糖の添加は、でんぷんの老化を抑制する。

☐ 砂糖の添加は、ゼリーの強度や透明度を上げる。

☐ 砂糖は、卵たんぱく質の熱凝固を抑制し、凝固温度を高くする。

☐ 砂糖の添加は、焼き菓子の焼き色を促進する。

☐ カラメルは、砂糖液を180 ℃まで加熱したものである。

☐ 茶わん蒸しなどに食塩を添加すると、卵たんぱく質の熱凝固を促進する。

☐ 食塩の添加は、うどんなどの小麦粉生地のグルテン形成を促進し、粘弾性を増加させる。

☐ 食塩の添加は、肉の保水性とこねた時の粘着性を向上する。（例：ハンバーグ）

☐ 切ったりんごを食塩水につけて、褐変を防止する。

☐ 野菜に食塩をふりかけて、脱水させる。

☐ 魚に食塩をふりかけて、臭い成分を除去する。

☐ みそ汁は香りを保つために、みそを入れてから長時間の加熱をしない。

☐ 緑茶のうまみ成分であるテアニンをより多く抽出するには、茶葉に冷水を注ぐ。

☐ アイスティーのクリームダウンを防ぐために、急速に冷却する。

☐ コーヒーのカフェイン量を減らすには、サイフォン式で抽出しない。

第7章

食事計画と献立作成

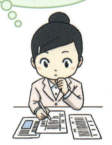

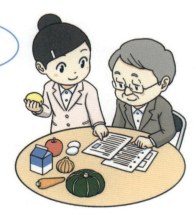

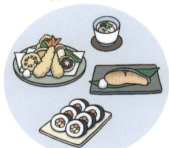
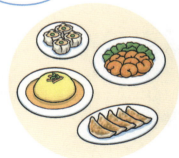
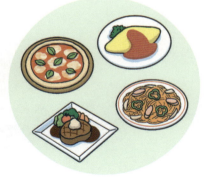

学習目標

- ☐ 健康の維持増進と食事計画の関わりについて学ぶ。
- ☐ 食生活指針・食事摂取基準・食事バランスガイドを理解する。
- ☐ 献立作成に必要な条件と手順について理解する。
- ☐ 献立を作成し、その評価方法を学ぶ。
- ☐ 日本料理の献立構成や食事環境について理解する。
- ☐ 日本料理・中国料理・西洋料理の特徴および様式を学ぶ。
- ☐ 日本食品標準成分表の構成と内容について理解する。
- ☐ 日本食品標準成分表の利用上の注意点を学ぶ。
- ☐ 日本食品標準成分表を理解し、適切な食品を選択するための知識を学ぶ。
- ☐ 食品の分析方法・分析値の計算方法について理解する。

1 食事計画の基礎

1）食事計画と健康維持・増進

　健康寿命の延伸と健康格差の縮小を目指し、2024年度から開始した「健康日本21（第三次）」では、栄養・食生活、身体活動・運動、休養・睡眠、飲酒、喫煙、歯・口腔の健康に関する生活習慣の改善のための具体的な目標を設定している。身体的、精神的、社会的に良好な食生活の実現を図ることを目的に、健康・栄養状態レベルとして「適正体重を維持している者の増加」、適切な量と質の食事を摂取する観点で、食事レベルの「バランスの良い食事を摂っている者の増加」、食品レベルの「野菜摂取量の増加」、「果物摂取量の改善」、栄養素レベルの「食塩摂取量の減少」が取り上げられている。20〜60歳代男性の肥満者の割合は3割、40〜60歳代女性の肥満者の割合は約2割を占め、20〜30歳代の女性には一定の割合のやせが存在する。また、低栄養傾向の高齢者の増加も見込まれる。健康の維持増進を図り、疾病を予防するためには食事計画が重要であるが、主食・主菜・副菜（図7-1）を組み合わせた食事をしている者は約4割であった。20歳代男女では、野菜の摂取量が最も少なく、果物の摂取においては目標量200ｇに満たない100ｇ未満の人の割合も多い。第二次における食塩摂取量の目標値は1日8ｇであったが、第三次では7ｇとなった。

　個人の行動と健康状態の改善を促すためには、地域等での共食の増加や食環境の推進、利用者に応じた食を提供する特定給食施設などの増加により栄養・食生活分野取組みが必要である。

> **POINT**
> 内食とは、食材を購入し家庭などで調理して食すること。弁当・惣菜を持ち帰り自宅や職場等で食事をする中食、飲食店で食事の場を提供され食事をするスタイルを外食と呼ぶ。

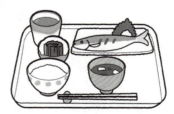

図7-1　主食・主菜・副菜を組み合わせた食事
資料）農林水産省『「日本型食生活」のススメ（実践編）』より作成

2）食事計画と疾病予防

　健康寿命[*1]の延伸のためには、日ごろから規則正しい食生活と適度な運動・休養を心がける。喫煙や飲酒などを控え、良い生活習慣を身につけることが重要となってくる。幼少期の不適切な食習慣は成人期へ続く可能性があり、肥満や2型糖尿病などのリスクとなるが、早期の食習慣の改善は、健康増進につながり、その後の疾患リスクを軽減する可能性がある。がん・循環器疾患・糖尿

[*1] 健康寿命
　WHOが提唱した新しい指標で、平均寿命から寝たきりや認知症など介護状態の期間を差し引いた期間。

病などの非感染性疾患*¹ は、生活習慣の改善により予防が可能である（表7-1）。

表7-1　非感染性疾患と生活習慣との関連

	禁　煙	健康な食事	身体活動の増加	リスクを高める飲酒の減少
がん	○	○	○	○
循環器疾患	○	○	○	○
糖尿病	○	○	○	○
COPD*²	○	—	—	—

資料）厚生労働省「健康日本21（第二次）の推進に関する参考資料（平成24年（2012）7月）」より作成

*1　非感染性疾患（Non-communicable diseases：NCDs）
　WHOの定義で、不健康な食事や運動不足、喫煙、過度の飲酒、大気汚染などにより引き起こされる、がん・糖尿病・循環器疾患・呼吸器疾患・メンタルヘルスをはじめとする慢性疾患をまとめて総称したものである。

*2　COPD（Chronic Obstructive Pulmonary Disease）
慢性閉塞性肺疾患

2　食事計画の意義・内容

1）食生活指針

　生活習慣病や健康・栄養に関する情報の氾濫や食習慣の乱れ、食料自給率の低下など、わが国が抱える食の環境問題から、国民一人ひとりが食生活の改善に取り組むよう、個々の特性に応じた具体的な食生活の目標を掲げたものが**食生活指針**である。

　近年、わが国では、栄養バランスの偏り、脂質や塩分の過剰摂取、食料資源の浪費など食生活に関する諸問題が生じている。そのため、平成12年3月に当時の文部省（現文部科学省）、厚生省（現厚生労働省）、農林水産省が一人ひとりの健康増進、生活の質（QOL*³）の向上、食料の安定供給の確保などを図ることを目的とし食生活指針を策定した。その後、食育基本法の制定や「健康日本21（第二次）」の開始、「和食；日本人の伝統的な食文化」としてユネスコ無形文化遺産*⁴の登録、食育基本法に基づく第3次食育推進基本計画の策定など、食生活に関する幅広い分野での動きを踏まえて、平成28年6月に食生活指針を改定した。改定のポイントは、食料の生産・流通から食卓、健康まで、食生活全体を視野に入れて作成されていることである。QOLの向上を重視し、バランスのとれた食事内容を中心に、食料の安定供給や食文化、環境までを配慮した内容で、10項目の指針とその具体的な取り組み内容が示されている（図7-2）。

　健全な食生活をどう楽しむかを考え（項目①）、項目②から⑨の内容を実践しながら食生活をふり返り（項目⑩）、改善するというPDCAサイクル*⁵によって実践を積み重ねていくことが狙いとされている。このうち④から⑦は食事計画や献立作成に直接関わる項目であり、④は料理、⑤⑥は食品、⑦は栄養素について具体的なポイントが示されている。

*3　生活の質（Quality of Life：QOL）

*4　ユネスコ無形文化遺産
　「無形文化遺産」とは、形のない文化で土地の歴史や生活風習などと密接に関わっているもののこと。「和食」の食文化は自然を尊重する日本人の心を表現したもので、伝統的な社会慣習として受け継がれていると評価され、2013年12月4日に無形文化遺産に登録された。

*5　PDCAサイクル
　Plan（計画）・Do（実行）・Check（評価）・Action（改善）を繰り返すことによって、業務内容を継続的に改善していく手法。

第7章 食事計画と献立作成

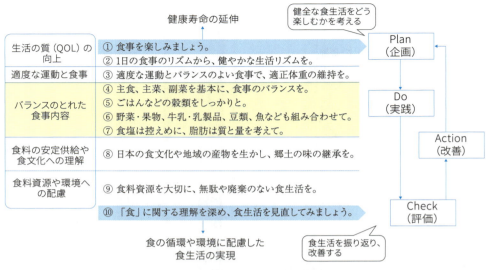

図7-2　食生活指針全体の構成
資料）農林水産省 HP「食生活指針の解説要領（平成28年6月）」より作成

2）食事摂取基準

　日本人の食事摂取基準は、国民の健康の保持・増進を図る上で摂取することが望ましいエネルギー及び栄養素の量の基準を定めるもので、5年毎に改定されている。2025年版では、生活習慣の改善、主要な生活習慣病の発症予防・重症化予防及びフレイル[*1]予防の徹底を図るとともに、社会生活を営むために必要な機能の維持・向上等の観点も踏まえ策定されている（図7-3）。

*1　フレイル基準
　　（J-CHS基準）
　1. 体重減少
　2. 筋力低下
　3. 疲労感
　4. 歩行速度
　5. 身体活動

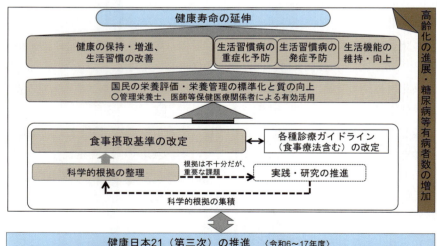

図7-3　日本人の食事摂取基準（2025年版）策定の方向性
資料）「日本人の食事摂取基準（2025年版）」より作成

2　食事計画の意義・内容

　栄養素の指標は、表7-2で示すように摂取不足の回避を目的とする指標（推定平均必要量・推奨量・目安量）、過剰摂取による健康障害の回避を目的とする指標（耐容上限量）、生活習慣病の発症予防を目的とする指標（目標量）で構成されている。

表7-2　栄養素の指標の目的と種類

3つの目的	5つの指標
摂取不足の回避	推定平均必要量，推奨量，目安量
過剰摂取による健康障害の回避	耐容上限量
生活習慣病の発症予防	目標量

資料）「日本人の食事摂取基準」策定検討会報告書「日本人の食事摂取基準（2025年版）」より作成

　栄養素の各指標[*1]は、推定平均必要量、推奨量、目安量[*2]、耐容上限量、目標量により設定されており、その指標と定義を表7-3に示す。

表7-3　5つの栄養素の指標と定義

指　標	定　義
推定平均必要量	●ある集団に属する50％が必要量を満たす（同時に50％の人が必要量を満たさない）と推定される摂取
推奨量	●ある集団に属するほとんどの人（97〜98％）が充足している摂取量
目安量	●特定の集団における，ある一定の栄養状態を維持するのに十分な量 ●十分な科学的根拠が得られず推定平均必要量が算定できない場合に算定
耐容上限量	●健康障害をもたらすリスクがないとみなされる習慣的な摂取量の上限
目標量	●生活習慣病の発症予防を目的とし，当面の目標とすべき摂取量

　推定平均必要量や耐容上限量などの各指標を理解するための概念図を図7-4に示す。この図は、習慣的な摂取量と摂取不足または過剰摂取による健康障害が生じる確率との関係を概念的に示している。

＊1　指標
推定平均必要量
（estimated average requirement：EAR）

推奨量
（recommended dietary allowance：RDA）

目安量
（adequate intake：AI）

目標量
（tentative dietary goal for preventing life-style related diseases：DG）

耐容上限量
（tolerable upper intake level：UL）

＊2　目安量
十分な科学的根拠が得られないため、推定平均必要量が算定できない場合に設定される指標。

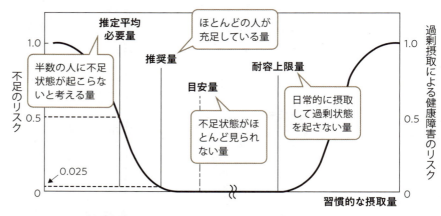

図7-4 推食事摂取基準の各指標（推定平均必要量、推奨量、目安量、耐容上限量）を理解するための概念図

資料）厚生労働省「日本人の食事摂取基準（2025年版）」より作成

（1）食事摂取基準の活用の基本的考え方

　個人や集団を対象にエネルギーの摂取量が適切かどうかをアセスメントするために必要な指標が食事摂取基準である。食事摂取基準を活用する場合は、PDCAサイクルに基づく活用を基本とする。食事評価に基づき、エネルギー・栄養素摂取量の決定（Plan：計画）⇒ 計画の実施（Do：実施）⇒ エネルギー・栄養素摂取量が計画通りであったか検証（check：検証）⇒ 検証結果に基づき計画を改善する（Action：改善）のPDCAサイクルを基本とする（図7-5）。

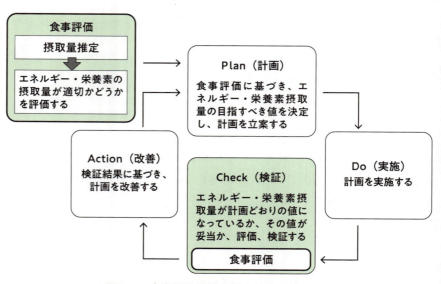

図7-5 食事摂取基準の活用とPDCAサイクル

資料）厚生労働省「日本人の食事摂取基準（2025年版）」より作成

（2）エネルギー収支バランス

エネルギー収支バランスは、エネルギー摂取量とエネルギー消費量のバランスの差を意味し、エネルギー摂取量がエネルギー消費量を上回る状態が続けば体重は増加し、逆に、エネルギー消費量がエネルギー摂取量を上回る状態では体重が減少する。また、健康の保持・増進、生活習慣病予防の観点から、エネルギー摂取量が必要量を過不足なく充足するだけでは不十分であるため、体重の変化と体格（BMI*1）を指標とした。エネルギー摂取量（＝エネルギー消費量）がBMIを維持することが重要である（表7-4）。

*1 BMI
(body mass index)

表7-4　目標とするBMIの範囲（18歳以上）

年齢（歳）	目標とする BMI（kg/m²）
18 〜 49	18.5 〜 24.9
50 〜 64	20.0 〜 24.9
65 〜 74	21.5 〜 24.9
75 以上	21.5 〜 24.9

資料）厚生労働省「日本人の食事摂取基準（2025年版）」より作成

成人のエネルギー必要量は、基礎代謝基準値×体重×身体活動レベルで算出される。身体活動レベル指数は、低い（Ⅰ）、ふつう（Ⅱ）、強い（Ⅲ）の3区分となっている（表7-5）。

表7-5　身体活動レベル別にみた活動内容

身体活動レベル	日常生活の内容
低い（Ⅰ） 1.50	●生活の大部分が座位で，静的な活動が中心の場合
ふつう（Ⅱ） 1.75	●座位中心の仕事だが，職場内での移動や立位での作業・接客等、通勤・買い物での歩行、家事、軽いスポーツのいずれかを含む場合
高い（Ⅲ） 2.00	●移動や立位の多い仕事への従事者，あるいはスポーツなど余暇における活発な運動習慣をもっている場合

資料）厚生労働省「日本人の食事摂取基準（2025年版）」より作成

（3）エネルギー産生栄養素バランス

エネルギー産生栄養素バランスは、たんぱく質、脂質、炭水化物（アルコールを含む）とそれらの構成成分が総エネルギー摂取量に占める割合（％エネルギー）」として、これらの構成比率を示す指標となっている（表7-6）。

表7-6 エネルギー産生栄養素バランス

エネルギー産生栄養素バランス（％エネルギー）		
たんぱく質	脂質	炭水化物
13～20	20～30	50～65

資料）厚生労働省「日本人の食事摂取基準（2025年版），1～49歳」より作成

3）食事バランスガイド

食事バランスガイドは、健康で豊かな食生活の実現を目的に策定された「食生活指針」（平成12年3月）を具体的な行動に結びつけるものとして、平成17年6月に厚生労働省と農林水産省が決定した。日本の伝統的玩具であるコマの形を使って、1日に食べるとよい料理の目安を多い順に上から「主食」、「副菜」、「主菜」、「牛乳・乳製品」、「果物」の5つに区分し示している。主食はごはん・パン・麺などで、副菜は野菜・いも・海藻・きのこを主材料とする料理、主菜は魚・肉・卵・大豆・大豆製品を主材料とする料理のことである。

運動をコマの回転にたとえ、食事と運動の両方が大切であることを示している。また、水・お茶などの水分は身体の主要な構成要素でるためコマの軸に、菓子・嗜好飲料は食生活の中で楽しみとしてとらえられ「楽しく適度に」とコマを回すヒモとして表現されている。「何を」にあたる「主食」、「副菜」、「主菜」、「牛乳・乳製品」、「果物」の5つの料理区分を、「どれだけ」食べたらよいかはサービング（SV[*1]）という新しい単位で示している。これは1回あたりに提供される食事の標準的な量を示している。食事バランスガイドを用いた献立例とコマの評価を図7-6に示す。

[*1] サービング（SV）
料理グループごとの1SV当たりの基準

主食：主材料に由来する炭水化物 約40g

主菜：主材料に由来するたんぱく質 約6g

牛乳・乳製品：主材料に由来するカルシウム約100 mg

果物：主材料の重量 約100 g

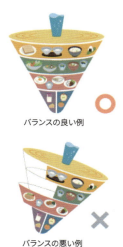

バランスの良い例

バランスの悪い例

	料理名	主食	副菜	主菜	牛乳・乳製品	果物
朝食	ごはん	1.5				
	じゃが芋のみそ汁		1			
	目玉焼き			1		
	ヨーグルト				1	
	キウイ1個					1
昼食	ナポリタン	2	1			
	サラダ		1			
	カフェオレ				1	
夕食	ごはん	1.5				
	じゃが芋の煮物		2			
	青菜のお浸し		1			
	魚の照り焼き			2		
	納豆			1		
	柿1個					1
	お茶					
計		5	6	4	2	2

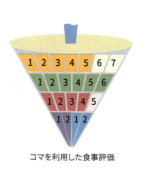

コマを利用した食事評価

図7-6　食事バランスガイドを用いた食事例（2,200±200kcal）

資料）農林水産省HP「みんなの食育，世代・ライフ別トピックス，女性編」より作成

3 献立作成の実際

1）献立とは

　献立とは、食事計画の内容を具体的にしたもので、食品と調味法、調理法により、料理名を組み合わせたものである。また、目的に合わせ料理の種類や食事の内容を組み合わせ、料理の提供方法や順序を示したものが献立表である。献立に基づいた食事の提供は、1回かぎりではなく継続して行われる場合があるため、継続の場合には、対象者の年齢、性別、嗜好、体調などに合わせ、変化のある飽きのこない工夫が求められる。

2）献立作成条件

　献立の作成は、食事1食分や1日分、1週間から1か月間などのものがあり、食事区分（朝食、昼食、夕食、間食）や献立名、栄養価が記載される。基本的な献立作成の条件（ポイント）は次のとおりである。

基本的な献立作成の条件
- エネルギーや各栄養素のバランスが良い
- 食品の種類、調味料の種類、調理方法が重複していない
- 嗜好性の配慮
- 予算を考慮した適切な食材の利用
- 共食時間に合わせた調理作業の効率化

3）献立作成に必要な基準

（1）給与栄養目標量の設定

　給与栄養目標量とは、対象者の年齢、性別やライフステージの特徴、栄養状態や食事摂取状況より、日本人の食事摂取基準をもとに、1人1日および1食当たりの栄養量を算出したものである。その一般的な手順は、次のとおりである。

① 推定エネルギー必要量の決定（年齢、性別、基礎代謝量、身体活動レベルより算出する）
② たんぱく質量の決定（たんぱく質の推奨量を目指す）
③ 脂質量の決定（目標量の範囲内に）
④ 炭水化物量の決定（目標量の範囲内に）

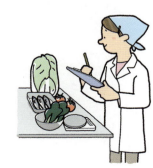

第7章　食事計画と献立作成

　このようにして1日当たりの給与栄養目標量を定め、対象者の身体活動レベルを考慮し、朝食・昼食・夕食などに提供量を配分する（表7-7）。

表7-7　給与栄養目標量の設定例（女性、18～29歳、身体活動レベルⅡ）

エネルギー	たんぱく質			脂質	炭水化物	
					炭水化物	食物繊維
推定エネルギー 必要量（kcal）	推定平均 必要量（g/日）	推奨量 （g/日）	目標量 （g/日）	目標量 （g/日）	目標量 （g/日）	目標量 （g/日）
1,950	40	50	63～98	43～65	244～317	18以上

※ たんぱく質、脂質、炭水化物の目標量はエネルギー産生栄養素バランス（％エネルギー）を用いて算出
資料）厚生労働省「日本人の食事摂取基準（2025年版）」より作成

（2）食品群別荷重平均栄養成分表の作成

　食品群別荷重平均成分表は、食品成分表のような1食品の栄養素量で示したものでなく、類似した性質をもつ食品ごとに合計し、その構成割合により算出された栄養成分の平均値を食品群ごとに100g当たりのエネルギーおよび栄養素量として表したものである。食品群別荷重平均成分表は、献立を作成する対象に合わせて、個人や集団あるいは、各施設などの食品使用実績をもとに、食品の使用頻度、地域性、食材費などを考慮し作成することが望ましい。国民健康・栄養調査および食料需給表を利用する場合もある。設定の一般的な作成手順は、次のとおりである。

① 食品の分類は、各施設の目的によって異なる（都道府県の栄養報告の分類に合わせて食品の分類をする）。食品群別に、過去1年間、半年間などの実施献立表をもとに使用した食品の総重量（kg）を集計する

② 食品群別に可食部重量（kg）を求める

③ 食品群別に各食品の可食部重量の合計を100％とし、食品の構成比率（％）を算出する（表7-8）

表7-8　食品群別使用量集計表の例

食品群名	食品名	重量（kg）	比率（％）
魚介類 （生）	まあじ	11.1	51
	まさば	7.1	32
	するめいか	3.7	17
	計	21.9	100

資料）大阪府健康医療部「給食施設における栄養管理指針（2021年3月）」より抜粋

④ 各食品の構成比率を使用重量として読み替え、食品群 100 g あたりを構成する使用重量とし、日本食品標準成分表を用いて栄養素量を算出する（表7-9）

表7-9　食品群別荷重平均成分表の例（食品群100g当たり）

食品群名	食品名	重量（g）	エネルギー（kcal）	たんぱく質（g）	脂質（g）	カルシウム（mg）	鉄（mg）
魚介類（生）	まあじ	51	57	10.0	2.3	34	0.3
	まさば	32	68	6.6	5.4	2	0.4
	するめいか	17	13	3.0	0.1	2	0.0
	計	100	138	19.6	7.8	38	0.7

資料）大阪府健康医療部「給食施設における栄養管理指針（2021 年 3 月）」より抜粋

（3）食品構成表の作成

　食品構成は、喫食者の食事摂取基準量が充足されるよう、どの食品群の食品をどのくらい摂取すればよいか、望ましいエネルギーや栄養素の摂取を目的に一定期間使用する食品群別の 1 日当たりの量を数値で示したものである。食品構成表をもとに、各献立の使用食品重量を決定すれば、食品の偏りを防ぎ、給与栄養目標量を満たした食事計画が可能となる。食品構成表の作成には、食品群別荷重平均成分表を用いる。エネルギー産生栄養素バランスを表 7-10 に示す。食品構成表の作成の手順とポイントは次のとおりである。

表7-10　エネルギー産生栄養素バランスおよび穀類エネルギーと動物性たんぱく質比

エネルギー産生栄養素バランス（％エネルギー）			穀類エネルギー比（％エネルギー）	動物性たんぱく質比（％）
たんぱく質	脂　質	炭水化物	45 ～ 60	40 ～ 50
13 ～ 20	20 ～ 30	50 ～ 65		

資料）厚生労働省「日本人の食事摂取基準（2025 年版），1 ～ 49 歳」より作成

① 穀類エネルギー比（％）を用いて、穀類の使用量を配分する
② 動物性たんぱく質比（％）を用いて、動物性食品の使用量を配分する
③ 残りのたんぱく質を植物性たんぱく質に配分する
④ 野菜は 1 日 350 g、そのうち 130 g を緑黄色野菜とする
⑤ いも類、果物類の使用量を決定する
⑥ 脂質エネルギー比（％）を用いて、油脂類、種実類の使用量を決定する
⑦ エネルギーを合計して砂糖および調味料*1 の使用量を決定する

＊1　調味料の塩分・糖分濃度

食品名	塩分濃度（%）
食　塩	99.1
うすくちしょうゆ	16.0
こいくちしょうゆ	14.5
み　そ	12.4
トマトケチャップ	3.3
マヨネーズ	1.8

食品名	糖分濃度（%）
砂　糖	100
みりん	43.2

⑧ 全体を調整しながら、給与栄養目標量に適合するよう配分する
⑨ 作成した食品構成表を食品群別荷重平均成分表より栄養価計算を行い、給与栄養目標量と照合し過不足を調整する

4）献立作成手順

日本の一般的な食事形式では、主食、主菜、副菜、果物（デザート）で構成されており必要な栄養素をバランスよく摂取できるため、推奨されている組み合わせである（図7-7）。

> **POINT**
> 食品の彩りは、五色（赤・黄・緑・白・黒）の五色を組み合わせることで彩りがよく、食品をバランスよく摂取することができる。

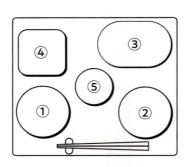

飯に汁と3つの菜（おかず）を組み合わせた献立の基本が一汁三菜。
① 飯
② 汁物（みそ汁，吸い物）
③ 主菜（焼き魚，刺身，肉類など）
④ 副菜（煮物など）
⑤ 副々菜＊（胡麻和えやおひたしなど）
　※香の物（漬物）は副菜に含まない

図7-7　日常食の形式（一汁三菜）

献立作成では、対象者の嗜好、特性、地域性、旬などを考慮する。和風、洋風、中華風などの調理様式に偏りがないよう配分する。1日の栄養配分は、2：3：3程度が望ましい。日常食における折衷料理は、味付けや栄養のバランスがとりやすいため利用しやすい。日本料理では、塩分の過剰摂取が、西洋料理や中国料理では油脂の過剰摂取に注意する。なお、1人1食当たりの食品使用総量は500〜600gが目安となる。献立作成手順と目安量は次の①〜⑤のとおりである。

> **POINT**
> 調味料の計算（みそ汁の場合）
> 150mLのだしで塩分0.6％のみそ汁を作るときのみその量は？
> ※みその塩分は12.4％とする
>
> 150×0.6/100＝0.9
> 　　　　（塩分）
> 0.9×12.4/100≒7.25
> みその量は、7.3g

① 主食を決定する。主に飯・パン・麺などを用いる。
② 主食に用いる食品と調理法を決定する。たんぱく質を多く含む食品（肉類、魚介類、卵類、大豆製品）を用い、1皿の分量は、付け合わせを含めて100〜150g程度を目安とする。種類や部位によっては、脂質含量の多いものもあるので、脂質の摂りすぎに留意する。
③ 副菜を決定する。ビタミンやミネラルの供給源である野菜類・いも類・豆類・海藻類・きのこ類などを組み合わせて量を決める。1皿の分量は60〜80gとする。
④ 汁物を決定する。汁物は1日2回までとし、汁の量は1回当たり120〜150mL、具材は10〜80g前後、みそ汁のみそは6〜10g程度が望ましい。

⑤ 果物などを決定する。果物は1日1回（70～80g）とする。その他、不足している食品を用いて漬物や飲み物などを加える。献立の基本構成例（表7-11）と食品使用量の目安（表7-12）を示す。

表7-11　献立の基本構成例

献立形態	主食	副食			汁物	デザート※
		主菜	副菜	副々菜		
基本形	米飯	豚肉ショウガ焼き	炊き合わせ	酢の物	止め椀	りんご
応用1	肉うどん		青菜のごま和え	五目豆	―	わらびもち
応用2	親子丼		紅白なます	―	すまし汁	くずもち
応用3	カレーライス			サラダ	―	フルーツヨーグルト
応用4	パン	シチュー		マリネ	―	フルーツゼリー

※デザートは果物を中心に1日1回程度とする。

表7-12　献立の食品使用量（20歳女性の場合）

献立構成	食品名	使用量の目安
主　食	米	65～80 g
主　菜	魚・肉・大豆	70～80 g
	卵・大豆製品	50～100 g
副　菜	おひたし	60～80 g
副々菜	野菜サラダ	120～150 g
汁　物	汁	120～150 mL
	実	10～80 g
デザート	果物	70～80 g

5）献立作成後の評価

献立が決定したら、日本食品標準成分表を用いて栄養価計算を行い、計画した献立が適切であるかチェックし、必要であれば修正する（図7-8）。

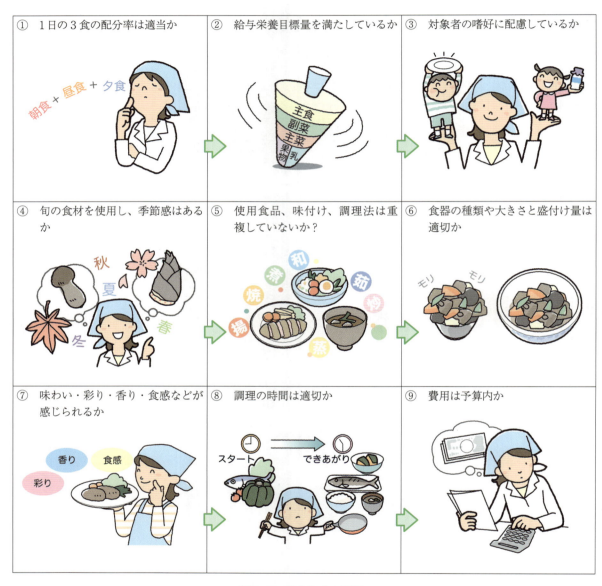

図7-8　献立作成の評価

4 供食・食卓構成・食事環境

1）日本料理の特徴

　供食とは食事を人に提供し、食事で人をもてなすことをいい、供食の種類には、日常食、行事食、供応食*1 などがある。日常の食事を「ケ」の食事といい、日本の日常的な食事の形式である主食・主菜・副菜・香の物で構成される一汁三菜を基本としている。また、特別な日の食事を「ハレ」の食事という。「ハレ」の食事は1年を通じて決まった日に行われる年中行事や、人生の通過儀礼に伴う個人的な記念日などである。年中行事とその際に食べる主な料理を表7-13に示す。

*1　供応食
　客を正式にもてなすための食事であり、食文化が象徴されている。現在の日本における供応食の代表的な料理様式は、日本料理、西洋料理、中国料理である。

表7-13　年中行事と行事食

行事名	月日	おもな料理	内容
正月元旦	1月1日	雑煮，祝肴，お節料理	五穀豊穣，無病息災，子孫繁栄などにちなんだ食材を用いる
人日の節句	1月7日	七草粥	人を大切にするという意味をもつ人日に，若芽（七草）を食べ，無病息災を願う
鏡開き	1月11日	鏡餅を入れた汁粉	無病息災などを願い，鏡餅を割って食べる
小正月	1月15日	小豆粥，赤飯	十五日正月ともいう
節分	2月3日	煎り大豆，恵方巻	節（季節）の変わり目に起こる病気や災害を鬼に見立てて追い払う
上巳の節句	3月3日	菱餅，雛あられ，白酒	雛祭りともいう
彼岸の中日	3月18日ごろ	ぼたもち，彼岸だんご	春分の日
仏生会	4月8日	甘茶	灌仏会，花祭りともいう
端午の節句	5月5日	粽，柏餅	子供の日
七夕	7月7日	そうめん	星祭りともいう
盂蘭盆会	7月13〜15日	精進料理	旧盆会，旧暦8月13〜15日
十五夜	8月15日	団子，芋	中秋の名月，芋煮会
重陽の節句	9月9日	菊酒，菊花，栗飯	菊の花を飾ったり，菊の花びらを浮かべた菊酒を飲んだりして不老長寿を願う
彼岸の中日	9月20日ごろ	おはぎ	秋分の日
冬至	12月21か22日	あずき粥，南瓜，ゆず	日が最も短い冬至を太陽の出発点とし，邪気を払う
大晦日	12月31日	蕎麦	細く長く切れやすいそばに見立て，長寿を願い厄災を断ち切る

資料）日本フードスペシャリスト協会，「三訂フードコーディネート論」，建帛社，2021 を改変

わが国は、周囲を海に囲まれ、恵まれた地理的条件や変化に富んだ気候により、稲作が発達し米を中心に野菜、魚介類、海藻類、豆類など四季折々の食材が用いられてきた。日本料理の特徴は次のとおりである。

日本料理の特徴

- 食材の鮮度を重視し、素材の持ち味を生かした料理が多い
- 一汁三菜を基本とし、飯+汁+菜（なま物、煮物、焼物）から構成
- 昆布やかつお節、干しいたけなどのだしのうま味を活用
- 生もの料理（刺身、酢の物など）
- 油脂の使用が少ない
- 発酵食品（日本酒・みそ・食酢・しょうゆ・納豆・かつお節・漬物など）の利用
- 素材を引き立てる（わさび、ゆず、しょうが、しそ、みょうがなど）の利用
- 料理の色、形に合わせ、1人分の料理を季節にあわせた器に盛付ける

2）日本料理の様式

供応食としての日本料理の様式は、本膳料理、懐石料理、会席料理、精進料理などがある。日本料理の様式と変遷を表7-14に示す。

表7-14　日本料理の様式と変遷

料理の種類	精進料理	本膳料理	懐石料理	会席料理
時　代	鎌倉時代	室町時代に始まる	安土桃山時代	江戸時代初期
特　徴	●肉や魚の使用禁止 ●修行僧の食べる食事	●武家による客人をもてなすための料理 ●日本料理の基礎となる	●茶の湯でお茶をいただく前に出る軽い食事	●酒宴で出される宴会料理
料理形式	●1つの膳に一汁三菜を基本とした食事が出る	●膳が1度に用意される（平面展開型）	●飯，吸い物から順番に食事が提供される	●前菜から始まり，酒と共に食事を楽しむ ●最後に飯とみそ汁が出る（喰い切り）

（1）本膳料理

本膳料理は室町時代に武士の儀式料理として確立し、江戸後期から昭和初期には各地へ簡略化され浸透し、冠婚葬祭の正式料理としてこの形が用いられた。膳組は一汁三菜から始まり二の膳と三の膳が加えられ、一汁三菜・二汁五菜・三汁七菜となる、汁と菜の品数で称される。菜の数は、奇数が一般的である。本膳様式の一汁三菜は、飯・本汁（一の汁）・なます・煮物（平）・香の物であ

る。料理は**脚付膳**(あしつきぜん)に配膳され、1人分がいくつもの膳に並べられる平面配列である。本膳料理は、日本料理の供食形式の原点であり、現在の日常食における一汁三菜の形式が今も受け継がれている（図7-9、表7-15）。

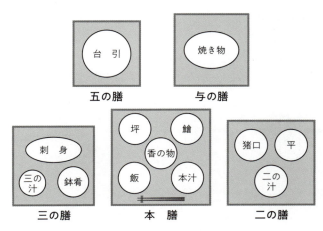

図7-9 本膳料理の配膳図

表7-15 本膳料理の献立構成（三汁七菜）

構 成	献 立	料理の内容
本 膳	本汁	みそ仕立て
	膾(なます)	魚介類の酢の物, 刺身
	坪(つぼ)	小鉢に煮汁の少ない煮物を少量
	飯	白飯
	香の物	漬物2〜3種
二の膳	二の汁	すまし仕立て
	平(ひら)	平らな蓋付きの広い器に魚介, 野菜, 乾物 などの煮物を数種
	猪口(ちょこ)	和え物, ひたし物
三の膳	三の汁	変わり仕立て（潮汁, 濁り汁など）
	鉢肴(はちざかな)	肉や魚の焼き物, 揚げ物
	刺身	刺身2〜3種
与の膳	焼き物	魚の姿焼（台引とともに持ち帰る）
五の膳	台引(だいびき)	引物菓子, かつお節などの土産物

（2）懐石料理（茶懐石）

懐石料理（茶会席）は、禅僧が修行中の空腹をしのぐために温めた石を**懐**に抱くことから飢えをしのぐ程度の簡素な食事である。茶事の前に、**濃茶**をおいしく味わえるように量を控えた簡素な手料理となっている（図7-10）。懐石料理の特徴は、最初に飯・汁（みそ汁）・向付（刺身など）をまず出すことである（表7-16）。

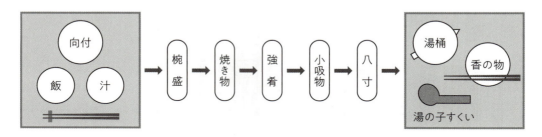

図7-10　懐石料理の配膳図

表7-16　懐石料理の献立構成

順序	献立	料理の内容
1	飯	炊きたてを少量
	汁	みそ仕立て
	向付	魚介類の酢の物，刺身
2	椀盛	煮物の盛合わせ
3	焼き物	魚介類の焼き物（蒸し物，煮物の場合もある）
4	強肴	主人の心入れの酒の肴でとくに決まりはない（預け鉢ともいう）
5	小吸物	淡白なすまし汁（箸洗いともいう）
6	八寸	八寸四方の白木の折敷に山海の珍味を2～3種盛合わせる
7	湯桶	煎り米に熱湯を加えた塩味の汁（口を清める）
8	香の物	漬物2～3種

（3）会席料理

会席料理は、江戸時代初期に俳諧の会席で**肴**と酒が供されたことが始まりといわれている。現在の一般的な宴会の献立形式は、この会席形式である。料理は会席膳（脚の無い膳）で酒・**盃**・前菜が最初に出され、順次一品ずつ供される。酒宴の最後に飯・みそ汁（留椀・止め椀）・香の物が**留**のしるしとして供される（図7-11、表7-17）。

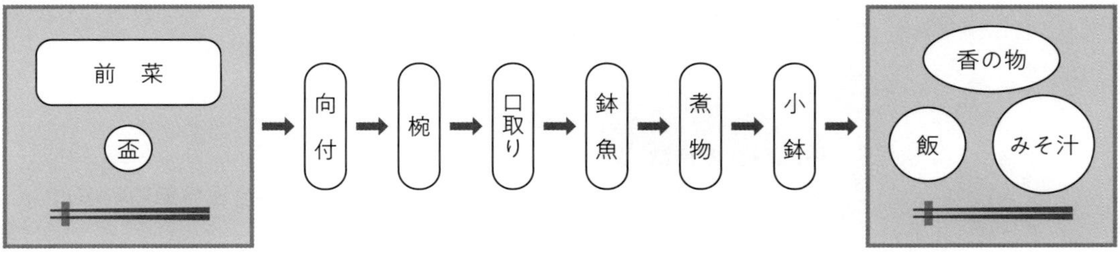

4 供食・食卓構成・食事環境

図7-11 会席料理の配膳と流れ

表7-17 会席料理の献立構成（七品献立の例）

順序	献　立	料理の内容
1	前菜	先付，お通し（突き出し），珍味盛合わせ
	向付	魚介類の酢の物，刺身
2	椀	すまし仕立て
	口取り	山海の珍味2～3品
	鉢魚	魚や鶏肉の焼物（揚げ物，蒸し物）
	煮物	野菜，魚介，肉の炊き合わせ
	小鉢	小鉢にひたし物，酢の物，和え物など
3	止め椀，飯，香の物	みそ仕立て
4	水菓子	水菓子（果物）

（4）精進料理

　精進料理は、鎌倉時代に禅宗とともにもち込まれた料理形式である。仏教の戒律を守る修行僧の食事として生まれ、野菜や豆腐などの植物性の食材のみで作った料理のことである。

（5）普茶料理

　普茶料理は、江戸時代初期に日本にもたらされた中国風の精進料理のことである。この料理は、京都宇治に黄檗山万福寺を開山した隠元禅師が広めたといわれている。普茶とは、あまねく大衆に茶を施すという意味の禅門用語で「茶による接待」のことである。

171

3) 中国料理の様式

中国料理は、広大な国土と地域による風土や気候により、地域ごとに特徴的な料理が発達した。中国料理の特徴は次のとおりである。

> **中国料理の特徴**
> - 生食は少なく、揚げ物、炒め物など油脂を使った高温加熱調理料理が多い
> - でんぷんを使い、うま味や栄養分を逃さず利用する
> - 材料に無駄がない
> - 乾物材料（つばめの巣、ふかひれ、あわびなど）が多い
> - 調理器具が少ない（中華なべ、中華包丁）
> - 料理を1つの大皿に盛り、個人で取り分ける

代表的なものとして北京料理・広東料理・四川料理・上海料理があり、これらを四大料理[*1]という（表7-18）。

*1 四大料理

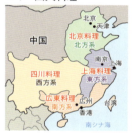

表7-18 中国料理の系統と特徴

料理の系統	地域	代表的な料理	主な特徴	代表的料理
北方系	黄河流域	北京料理	・宮廷料理として発展した ・米、粉料理 ・羊肉、にんにく、味は濃厚	北京烤鴨（ペイジンカオヤァ）、餃子（ジャオツ）、饅頭（マントウ）
東方系	揚子江下流地域	上海料理	・新鮮な食材が豊富 ・四季温暖、素材が豊富 ・米食、魚介類	上海蟹（ダージャーシエ）、東坡肉（トンポォロウ）、油淋鶏（ユーリンチー）
西方系	揚子江上流地域	四川料理	・冬季厳寒 ・唐辛子などの香辛料 ・肉、淡水魚、野菜類	麻婆豆腐（マアボォトウフ）、棒々鶏（バンバンジー）、酸辣湯（サンラータン）
南方系	亜熱帯海岸地域	広東料理	・季節性豊か ・西洋料理の手法 ・素材、調理法ともに多彩	八宝菜（パアパオツァイ）、芙蓉蟹（フウロンシエ）、古老肉（クウラオロウ）、飲茶点心（ヤムチャテンシン）

*2 点心のよみ方
　鹹点心（シェンティエンシン）
　甜点心（ティエンティエンシン）

*3 一般的な配膳図

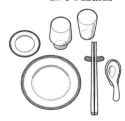

料理は表7-19に示すように、菜と点心により構成され、菜は前菜と主要料理である大菜に分かれる。大菜は数種類あり、最後は湯菜（タンツァイ）（スープ）で終わり、デザートとして点心が供される。点心[*2]は、甘くない鹹点心と甘味の甜点心、その他に果物を意味する水果（シュイグオ）などがある。それぞれの料理が大皿で提供されるため、自分で小皿に取り分けて食べることが一般的である[*3]。

4　供食・食卓構成・食事環境

表7-19　中国料理の献立構成

順序	調理法	内容
前菜 (チエヌツァイ)	冷菜 (ロンツァイ)	冷前菜の盛合わせ（品数は偶数）
	熱菜 (ロオツァイ)	炒め物，揚げ物など
大菜 (ダアツァイ)	頭菜 (トウツァイ)	大菜の最初に出される最も高級な料理 燕窩席 (イエンウオシー)（燕の巣），魚翅席 (ユイチーシー)（ふかひれ），海参席 (ハイシェンシー)（干しなまこ）
	炒菜 (チャオツァイ)	炒め物
	炸菜 (デアツァイ)	揚げ物
	蒸菜 (ジョンツァイ)	蒸し物
	煨菜 (ウェイツァイ)	煮物
	溜菜 (リュウツァイ)	あんかけ
	烤菜 (ガオツァイ)	焼き物
	湯菜 (タンツァイ)	スープ（料理の最後を締めくくる）
点心 (チェンシヌ)	鹹点心 (シェンティエンシン)	飯，粥，麺，饅頭など，茶
	甜点心 (ティエンティエンシン)	甘い デザート，水果 (シュイグオ)（果物）

4）西洋料理の様式

西洋料理は、フランス料理をはじめとした欧米料理の総称である。獣鳥肉類や乳・乳製品を主体とし、様々な香辛料を使ったソースが特徴であり、加熱料理を中心とする。料理は1皿ずつ順番に供される形式である。料理ごとにナイフ・フォーク・スプーンを用いる。

西洋料理の特徴

- 野菜・果実類は生食が多く、獣鳥肉類、乳・乳製品を主材料
- 付け合わせやサラダは、野菜類、いも類、果実類などが多くバランスが良い
- 材料や調理法にふさわしいソースが発達
- 香辛料と香味野菜を利用
- 調味料は食塩を多く用い、香辛料や酒類図を巧みに使って材料の臭みを除く
- 食事中は、料理に合わせた種々の酒類が供され、料理の味を引き立てる
- ナイフ・フォークの利用

POINT

ビュッフェとは、フランス語で「立食の」の意味。「立食スタイル」、「セルフ形式」の食事のこと

西洋料理（正餐）の献立構成と内容を表7-20に、基本的な配膳図を図7-12に示す。

表7-20 西洋料理の献立構成と内容

構　成	料理の内容	酒　類
オードブル（前菜）	・食事の最初に供され食欲増進の役割を果たす ・冷たい前菜と温かい前菜がある	シャンパン、シェリー酒、軽い白ワイン
スープ	・晩餐には必ず供され、食欲増進の役割をはたす ・正式にはコンソメなど澄んだスープである	―
ポアソン（魚料理）	・様々な魚料理が多く、甲殻類の場合もある	白ワイン
アントレ（獣鳥肉料理）	・食肉類の料理で献立の中心をなす	赤ワイン
グラニテ（氷菓）	・シャーベットで、口直しのために供される	―
ロティ（蒸し焼き料理）	・アントレに用いない食肉が供され、省略される場合もある	―
サラダ	・独立した料理の場合もあるが、主として生野菜サラダが供される	―
アントルメ（デザート）	・食後に菓子や果物が供される	シャンパン
コーヒー	・デミタスコーヒー（濃く入れたもので1/2量）が供される	リキュール、ブランデー

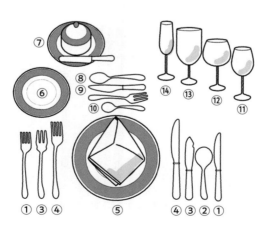

① オードブルナイフ・フォーク
② スープスプーン
③ フィッシュナイフ・フォーク
④ ミートナイフ・フォーク
⑤ ベースプレート（位置皿）
⑥ パン皿
⑦ バタークーラーとバターナイフ
⑧ デザートスプーン
⑨ デザートナイフ・フォーク
⑩ コーヒーまたはティースプーン
⑪ 白ワイングラス
⑫ 赤ワイングラス
⑬ ゴブレット（水）
⑭ シャンパングラス

図7-12　西洋料理の基本的な正餐の配膳図

5 日本食品標準成分表の理解

1) 日本食品標準成分表の構成と内容

　日本食品標準成分表は、わが国で日常的に摂取されている食品の成分値を収載したもので、国民の健康の維持・増進を図るための基礎的データである。栄養指導や生活習慣病の予防などの観点から、学校給食や病院などの給食の場や食事制限や食事療法を必要とする一般家庭でも活用されているほか、教育・研究や行政においても広く活用されている。こうした広い利用目的に対応するため、わが国において常用される食品の標準的な成分値を、原則1食品1標準成分値として、可食部100g当たりの数値で示されている。

　食品成分表2020年版（八訂）の食品は18群に分類され、植物性食品、きのこ類、藻類、動物性食品、加工食品の順に配列されている。日常的に摂取される食品2,478食品の標準的な成分値が収載されている。なお、食品成分表2015年版の「18調理加工食品類」を「調理済み流通食品類」と名称を変更した（表7-21）。

　各食品は、それぞれ大分類、中分類、小分類、細分の4段階に分類され、食品ごとに5桁の食品番号*1がつけられている（表7-22）。

*1　5桁の食品番号の例
01002（あわ：精白粒）の場合

```
 0 1   0 0 2
食品群番号　収載番号
　　　（小分類または細分番号）
```

表7-21　食品群別収載食品数

	食品群	食品数
1	穀類	205
2	いも及びでん粉類	70
3	砂糖及び甘味類	30
4	豆類	108
5	種実類	46
6	野菜類	401
7	果実類	183
8	きのこ類	55
9	藻類	57
10	魚介類	453
11	肉類	310
12	卵類	23
13	乳類	59
14	油脂類	34
15	菓子類	185
16	し好飲料類	61
17	調味料及び香辛料類	148
18	調理済み流通食品類	50
	合計	2,478

資料）文部科学省「日本食品標準成分表2020年版（八訂）」より

表7-22　食品番号と分類例

食品番号	食品群	区分	大分類	中分類	小分類	細分
01002	01	粟類	—	あわ	—	精白粒	—
		—	—	—	002	—
01020	01	穀類	—	こむぎ	(小麦粉)	強力粉	一等
		—	—	—	—	020
10332	10	魚介類	(かに類)	がざみ	—	生	—
						332	

資料）文部科学省「日本食品標準成分表2020年版（八訂）」より

2）食品の分析方法・分析値の計算方法

食品成分表 2020 年版（八訂）では、たんぱく質、脂質、炭水化物のエネルギー産生成分をそれぞれアミノ酸組成によるたんぱく質、脂肪酸のトリアシルグリセロール、利用可能炭水化物・食物繊維・糖アルコールに変更された（表7-23）。

表7-23　食品成分表2020年版（八訂）におけるエネルギー産生成分

栄養素	エネルギー産生成分
たんぱく質	●たんぱく質を構成する約20種のアミノ酸の残基量の合計から算出する「アミノ酸組成によるたんぱく質」
脂　質	●飽和・不飽和等の脂肪酸の分析値を換算した「脂肪酸のトリアシルグリセロール当量」
炭水化物	●エネルギーとして利用性の高いでん紛，単糖類，二糖類からなる「利用可能炭水化物」 ●エネルギーとして利用性の低い炭水化物である「食物繊維」,「糖アルコール」

資料）文部科学省「日本食品標準成分表 2020 年版（八訂）」より

❶ 適用したエネルギー換算係数

食品成分表 2020 年版（八訂）ではそれぞれ、適用されるエネルギー換算係数を用いてエネルギーの算出を行っている。食品のエネルギー値は可食部 100 g 当たりのアミノ酸組成によるタンパク質、脂肪酸のトリアシルグリセロール当量、利用可能炭水化物（単糖当量）、糖アルコール、食物繊維総量、有機酸およびアルコールの量（g）に各成分のエネルギー換算係数（kJ および kcal）を乗じて算出している（表7-24）。

表7-24　適用したエネルギー換算係数

成分名	換算係数 （kJ/g）	換算係数 （kcal/g）
アミノ酸組成によるたんぱく質／たんぱく質[1]	17	4
脂肪酸のトリアシルグリセロール当量／脂質[1]	37	9
利用可能炭水化物（単糖当量）	16	3.75
差引き法による利用可能炭水化物[1]	17	4

> **POINT**
> 成分表 2020（八訂）では、成分表 2015（七訂）で用いられていた 1 kcal ＝4.184 kJ の換算係数は使用しない。

表7-24のつづき

成分名	換算係数 (kJ/g)	換算係数 (kcal/g)
食物繊維総量[*1]	8	2
アルコール	29	7
糖アルコール[*2]		
ソルビトール	10.8	2.6
マンニトール	6.7	1.6
マルチトール	8.8	2.1
還元水あめ	12.6	3.0
その他の糖アルコール	10	2.4
有機酸[*2]		
酢酸	14.6	3.5
乳酸	15.1	3.6
クエン酸	10.3	2.5
リンゴ酸	10.0	2.4
その他の有機酸	13	3

※1 アミノ酸組成によるたんぱく質、脂肪酸のトリアシルグリセロール当量、利用可能炭水化物（単糖当量）の成分値がない食品では、それぞれたんぱく質、脂質、差引き法による利用可能炭水化物の成分値を用いてエネルギー計算を行う。利用可能炭水化物（単糖当量）の成分値がある食品でも、水分を除く一般成分等の合計値と100 gから水分を差引いた乾物値との比が一定の範囲に入らない食品の場合（資料「エネルギーの計算方法」参照）には、利用可能炭水化物（単糖当量）に代えて、差引き法による利用可能炭水化物を用いてエネルギー計算をする。

※2 糖アルコール、有機酸のうち、収載値が1 g以上の食品がある化合物で、エネルギー換算係数を定めてある化合物については、当該化合物に適用するエネルギー換算係数を用いてエネルギー計算を行う。

資料）文部科学省「日本食品標準成分表2020年版（八訂）」より

[*1] **食物繊維総量**
　成分値はAOAC.2011.25法、プロスキー変法又はプロスキー法による食物繊維総量を用いる。

[*2] **可食部と廃棄部分の割合**

全体量 150g

150g × 60/100 = 90g
可食率 60%
可食量 90g

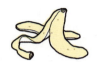

150 × 40/100 = 60g
廃棄率 40%
廃棄量 60g

[*3] **廃棄率（％）**
$$\frac{廃棄部分の重量（g）}{食品全体の重量（g）} \times 100$$

❷ 収載成分値の表示について

　収載成分値はすべて可食部100 g当たりで表示されている。食品は可食部と廃棄部分[*2]からなり、可食部とは食べられる部分のことで、食品全体あるいは購入形態から廃棄部位を除いた部分をいう。なお、廃棄部重量に対する購入時の重量の割合を**廃棄率（％）**[*3]という。

　収載成分値の数値の丸め方は、最小表示桁の1つ下の桁を四捨五入している。整数で表示するもの（エネルギーを除く）については、原則として大きい位から3桁目を四捨五入して有効数字2桁で示している。収載成分値の記号について表7-25に示す。

第7章 食事計画と献立作成

表7-25 収載値の記号

記 号	意 味
0	最小記載量の1/10（ヨウ素，セレン，クロム，モリブデンは3/10，ビオチンは4/10，ただし，追捕2016年においては3/10）未満，[※1]。または検出されなかった
Tr	微量（Tr=Traceの略，トレース）を意味し，最小記載量の1/10以上，5/10未満である
（数字）	（ ）つきの成分値は，類似食品の収載値から推計や計算により求められた値であり，穀類・果実類・きのこ類の一部にある
（0）	推定値[※2]が0である
（Tr）	推定値[※2]がTr（微量）である
−	未測定である

※1 食塩相当量の0は，算出値が最小記載量（0.1g）の5/10未満であることを示す。
※2 文献などにより、含まれていないと推定される成分については測定されていない場合も多いが、何らかの数値を示してほしいとの要望から推定値として示している。
資料）文部科学省「日本食品標準成分表2020年版（八訂）」より

3）日本食品標準成分表利用上の注意点

食品成分表を利用する際の注意点について表7-26に示す。

表7-26 食品成分表利用上の注意点

*1 食塩相当量
食塩相当量（g）＝ナトリウム量(mg)×2.54×1/1000

POINT

Q.「ゆで」による重量変化率が70％のほうれん草について、調理前の可食部重量が100gのとき、ゆでたあとのビタミンC量（mg）はいくらか？
※ほうれん草の100gあたりのビタミンCは、（生）35mg、（ゆで）19mg

A. 100g×70/100＝70g
70g×19mg/100＝13.3mg

記載内容	
	・食品の可食部は，廃棄部分以外をさす ・食品成分表に示されている成分値はどれも「可食部100g当たり」の値である ・食品成分表の「0」は，成分を全く含まないという意味でない ・食塩相当量「0」の場合は，算出値が最小記載量（0.1g）の5/10未満であることを示す ・食塩相当量[*1]は，ナトリウム量に2.54を乗じて算出した値である ・食品は調理によって重量が変化するため，原材料の食品100gが調理後には何gになったかを表す重量変化率が掲載されている ・乾燥した豆は豆類，未熟な豆は野菜類に属する ・カロテンが可食部100g当たり600μg以上のものを緑黄色野菜とする ・栄養指導では，β−カロテン当量が600μg未満であっても摂取量および摂取頻度などを勘案し，トマト，ピーマンなど一部の野菜は緑黄色野菜とする ・ビタミンAはレチノール活性当量より算出する ・レチノール活性当量は次式により計算 レチノール活性当量（μgRAE）＝レチノール（μg）＋$\frac{1}{12}\beta$−カロテン当量（μg） ・β−カロテン当量は次式により算出 β−カロテン当量（μg）＝βカロテン（μg）＋$\frac{1}{2}\alpha$カロテン（μg）＋$\frac{1}{2}\beta$クリプトキサンチン（μg）

178

表7–26のつづき

<table>
<tr>
<td rowspan="1">記載内容</td>
<td>
<ul>
<li>ビタミンEは，α，β，γ，δ−トコフェロールの4種である</li>
<li>ビタミンEはα−トコフェロールより算出する</li>
<li>ビタミンKは，メナキノン−7含量に444.7/649.0を乗じ，メナキノン−4換算値にしたのち，ビタミンK含量に合算した</li>
<li>ビタミンCは，L−アスコルビン酸（還元型）とL−デヒドロアスコルビン酸（酸化型）の合計値とした</li>
</ul>
</td>
</tr>
<tr>
<td>食品の選び方</td>
<td>
<ul>
<li>食品成分表に収載されている食品の「ゆで」は，湯だけでゆでているが，マカロニ・スパゲッティだけは食塩を加えてゆでている</li>
<li>食品は「生」を選ぶが，乾めんの塩分のように，調理による成分値の変動が大きい食品に関しては，調理後の食品の成分を選択する</li>
<li>魚のてんぷらや鶏のから揚げなどの調理済み食品は，主な原材料が属する食品群に収載されている</li>
<li>レタスの水耕栽培は緑黄色野菜，土耕栽培は淡色野菜である</li>
<li>魚の皮は可食部に相当する</li>
<li>牛肉や豚肉は「脂身付き」，「皮下脂肪なし」，「赤身」，「脂身」が収載されている</li>
<li>豚肉は，大型種肉と中型種肉の肉が流通しているが市販されている豚肉の大分部は大型種肉に該当する</li>
<li>鶏肉は，親鶏と若鶏（ブロイラー）が収載されている</li>
<li>市場に流通している鶏肉の多くは若鶏肉である</li>
<li>クリーム，ホイップクリーム，コーヒーホワイトナーは，油脂類であるが乳類に収載されている</li>
<li>アルコール14％の本みりんは，し好飲料類に収載され，アルコール0.5％のみりん風調味料は，調味料および香辛料類に収載されている</li>
</ul>
</td>
</tr>
</table>

> **POINT**
>
> ・アミノ酸組成によるたんぱく質の値とトリアシルグリセロール当量の値は、日本食品標準成分表2010で追加
>
> ・利用可能炭水化物（単糖当量）の値は、日本食品標準成分表2015年版（七訂）から収載
>
> ・調理による重量変化率は五訂日本食品標準成分表で収載
>
> ・「kcal」及び「kJ」の2種類の単位は、四訂食品標準成分表から記載

第7章　食事計画と献立作成

試験対策：チェックしてみよう！

☐ 主食は、エネルギー量の40～45％程度とるようにする。

☐ 家庭で調理して食べる食事を、内食という。

☐ 主食の飯茶碗は左側、汁椀は右側、主菜は汁物の上方、副菜は飯茶碗の上方に置く。

☐ 1日の栄養量の配分は、朝・昼・夕の3回の食事に2：2：3となるようにする。

☐ 一汁二菜とは、汁・ご飯・おかず2つの献立である。

☐ 日常の献立は、食費を考慮して、生鮮食品は旬のものを選択する。

☐ 日常の献立は、入手時の食材に合わせて、適切な調理法を工夫する。

☐ 5月5日の端午の節句は、五節句のうちの1つである。

☐ 端午の節句には柏もち・粽を食べる。

☐ 1月11日の鏡開きには、餅入りの小豆汁粉を食べる。

☐ 冬至にはかぼちゃを食べる。

☐ 7月7日の七夕ではそうめんを食べる。

☐ 1月7日の人日の節句には七草がゆを食べる。

☐ 3月3日の上巳（桃）の節句では、菱餅・雛あられ・白酒を準備する。

☐ 9月9日の重陽の節句では、菊酒・栗飯を準備する。

☐ 客をもてなす食事を、供応食という。

☐ 日常食を、ケの食事という。

☐ 精進料理では、動物性食品が使われないため、大豆やしいたけなどのだしが用いられる。

☐ 懐石料理は、濃茶をおいしく飲むための軽食である。

☐ 会席料理では、最後に飯と汁が供される。

☐ 中国料理のスープを、湯という。点心は、中国料理における軽食のことである。

☐ 中国料理では、菜と点心が供される。

☐ 西洋料理の正餐では、最初に前菜（オードブル）が供される。

☐ 立食形式のセルフサービスの食事をビュッフェという。

巻末資料

日本人の食事摂取基準 2025

付表 1　エネルギー　183

　1-1　推定エネルギー必要量（kcal/ 日）　183

　1-2　身体活動レベル（カテゴリー）別にみた活動内容と活動時間の代表例　184

　1-3　年齢階級別にみた身体活動レベルの群分け（男女共通）　184

　1-4　成長に伴う組織増加分のエネルギー（エネルギー蓄積量）　185

付表 2　たんぱく質　186

　2-1　たんぱく質の食事摂取基準（推定平均必要量，推奨量，目安量：g/ 日，目標量：% エネルギー）　186

　2-2　小児において成長に伴い蓄積されるたんぱく質蓄積量（要因加算法）　187

付表 3　脂　質　187

　3-1　脂質の食事摂取基準（% エネルギー）　187

　3-2　飽和脂肪酸の食事摂取基準（% エネルギー）　188

　3-3　n-6 系脂肪酸の食事摂取基準（g/ 日）　189

　3-4　n-3 系脂肪酸の食事摂取基準（g/ 日）　189

付表 4　炭水化物　190

　4-1　炭水化物の食事摂取基準（% エネルギー）　190

　4-2　食物繊維の食事摂取基準（g/ 日）　190

付表 5　エネルギー産生栄養素バランス（% エネルギー）　191

付表 6　脂溶性ビタミン　192

　6-1　ビタミン A の食事摂取基準（μg RAE/ 日）　192

　6-2　ビタミン D の食事摂取基準（μg/ 日）　193

　6-3　ビタミン E の食事摂取基準（mg/ 日）　193

　6-4　ビタミン K の食事摂取基準（mg/ 日）　194

付 表

付表 7　水溶性ビタミン　195

　　7 - 1　ビタミン B_1 の食事摂取基準（mg/ 日）　195

　　7 - 2　ビタミン B_2 の食事摂取基準（mg/ 日）　196

　　7 - 3　ナイアシンの食事摂取基準（mg NE/ 日）　197

　　7 - 4　ビタミン B_6 の食事摂取基準（mg/ 日）　198

　　7 - 5　ビタミン B_{12} の食事摂取基準（μg/ 日）　198

　　7 - 6　葉酸の食事摂取基準（ng/ 日）　199

　　7 - 7　パンテトン酸の食事摂取基準（mg/ 日）　200

　　7 - 8　ビオチンの食事摂取基準（μg/ 日）　200

　　7 - 9　ビタミン C の食事摂取基準（mg/ 日）　201

付表 8　多量ミネラル　202

　　8 - 1　ナトリウムの食事摂取基準（mg/ 日）　202

　　8 - 2　カリウムの食事摂取基準（mg/ 日）　202

　　8 - 3　カルシウムの食事摂取基準（mg/ 日）　203

　　8 - 4　マグネシウムの食事摂取基準（mg/ 日）　203

　　8 - 5　リンの食事摂取基準（mg/ 日）　204

付表 9　微量ミネラル　205

　　9 - 1　鉄の食事摂取基準（mg/ 日）　205

　　9 - 2　亜鉛の食事摂取基準（mg/ 日）　206

　　9 - 3　銅の食事摂取基準（mg/ 日）　206

　　9 - 4　マンガンの食事摂取基準（mg/ 日）　207

　　9 - 5　ヨウ素の食事摂取基準（μg/ 日）　207

　　9 - 6　セレンの食事摂取基準（ng/ 日）　208

　　9 - 7　クロムの食事摂取基準（μg/ 日）　208

　　9 - 8　モリブデンの食事摂取基準（μg/ 日）　209

付表 1　エネルギー

1-1 推定エネルギー必要量（kcal/ 日）

性　別	男　性			女　性		
身体活動レベル[1]	低い	ふつう	高い	低い	ふつう	高い
0 〜 5（月）	―	550	―	―	500	―
6 〜 8（月）	―	650	―	―	600	―
9 〜 11（月）	―	700	―	―	650	―
1 〜 2（歳）	―	950	―	―	900	―
3 〜 5（歳）	―	1,300	―	―	1,250	―
6 〜 7（歳）	1,350	1,550	1,750	1,250	1,450	1,650
8 〜 9（歳）	1,600	1,850	2,100	1,500	1,700	1,900
10 〜 11（歳）	1,950	2,250	2,500	1,850	2,100	2,350
12 〜 14（歳）	2,300	2,600	2,900	2,150	2,400	2,700
15 〜 17（歳）	2,500	2,850	3,150	2,050	2,300	2,550
18 〜 29（歳）	2,250	2,600	3,000	1,700	1,950	2,250
30 〜 49（歳）	2,350	2,750	3,150	1,750	2,050	2,350
50 〜 64（歳）	2,250	2,650	3,000	1,700	1,950	2,250
65 〜 74（歳）	2,100	2,350	2,650	1,650	1,850	2,050
75 以上（歳）[2]	1,850	2,250	―	1,450	1,750	―
妊婦（付加量）[3] 初期					＋ 50	
中期					＋ 250	
後期					＋ 450	
授乳婦（付加量）					＋ 350	

1　身体活動レベルは，「低い」，「ふつう」，「高い」の 3 つのレベルとした．

2　「ふつう」は自立している者，「低い」は自宅にいてほとんど外出しない者に相当する．「低い」は高齢者施設で自立に近い状態で過ごしている者にも適用できる値である．

3　妊婦個々の体格や妊娠中の体重増加量および胎児の発育状況の評価を行うことが必要である．

注 1：活用に当たっては，食事評価，体重および BMI の把握を行い，エネルギーの過不足は体重の変化または BMI を用いて評価すること．

注 2：身体活動レベルが「低い」に該当する場合，少ないエネルギー消費量に見合った少ないエネルギー摂取量を維持することになるため，健康の保持・増進の観点からは，身体活動量を増加させる必要がある．

（日本人の食事摂取基準（2025 年版））

付　表

1-2 身体活動レベル（カテゴリー）別にみた活動内容と活動時間の代表例

身体活動レベル（カテゴリー）	低い	ふつう	高い
身体活動レベル[1]	**1.50** （1.40〜1.60）	**1.75** （1.60〜1.90）	**2.00** （1.90〜2.20）
日常生活の内容[2]	生活の大部分が座位で，静的な活動が中心の場合	座位中心の仕事だが，職場内での移動や立位での作業・接客等，通勤・買い物での歩行，家事，軽いスポーツ，のいずれかを含む場合	移動や立位の多い仕事への従事者，あるいは，スポーツ等余暇における活発な運動習慣をもっている場合
中程度の強度（3.0〜5.9メッツ）の身体活動の1日当たりの合計時間（時間/日）[3]	1.65	2.06	2.53
仕事での1日当たりの合計歩行時間（時間/日）[3]	0.25	0.54	1.00

1　代表値．（　）内はおよその範囲．
2　Black, et al., Ishikawa-Takata, et al. を参考に，身体活動レベルに及ぼす仕事時間中の労作の影響が大きいことを考慮して作成．
3　Ishikawa-Takata, et al. による．

（日本人の食事摂取基準（2025 年版））

1-3 年齢階級別にみた身体活動レベルの群分け（男女共通）

年齢区分（歳）	低い	ふつう	高い
1〜 2 （歳）	―	1.35	―
3〜 5 （歳）	―	1.45	―
6〜 7 （歳）	1.35	1.55	1.75
8〜 9 （歳）	1.40	1.60	1.80
10〜11 （歳）	1.45	1.65	1.85
12〜14 （歳）	1.50	1.70	1.90
15〜17 （歳）	1.55	1.75	1.95
18〜29 （歳）	1.50	1.75	2.00
30〜49 （歳）	1.50	1.75	2.00
50〜64 （歳）	1.50	1.75	2.00
65〜74 （歳）	1.50	1.70	1.90
75 以上 （歳）	1.40	1.70	―

（日本人の食事摂取基準（2025 年版））

1-4 成長に伴う組織増加分のエネルギー（エネルギー蓄積量）

性　別	男　児				女　児			
			組織増加分				組織増加分	
年齢等	(A) 参照 体重 (kg)	(B) 体重 増加量 (kg/年)	(C) エネ ルギー 密度 (kcal/g)	(D) エネ ルギー 蓄積量 (kcal/日)	(A) 参照 体重 (kg)	(B) 体重 増加量 (kg/年)	(C) エネ ルギー 密度 (kcal/g)	(D) エネ ルギー 蓄積量 (kcal/日)
0 〜 5（月）	6.3	9.4	4.4	115	5.9	8.4	5.0	115
6 〜 8（月）	8.4	4.2	1.5	15	7.8	3.7	1.8	20
9 〜 11（月）	9.1	2.5	2.7	20	8.4	2.4	2.3	15
1 〜 2（歳）	11.5	2.1	3.5	20	11.0	2.2	2.4	15
3 〜 5（歳）	16.5	2.1	1.5	10	16.1	2.2	2.0	10
6 〜 7（歳）	22.2	2.6	2.1	15	21.9	2.5	2.8	20
8 〜 9（歳）	28.0	3.4	2.5	25	27.4	3.6	3.2	30
10 〜 11（歳）	35.6	4.6	3.0	40	36.3	4.5	2.6	30
12 〜 14（歳）	49.0	4.5	1.5	20	47.5	3.0	3.0	25
15 〜 17（歳）	59.7	2.0	1.9	10	51.9	0.7	4.7	10

体重増加量（B）は，比例配分的な考え方により，参照体重（A）から以下のようにして計算した．

例：9〜11 か月の女児における体重増加量（kg/年）

X ＝ ［（9〜11 か月（10.5 か月時）の参照体重）− （6〜8 か月（7.5 か月時）の参照体重）］ /

　　 ［0.875（歳）− 0.625（歳）］ ＋ ［（1〜2 歳の参照体重）− （9〜11 か月の参照体重）］ /

　　 ［2（歳）− 0.875（歳）］

体重増加量 ＝ $X/2$

　 ＝ ［（8.4 − 7.8）/0.25 ＋ （11.0 − 8.4）/1.125］ /2

　 ≒ 2.4

組織増加分のエネルギー密度（C）は，アメリカ・カナダの食事摂取基準より計算．

組織増加分のエネルギー蓄積量（D）は，体重増加量（B）と組織増加分のエネルギー密度（C）の積として求めた．

例：9〜11 か月の女児における組織増加分のエネルギー（kcal/日）

　 ＝ ［（2.4（kg/年）× 1,000/365 日）］ × 2.3（kcal/g）

　 ＝ 14.8

　 ≒ 15

（日本人の食事摂取基準（2025 年版））

付　表

付表 2　たんぱく質

2-1　たんぱく質の食事摂取基準
（推定平均必要量，推奨量，目安量：g/ 日，目標量：% エネルギー）

性　別	男　性				女　性			
年齢等	推定平均 必要量	推奨量	目安量	目標量[1]	推定平均 必要量	推奨量	目安量	目標量[1]
0 〜 5 （月）	—	—	10	—	—	—	10	—
6 〜 8 （月）	—	—	15	—	—	—	15	—
9 〜 11 （月）	—	—	25	—	—	—	25	—
1 〜 2 （歳）	15	20	—	13 〜 20	15	20	—	13 〜 20
3 〜 5 （歳）	20	25	—	13 〜 20	20	25	—	13 〜 20
6 〜 7 （歳）	25	30	—	13 〜 20	25	30	—	13 〜 20
8 〜 9 （歳）	30	40	—	13 〜 20	30	40	—	13 〜 20
10 〜 11 （歳）	40	45	—	13 〜 20	40	50	—	13 〜 20
12 〜 14 （歳）	50	60	—	13 〜 20	45	55	—	13 〜 20
15 〜 17 （歳）	50	65	—	13 〜 20	45	55	—	13 〜 20
18 〜 29 （歳）	50	65	—	13 〜 20	40	50	—	13 〜 20
30 〜 49 （歳）	50	65	—	13 〜 20	40	50	—	13 〜 20
50 〜 64 （歳）	50	65	—	14 〜 20	40	50	—	14 〜 20
65 〜 74 （歳）[2]	50	60	—	15 〜 20	40	50	—	15 〜 20
75 以上 （歳）[2]	50	60	—	15 〜 20	40	50	—	15 〜 20
妊婦（付加量）初期					＋ 0	＋ 0	—	—[3]
中期					＋ 5	＋ 5	—	—[3]
後期					＋ 20	＋ 25	—	—[4]
授乳婦（付加量）					＋ 15	＋ 20	—	—[4]

1　範囲に関しては，おおむねの値を示したものであり，弾力的に運用すること．

2　65 歳以上の高齢者について，フレイル予防を目的とした量を定めることは難しいが，身長・体重が参照体位に比べて小さい者や，特に 75 歳以上であって加齢に伴い身体活動量が大きく低下した者など，必要エネルギー摂取量が低い者では，下限が推奨量を下回る場合があり得る．この場合でも，下限が推奨量 以上とすることが望ましい．

3　妊娠（初期・中期）の目標量は，13 〜 20 % エネルギーとした．

4　妊娠（後期）および授乳婦の目標量は，15 〜 20 % エネルギーとした．

（日本人の食事摂取基準（2025 年版））

2-2 小児において成長に伴い蓄積されるたんぱく質蓄積量（要因加算法）

年齢区分 (歳)	男　児					女　児				
	(A) 参照体重 (kg)	(B) 体重増加量 (kg)	(C) 体たんぱく質 (%)	(D)* たんぱく質蓄積量 (g/kg体重/日)	(E) 蓄積効率 (%)	(A) 参照体重 (kg)	(B) 体重増加量 (kg)	(C) 体たんぱく質 (%)	(D)* たんぱく質蓄積量 (g/kg体重/日)	(E) 蓄積効率 (%)
1 ～ 2	11.5	2.1	13.2	0.064	40	11.0	2.2	13.0	0.070	40
3 ～ 5	16.5	2.1	14.7	0.050		16.1	2.2	14.1	0.051	
6 ～ 7	22.2	2.6	15.5	0.051		21.9	2.5	14.1	0.045	
8 ～ 9	28.0	3.4	14.5	0.046		27.4	3.6	13.7	0.046	
10 ～ 11	35.6	4.6	13.9	0.050		36.3	4.5	14.6	0.057	
12 ～ 14	49.0	4.5	13.9	0.039		47.5	3.0	14.8	0.026	
15 ～ 17	59.7	2.0	15.0	0.014		51.9	0.7	11.9	0.004	

＊〔たんぱく質蓄積量（D）〕＝〔体重増加量（B × 1000/365）〕×〔体たんぱく質（C/100）〕/A

（日本人の食事摂取基準（2025 年版））

付表3　脂　質

3-1 脂質の食事摂取基準（% エネルギー）

性　別	男　性		女　性	
年齢等	目安量	目標量[1]	目安量	目標量[1]
0 ～ 5 （月）	50	—	50	—
6 ～ 11 （月）	40	—	40	—
1 ～ 2 （歳）	—	20 ～ 30	—	20 ～ 30
3 ～ 5 （歳）	—	20 ～ 30	—	20 ～ 30
6 ～ 7 （歳）	—	20 ～ 30	—	20 ～ 30
8 ～ 9 （歳）	—	20 ～ 30	—	20 ～ 30
10 ～ 11 （歳）	—	20 ～ 30	—	20 ～ 30
12 ～ 14 （歳）	—	20 ～ 30	—	20 ～ 30
15 ～ 17 （歳）	—	20 ～ 30	—	20 ～ 30
18 ～ 29 （歳）	—	20 ～ 30	—	20 ～ 30
30 ～ 49 （歳）	—	20 ～ 30	—	20 ～ 30
50 ～ 64 （歳）	—	20 ～ 30	—	20 ～ 30
65 ～ 74 （歳）	—	20 ～ 30	—	20 ～ 30
75 以上 （歳）	—	20 ～ 30	—	20 ～ 30
妊　婦			—	20 ～ 30
授乳婦			—	20 ～ 30

1　範囲に関しては，おおむねの値を示したものである．

（日本人の食事摂取基準（2025 年版））

付　表

3-2 飽和脂肪酸の食事摂取基準 (% エネルギー) [1,2]

性　別	男　性	女　性
年齢等	目標量	目標量
0 〜　5（月）	—	—
6 〜 11（月）	—	—
1 〜　2（歳）	—	—
3 〜　5（歳）	10 以下	10 以下
6 〜　7（歳）	10 以下	10 以下
8 〜　9（歳）	10 以下	10 以下
10 〜 11（歳）	10 以下	10 以下
12 〜 14（歳）	10 以下	10 以下
15 〜 17（歳）	9 以下	9 以下
18 〜 29（歳）	7 以下	7 以下
30 〜 49（歳）	7 以下	7 以下
50 〜 64（歳）	7 以下	7 以下
65 〜 74（歳）	7 以下	7 以下
75 以上（歳）	7 以下	7 以下
妊　婦		7 以下
授乳婦		7 以下

1　飽和脂肪酸と同じく，脂質異常症および循環器疾患に関与する栄養素と
してコレステロールがある．コレステロールに目標量は設定しないが，
これは許容される摂取量に上限が存在しないことを保証するものでは
ない．また，脂質異常症の重症化予防の目的からは，200 mg/ 日未満に
留めることが望ましい．

2　飽和脂肪酸と同じく，冠動脈疾患に関与する栄養素としてトランス
脂肪酸がある．日本人の大多数は，トランス脂肪酸に関する世界保健機関
（WHO）の目標（1% エネルギー未満）を下回っており，トランス
脂肪酸の摂取による健康への影響は，飽和脂肪酸の摂取によるものと
比べて小さいと考えられる．ただし，脂質に偏った食事をしている者では，
留意する必要がある．トランス脂肪酸は人体にとって不可欠な栄養素で
はなく，健康の保持・増進を図る上で積極的な摂取は勧められないこと
から，その摂取量は 1 % エネルギー未満に留めることが望ましく，1 %
エネルギー未満でもできるだけ低く留めることが望ましい．

（日本人の食事摂取基準（2025 年版））

3-3 n-6 系脂肪酸の食事摂取基準（g/ 日）

性　別	男　性	女　性
年齢等	目安量	目安量
0 ～ 5（月）	4	4
6 ～ 11（月）	4	4
1 ～ 2（歳）	4	4
3 ～ 5（歳）	6	6
6 ～ 7（歳）	8	7
8 ～ 9（歳）	8	8
10 ～ 11（歳）	9	9
12 ～ 14（歳）	11	11
15 ～ 17（歳）	13	11
18 ～ 29（歳）	12	9
30 ～ 49（歳）	11	9
50 ～ 64（歳）	11	9
65 ～ 74（歳）	10	9
75 以上（歳）	9	8
妊　婦		9
授乳婦		9

（日本人の食事摂取基準（2025 年版））

3-4 n-3 系脂肪酸の食事摂取基準（g/ 日）

性　別	男　性	女　性
年齢等	目安量	目安量
0 ～ 5（月）	0.9	0.9
6 ～ 11（月）	0.8	0.8
1 ～ 2（歳）	0.7	0.7
3 ～ 5（歳）	1.2	1.0
6 ～ 7（歳）	1.4	1.2
8 ～ 9（歳）	1.5	1.4
10 ～ 11（歳）	1.7	1.7
12 ～ 14（歳）	2.2	1.7
15 ～ 17（歳）	2.2	1.7
18 ～ 29（歳）	2.2	1.7
30 ～ 49（歳）	2.2	1.7
50 ～ 64（歳）	2.3	1.9
65 ～ 74（歳）	2.3	2.0
75 以上（歳）	2.3	2.0
妊　婦		1.7
授乳婦		1.7

（日本人の食事摂取基準（2025 年版））

付　表

付表 4　炭水化物

4-1　炭水化物の食事摂取基準（% エネルギー）

性　別	男　性	女　性
年齢等	目標量[1,2]	目標量[1,2]
0 〜 5（月）	—	—
6 〜 11（月）	—	—
1 〜 2（歳）	50 〜 65	50 〜 65
3 〜 5（歳）	50 〜 65	50 〜 65
6 〜 7（歳）	50 〜 65	50 〜 65
8 〜 9（歳）	50 〜 65	50 〜 65
10 〜 11（歳）	50 〜 65	50 〜 65
12 〜 14（歳）	50 〜 65	50 〜 65
15 〜 17（歳）	50 〜 65	50 〜 65
18 〜 29（歳）	50 〜 65	50 〜 65
30 〜 49（歳）	50 〜 65	50 〜 65
50 〜 64（歳）	50 〜 65	50 〜 65
65 〜 74（歳）	50 〜 65	50 〜 65
75 以上（歳）	50 〜 65	50 〜 65
妊　婦		50 〜 65
授乳婦		50 〜 65

1　範囲に関しては，おおむねの値を示したものである．
2　エネルギー計算上，アルコールを含む．ただし，アルコールの摂取を勧
　めるものではない．

（日本人の食事摂取基準（2025 年版））

4-2　食物繊維の食事摂取基準（g/ 日）

性　別	男　性	女　性
年齢等	目標量	目標量
0 〜 5（月）	—	—
6 〜 11（月）	—	—
1 〜 2（歳）	—	—
3 〜 5（歳）	8 以上	8 以上
6 〜 7（歳）	10 以上	9 以上
8 〜 9（歳）	11 以上	11 以上
10 〜 11（歳）	13 以上	13 以上
12 〜 14（歳）	17 以上	16 以上
15 〜 17（歳）	19 以上	18 以上
18 〜 29（歳）	20 以上	18 以上
30 〜 49（歳）	22 以上	18 以上
50 〜 64（歳）	22 以上	18 以上
65 〜 74（歳）	21 以上	18 以上
75 以上（歳）	20 以上	17 以上
妊　婦		18 以上
授乳婦		18 以上

（日本人の食事摂取基準（2025 年版））

付表5 エネルギー産生栄養素バランス（% エネルギー）

性　別	男　性					女　性				
	目標量[1,2]					目標量[1,2]				
年齢等	たんぱく質[3]	脂質[4]			炭水化物[5,6]	たんぱく質[3]	脂質[4]			炭水化物[5,6]
		脂質	飽和脂肪酸				脂質	飽和脂肪酸		
0 ～ 11（月）	—	—	—		—	—	—	—		—
1 ～ 2（歳）	13 ～ 20	20 ～ 30	—		50 ～ 65	13 ～ 20	20 ～ 30	—		50 ～ 65
3 ～ 5（歳）	13 ～ 20	20 ～ 30	10 以下		50 ～ 65	13 ～ 20	20 ～ 30	10 以下		50 ～ 65
6 ～ 7（歳）	13 ～ 20	20 ～ 30	10 以下		50 ～ 65	13 ～ 20	20 ～ 30	10 以下		50 ～ 65
8 ～ 9（歳）	13 ～ 20	20 ～ 30	10 以下		50 ～ 65	13 ～ 20	20 ～ 30	10 以下		50 ～ 65
10 ～ 11（歳）	13 ～ 20	20 ～ 30	10 以下		50 ～ 65	13 ～ 20	20 ～ 30	10 以下		50 ～ 65
12 ～ 14（歳）	13 ～ 20	20 ～ 30	10 以下		50 ～ 65	13 ～ 20	20 ～ 30	10 以下		50 ～ 65
15 ～ 17（歳）	13 ～ 20	20 ～ 30	9 以下		50 ～ 65	13 ～ 20	20 ～ 30	9 以下		50 ～ 65
18 ～ 29（歳）	13 ～ 20	20 ～ 30	7 以下		50 ～ 65	13 ～ 20	20 ～ 30	7 以下		50 ～ 65
30 ～ 49（歳）	13 ～ 20	20 ～ 30	7 以下		50 ～ 65	13 ～ 20	20 ～ 30	7 以下		50 ～ 65
50 ～ 64（歳）	14 ～ 20	20 ～ 30	7 以下		50 ～ 65	14 ～ 20	20 ～ 30	7 以下		50 ～ 65
65 ～ 74（歳）	15 ～ 20	20 ～ 30	7 以下		50 ～ 65	15 ～ 20	20 ～ 30	7 以下		50 ～ 65
75 以上（歳）	15 ～ 20	20 ～ 30	7 以下		50 ～ 65	15 ～ 20	20 ～ 30	7 以下		50 ～ 65
妊婦　初期						13 ～ 20	20 ～ 30	7 以下		50 ～ 65
中期						13 ～ 20				
後期						15 ～ 20				
授乳婦						15 ～ 20				

1　必要なエネルギー量を確保した上でのバランスとすること．
2　範囲に関しては，おおむねの値を示したものであり，弾力的に運用すること．
3　65 歳以上の高齢者について，フレイル予防を目的とした量を定めることは難しいが，身長・体重が参照体位に比べて小さい者や，特に 75 歳以上であって加齢に伴い身体活動量が大きく低下した者など，必要エネルギー摂取量が低い者では，下限が推奨量を下回る場合があり得る．この場合でも，下限は推奨量以上とすることが望ましい．
4　脂質については，その構成成分である飽和脂肪酸など，質への配慮を十分に行う必要がある．
5　アルコールを含む．ただし，アルコールの摂取を勧めるものではない．
6　食物繊維の目標量を十分に注意すること．

（日本人の食事摂取基準（2025 年版））

付　表

付表6　脂溶性ビタミン

6-1 ビタミンAの食事摂取基準（μg RAE/ 日）[1]

性　別	男　性				女　性			
年齢等	推定平均必要量[2]	推奨量[2]	目安量[3]	耐容上限量[3]	推定平均必要量[2]	推奨量[2]	目安量[3]	耐容上限量[3]
0 〜 5（月）	―	―	300	600	―	―	300	600
6 〜 11（月）	―	―	400	600	―	―	400	600
1 〜 2（歳）	300	400	―	600	250	350	―	600
3 〜 5（歳）	350	500	―	700	350	500	―	700
6 〜 7（歳）	350	500	―	950	350	500	―	950
8 〜 9（歳）	350	500	―	1,200	350	500	―	1,200
10 〜 11（歳）	450	600	―	1,500	400	600	―	1,500
12 〜 14（歳）	550	800	―	2,100	500	700	―	2,100
15 〜 17（歳）	650	900	―	2,600	500	650	―	2,600
18 〜 29（歳）	600	850	―	2,700	450	650	―	2,700
30 〜 49（歳）	650	900	―	2,700	500	700	―	2,700
50 〜 64（歳）	650	900	―	2,700	500	700	―	2,700
65 〜 74（歳）[2]	600	850	―	2,700	500	700	―	2,700
75 以上（歳）[2]	550	800	―	2,700	450	650	―	2,700
妊婦（付加量）初期					＋ 0	＋ 0	―	―
中期					＋ 0	＋ 0	―	―
後期					＋ 60	＋ 80	―	―
授乳婦（付加量）					＋ 300	＋ 450	―	―

1　レチノール活性当量（μgRAE）

　＝レチノール（μg）＋ β – カロテン（μg）× 1/12 ＋ α – カロテン（μg）× 1/24

　＋ β – クリプトキサンチン（μg）× 1/24 ＋その他のプロビタミン A カロテノイド（μg）× 1/24

2　プロビタミン A カロテノイドを含む.

3　プロビタミン A カロテノイドを含まない.

（日本人の食事摂取基準（2025 年版））

6-2 ビタミン D の食事摂取基準（μg/ 日）[1]

性　別	男　性		女　性	
年齢等	目安量	耐容上限量	目安量	耐容上限量
0 〜　5（月）	5.0	25	5.0	25
6 〜 11（月）	5.0	25	5.0	25
1 〜　2（歳）	3.5	25	3.5	25
3 〜　5（歳）	4.5	30	4.5	30
6 〜　7（歳）	5.5	40	5.5	40
8 〜　9（歳）	6.5	40	6.5	40
10 〜 11（歳）	8.0	60	8.0	60
12 〜 14（歳）	9.0	80	9.0	80
15 〜 17（歳）	9.0	90	9.0	90
18 〜 29（歳）	9.0	100	9.0	100
30 〜 49（歳）	9.0	100	9.0	100
50 〜 64（歳）	9.0	100	9.0	100
65 〜 74（歳）	9.0	100	9.0	100
75 以上（歳）	9.0	100	9.0	100
妊　婦			9.0	—
授乳婦			9.0	—

1　日照により皮膚でビタミン D が産生されることを踏まえ，フレイル予防を図る者はもとより，全年齢区分を通じて，日常生活において可能な範囲内での適度な日光浴を心がけるとともに，ビタミン D の摂取については，日照時間を考慮に入れることが重要である.

（日本人の食事摂取基準（2025 年版））

6-3 ビタミン E の食事摂取基準（mg/ 日）[1]

性　別	男　性		女　性	
年齢等	目安量	耐容上限量	目安量	耐容上限量
0 〜　5（月）	3.0	—	3.0	—
6 〜 11（月）	4.0	—	4.0	—
1 〜　2（歳）	3.0	150	3.0	150
3 〜　5（歳）	4.0	200	4.0	200
6 〜　7（歳）	4.5	300	4.0	300
8 〜　9（歳）	5.0	350	5.0	350
10 〜 11（歳）	5.0	450	5.5	450
12 〜 14（歳）	6.5	650	6.0	600
15 〜 17（歳）	7.0	750	6.0	650
18 〜 29（歳）	6.5	800	5.0	650
30 〜 49（歳）	6.5	800	6.0	700
50 〜 64（歳）	6.5	800	6.0	700
65 〜 74（歳）	7.5	800	7.0	700
75 以上（歳）	7.0	800	6.0	650
妊　婦			5.5	—
授乳婦			5.5	—

1　α－トコフェロールについて算定した. α－トコフェロール以外のビタミン E は含まない.

（日本人の食事摂取基準（2025 年版））

付　表

6-4 ビタミン K の食事摂取基準（μg/ 日）

性　別	男　性	女　性
年齢等	目安量	目安量
0 〜 5（月）	4	4
6 〜 11（月）	7	7
1 〜 2（歳）	50	60
3 〜 5（歳）	60	70
6 〜 7（歳）	80	90
8 〜 9（歳）	90	110
10 〜 11（歳）	110	130
12 〜 14（歳）	140	150
15 〜 17（歳）	150	150
18 〜 29（歳）	150	150
30 〜 49（歳）	150	150
50 〜 64（歳）	150	150
65 〜 74（歳）	150	150
75 以上（歳）	150	150
妊　婦		150
授乳婦		150

（日本人の食事摂取基準（2025 年版））

付表 7 水溶性ビタミン

7-1 ビタミン B$_1$ の食事摂取基準（mg/ 日）[1,2]

性　別	男　性			女　性		
年齢等	推定平均 必要量	推奨量	目安量	推定平均 必要量	推奨量	目安量
0 〜 5（月）	―	―	0.1	―	―	0.1
6 〜 11（月）	―	―	0.2	―	―	0.2
1 〜 2（歳）	0.3	0.4	―	0.3	0.4	―
3 〜 5（歳）	0.4	0.5	―	0.4	0.5	―
6 〜 7（歳）	0.5	0.7	―	0.4	0.6	―
8 〜 9（歳）	0.6	0.8	―	0.5	0.7	―
10 〜 11（歳）	0.7	0.9	―	0.6	0.9	―
12 〜 14（歳）	0.8	1.1	―	0.7	1.0	―
15 〜 17（歳）	0.9	1.2	―	0.7	1.0	―
18 〜 29（歳）	0.8	1.1	―	0.6	0.8	―
30 〜 49（歳）	0.8	1.2	―	0.6	0.9	―
50 〜 64（歳）	0.8	1.1	―	0.6	0.8	―
65 〜 74（歳）	0.7	1.0	―	0.6	0.8	―
75 以上（歳）	0.7	1.0	―	0.5	0.7	―
妊　婦（付加量）				+ 0.1	+ 0.2	―
授乳婦（付加量）				+ 0.2	+ 0.2	―

1　チアミン塩化物塩酸塩（分子量 =337.3）相当量として示した.
2　身体活動レベル「ふつう」の推定エネルギー必要量を用いて算定した.

（日本人の食事摂取基準（2025 年版））

付　表

7-2 ビタミン B₂ の食事摂取基準（mg/ 日）[1]

性　別	男　性			女　性		
年齢等	推定平均 必要量	推奨量	目安量	推定平均 必要量	推奨量	目安量
0 〜　5（月）	—	—	0.3	—	—	0.3
6 〜 11（月）	—	—	0.4	—	—	0.4
1 〜　2（歳）	0.5	0.6	—	0.5	0.5	—
3 〜　5（歳）	0.7	0.8	—	0.6	0.8	—
6 〜　7（歳）	0.8	0.9	—	0.7	0.9	—
8 〜　9（歳）	0.9	1.1	—	0.9	1.0	—
10 〜 11（歳）	1.1	1.4	—	1.1	1.3	—
12 〜 14（歳）	1.3	1.6	—	1.2	1.4	—
15 〜 17（歳）	1.4	1.7	—	1.2	1.4	—
18 〜 29（歳）	1.3	1.6	—	1.0	1.2	—
30 〜 49（歳）	1.4	1.7	—	1.0	1.2	—
50 〜 64（歳）	1.3	1.6	—	1.0	1.2	—
65 〜 74（歳）	1.2	1.4	—	0.9	1.1	—
75 以上（歳）	1.1	1.4	—	0.9	1.1	—
妊　婦（付加量）				＋ 0.2	＋ 0.3	—
授乳婦（付加量）				＋ 0.5	＋ 0.6	—

1　身体活動レベル「ふつう」の推定エネルギー必要量を用いて算定した.

特記事項：推定平均必要量は，ビタミン B₂ の欠乏症である口唇炎，口角炎，舌炎などの皮膚炎
　　　　を予防するに足る最小量からではなく，尿中にビタミン B₂ の排泄量が増大し始める摂取量
　　　　（体内飽和量）から算定.

（日本人の食事摂取基準（2025 年版））

7-3 ナイアシンの食事摂取基準（mg NE/ 日）[1,2]

性　別	男　性				女　性			
年齢等	推定平均必要量	推奨量	目安量	耐容上限量[3]	推定平均必要量	推奨量	目安量	耐容上限量[3]
0 〜 5（月）	—	—	2	—	—	—	2	—
6 〜 11（月）	—	—	3	—	—	—	3	—
1 〜 2（歳）	5	6	—	60（15）	4	5	—	60（15）
3 〜 5（歳）	6	8	—	80（20）	6	7	—	80（20）
6 〜 7（歳）	7	9	—	100（30）	7	8	—	100（30）
8 〜 9（歳）	9	11	—	150（35）	8	10	—	150（35）
10 〜 11（歳）	11	13	—	200（45）	10	12	—	200（45）
12 〜 14（歳）	12	15	—	250（60）	12	14	—	250（60）
15 〜 17（歳）	14	16	—	300（70）	11	13	—	250（65）
18 〜 29（歳）	13	15	—	300（80）	9	11	—	250（65）
30 〜 49（歳）	13	16	—	350（85）	10	12	—	250（65）
50 〜 64（歳）	13	15	—	350（85）	9	11	—	250（65）
65 〜 74（歳）	11	14	—	300（80）	9	11	—	250（65）
75 以上（歳）	11	13	—	300（75）	8	10	—	250（60）
妊　婦（付加量）					＋ 0	＋ 0	—	—
授乳婦（付加量）					＋ 3	＋ 3	—	—

1　ナイアシン当量（NE）＝ナイアシン＋ 1/60 トリプトファンで示した.

2　身体活動レベル「ふつう」の推定エネルギー必要量を用いて算定した.

3　ニコチンアミドの重量（mg/ 日），（ ）内はニコチン酸の重量（mg/ 日）.

4　単位は mg/ 日.

（日本人の食事摂取基準（2025 年版））

付　表

7-4　ビタミン B$_6$ の食事摂取基準（mg/ 日）[1]

性　別	男　性				女　性			
年齢等	推定平均必要量	推奨量	目安量	耐容上限量[2]	推定平均必要量	推奨量	目安量	耐容上限量[2]
0 〜 5 （月）	—	—	0.2	—	—	—	0.2	—
6 〜 11 （月）	—	—	0.3	—	—	—	0.3	—
1 〜 2 （歳）	0.4	0.5	—	10	0.4	0.5	—	10
3 〜 5 （歳）	0.5	0.6	—	15	0.5	0.6	—	15
6 〜 7 （歳）	0.6	0.7	—	20	0.6	0.7	—	20
8 〜 9 （歳）	0.8	0.9	—	25	0.8	0.9	—	25
10 〜 11 （歳）	0.9	1.0	—	30	1.0	1.2	—	30
12 〜 14 （歳）	1.2	1.4	—	40	1.1	1.3	—	40
15 〜 17 （歳）	1.2	1.5	—	50	1.1	1.3	—	45
18 〜 29 （歳）	1.2	1.5	—	55	1.0	1.2	—	45
30 〜 49 （歳）	1.2	1.5	—	60	1.0	1.2	—	45
50 〜 64 （歳）	1.2	1.5	—	60	1.0	1.2	—	45
65 〜 74 （歳）	1.2	1.4	—	55	1.0	1.2	—	45
75 以上 （歳）	1.2	1.4	—	50	1.0	1.2	—	40
妊　婦（付加量）					+ 0.2	+ 0.2	—	—
授乳婦（付加量）					+ 0.3	+ 0.3	—	—

1　たんぱく質の推奨量を用いて算定した（妊婦・授乳婦の付加量は除く）.
2　ピリドキシン（分子量＝ 169.2）の重量として示した.

（日本人の食事摂取基準（2025 年版））

7-5　ビタミン B$_{12}$ の食事摂取基準（μg/ 日）[1]

性別	男性	女性
年齢等	目安量	目安量
0 〜 5 （月）	0.4	0.4
6 〜 11 （月）	0.9	0.9
1 〜 2 （歳）	1.5	1.5
3 〜 5 （歳）	1.5	1.5
6 〜 7 （歳）	2.0	2.0
8 〜 9 （歳）	2.5	2.5
10 〜 11 （歳）	3.0	3.0
12 〜 14 （歳）	4.0	4.0
15 〜 17 （歳）	4.0	4.0
18 〜 29 （歳）	4.0	4.0
30 〜 49 （歳）	4.0	4.0
50 〜 64 （歳）	4.0	4.0
65 〜 74 （歳）	4.0	4.0
75 以上 （歳）	4.0	4.0
妊婦		4.0
授乳婦		4.0

1　シアノコバラミン（分子量＝ 1,355.37）の重量として示した.

（日本人の食事摂取基準（2025 年版））

7-6 葉酸の食事摂取基準（μg/ 日）[1]

性　別	男　性				女　性			
年齢等	推定平均必要量	推奨量	目安量	耐容上限量[2]	推定平均必要量	推奨量	目安量	耐容上限量[2]
0 〜 5 （月）	—	—	40	—	—	—	40	—
6 〜 11 （月）	—	—	70	—	—	—	70	—
1 〜 2 （歳）	70	90	—	200	70	90	—	200
3 〜 5 （歳）	80	100	—	300	80	100	—	300
6 〜 7 （歳）	110	130	—	400	110	130	—	400
8 〜 9 （歳）	130	150	—	500	130	150	—	500
10 〜 11 （歳）	150	180	—	700	150	180	—	700
12 〜 14 （歳）	190	230	—	900	190	230	—	900
15 〜 17 （歳）	200	240	—	900	200	240	—	900
18 〜 29 （歳）	200	240	—	900	200	240	—	900
30 〜 49 （歳）	200	240	—	1,000	200	240	—	1,000
50 〜 64 （歳）	200	240	—	1,000	200	240	—	1,000
65 〜 74 （歳）	200	240	—	900	200	240	—	900
75 以上 （歳）	200	240	—	900	200	240	—	900
妊婦（付加量）[3]初期					+ 0	+ 0	—	—
中期・後期					+ 200	+ 240	—	—
授乳婦（付加量）					+ 80	+ 100	—	—

1　葉酸（プテロイルモノグルタミン酸，分子量 =441. 4）相当量として示した．

2　通常の食品以外の食品に含まれる葉酸に適用する．

3　妊娠を計画している女性，妊娠の可能性がある女性及び妊娠初期の妊婦は，胎児の神経管閉鎖障害のリスク低減のために，通常の食品以外の食品に含まれる葉酸を 400 μg/ 日摂取することが望まれる．

（日本人の食事摂取基準（2025 年版））

付　表

7-7 パントテン酸の食事摂取基準（mg/ 日）

性　別	男　性	女　性
年齢等	目安量	目安量
0 ～ 5（月）	4	4
6 ～ 11（月）	3	3
1 ～ 2（歳）	3	3
3 ～ 5（歳）	4	4
6 ～ 7（歳）	5	5
8 ～ 9（歳）	6	6
10 ～ 11（歳）	6	6
12 ～ 14（歳）	7	6
15 ～ 17（歳）	7	6
18 ～ 29（歳）	6	5
30 ～ 49（歳）	6	5
50 ～ 64（歳）	6	5
65 ～ 74（歳）	6	5
75 以上（歳）	6	5
妊　婦		5
授乳婦		6

（日本人の食事摂取基準（2025 年版））

7-8 ビオチンの食事摂取基準（μg/ 日）

性　別	男　性	女　性
年齢等	目安量	目安量
0 ～ 5（月）	4	4
6 ～ 11（月）	10	10
1 ～ 2（歳）	20	20
3 ～ 5（歳）	20	20
6 ～ 7（歳）	30	30
8 ～ 9（歳）	30	30
10 ～ 11（歳）	40	40
12 ～ 14（歳）	50	50
15 ～ 17（歳）	50	50
18 ～ 29（歳）	50	50
30 ～ 49（歳）	50	50
50 ～ 64（歳）	50	50
65 ～ 74（歳）	50	50
75 以上（歳）	50	50
妊　婦		50
授乳婦		50

（日本人の食事摂取基準（2025 年版））

7-9 ビタミンCの食事摂取基準（mg/日）[1]

性　別	男　性			女　性		
年齢等	推定平均 必要量	推奨量	目安量	推定平均 必要量	推奨量	目安量
0 〜 5（月）	—	—	40	—	—	40
6 〜 11（月）	—	—	40	—	—	40
1 〜 2（歳）	30	35	—	30	35	—
3 〜 5（歳）	35	40	—	35	40	—
6 〜 7（歳）	40	50	—	40	50	—
8 〜 9（歳）	50	60	—	50	60	—
10 〜 11（歳）	60	70	—	60	70	—
12 〜 14（歳）	75	90	—	75	90	—
15 〜 17（歳）	80	100	—	80	100	—
18 〜 29（歳）	80	100	—	80	100	—
30 〜 49（歳）	80	100	—	80	100	—
50 〜 64（歳）	80	100	—	80	100	—
65 〜 74（歳）	80	100	—	80	100	—
75 以上（歳）	80	100	—	80	100	—
妊　婦（付加量）				＋ 10	＋ 10	—
授乳婦（付加量）				＋ 40	＋ 45	—

1　L–アスコルビン酸（分子量 =176.1）相当量として示した.
特記事項：推定平均必要量は，ビタミンCの欠乏症である壊血病を予防するに足る最小量からで
　　　　　はなく，良好なビタミンCの栄養状態の確実な維持の観点から算定.

（日本人の食事摂取基準（2025 年版））

付　表

付表8　多量ミネラル

8-1 ナトリウムの食事摂取基準（mg/日，（　）は食塩相当量［g/日]）[1]

性　別	男　性			女　性		
年齢等	推定平均必要量	目安量	目標量	推定平均必要量	目安量	目標量
0 〜 5（月）	—	100（0.3）	—	—	100（0.3）	—
6 〜 11（月）	—	600（1.5）	—	—	600（1.5）	—
1 〜 2（歳）	—	—	（3.0 未満）	—	—	（2.5 未満）
3 〜 5（歳）	—	—	（3.5 未満）	—	—	（3.5 未満）
6 〜 7（歳）	—	—	（4.5 未満）	—	—	（4.5 未満）
8 〜 9（歳）	—	—	（5.0 未満）	—	—	（5.0 未満）
10 〜 11（歳）	—	—	（6.0 未満）	—	—	（6.0 未満）
12 〜 14（歳）	—	—	（7.0 未満）	—	—	（6.5 未満）
15 〜 17（歳）	—	—	（7.5 未満）	—	—	（6.5 未満）
18 〜 29（歳）	600（1.5）	—	（7.5 未満）	600（1.5）	—	（6.5 未満）
30 〜 49（歳）	600（1.5）	—	（7.5 未満）	600（1.5）	—	（6.5 未満）
50 〜 64（歳）	600（1.5）	—	（7.5 未満）	600（1.5）	—	（6.5 未満）
65 〜 74（歳）	600（1.5）	—	（7.5 未満）	600（1.5）	—	（6.5 未満）
75 以上（歳）	600（1.5）	—	（7.5 未満）	600（1.5）	—	（6.5 未満）
妊　婦				600（1.5）	—	（6.5 未満）
授乳婦				600（1.5）	—	（6.5 未満）

1　高血圧および慢性腎臓病（CKD）の重症化予防のための食塩相当量の量は，
　男女とも 6.0 g/日未満とした.

（日本人の食事摂取基準（2025 年版））

8-2 カリウムの食事摂取基準（mg/日）[1]

性　別	男　性		女　性	
年齢等	目安量	目標量	目安量	目標量
0 〜 5（月）	400	—	400	—
6 〜 11（月）	700	—	700	—
1 〜 2（歳）	900	—	800	—
3 〜 5（歳）	1,100	1,600 以上	1,000	1,400 以上
6 〜 7（歳）	1,300	1,800 以上	1,200	1,600 以上
8 〜 9（歳）	1,600	2,000 以上	1,400	1,800 以上
10 〜 11（歳）	1,900	2,200 以上	1,800	2,000 以上
12 〜 14（歳）	2,400	2,600 以上	2,200	2,400 以上
15 〜 17（歳）	2,800	3,000 以上	2,000	2,600 以上
18 〜 29（歳）	2,500	3,000 以上	2,000	2,600 以上
30 〜 49（歳）	2,500	3,000 以上	2,000	2,600 以上
50 〜 64（歳）	2,500	3,000 以上	2,000	2,600 以上
65 〜 74（歳）	2,500	3,000 以上	2,000	2,600 以上
75 以上（歳）	2,500	3,000 以上	2,000	2,600 以上
妊　婦			2,000	2,600 以上
授乳婦			2,000	2,600 以上

（日本人の食事摂取基準（2025 年版））

8-3 カルシウムの食事摂取基準（mg/ 日）

性　別	男　性				女　性			
年齢等	推定平均必要量	推奨量	目安量	耐容上限量	推定平均必要量	推奨量	目安量	耐容上限量
0 〜 5（月）	—	—	200	—	—	—	200	—
6 〜 11（月）	—	—	250	—	—	—	250	—
1 〜 2（歳）	350	450	—	—	350	400	—	—
3 〜 5（歳）	500	600	—	—	450	550	—	—
6 〜 7（歳）	500	600	—	—	450	550	—	—
8 〜 9（歳）	550	650	—	—	600	750	—	—
10 〜 11（歳）	600	700	—	—	600	750	—	—
12 〜 14（歳）	850	1,000	—	—	700	800	—	—
15 〜 17（歳）	650	800	—	—	550	650	—	—
18 〜 29（歳）	650	800	—	2,500	550	650	—	2,500
30 〜 49（歳）	650	750	—	2,500	550	650	—	2,500
50 〜 64（歳）	600	750	—	2,500	550	650	—	2,500
65 〜 74（歳）	600	750	—	2,500	550	650	—	2,500
75 以上（歳）	600	750	—	2,500	500	600	—	2,500
妊　婦（付加量）					＋ 0	＋ 0	—	—
授乳婦（付加量）					＋ 0	＋ 0	—	—

（日本人の食事摂取基準（2025 年版））

8-4 マグネシウムの食事摂取基準（mg/ 日）

性　別	男　性				女　性			
年齢等	推定平均必要量	推奨量	目安量	耐容上限量[1]	推定平均必要量	推奨量	目安量	耐容上限量[1]
0 〜 5（月）	—	—	20	—	—	—	20	—
6 〜 11（月）	—	—	60	—	—	—	60	—
1 〜 2（歳）	60	70	—	—	60	70	—	—
3 〜 5（歳）	80	100	—	—	80	100	—	—
6 〜 7（歳）	110	130	—	—	110	130	—	—
8 〜 9（歳）	140	170	—	—	140	160	—	—
10 〜 11（歳）	180	210	—	—	180	220	—	—
12 〜 14（歳）	250	290	—	—	240	290	—	—
15 〜 17（歳）	300	360	—	—	260	310	—	—
18 〜 29（歳）	280	340	—	—	230	280	—	—
30 〜 49（歳）	320	380	—	—	240	290	—	—
50 〜 64（歳）	310	370	—	—	240	290	—	—
65 〜 74（歳）	290	350	—	—	240	280	—	—
75 以上（歳）	270	330	—	—	220	270	—	—
妊　婦（付加量）					＋ 30	＋ 40	—	—
授乳婦（付加量）					＋ 0	＋ 0	—	—

1　通常の食品以外からの摂取量の耐容上限量は，成人の場合 350 mg/ 日，小児では 5 mg/kg 体重 / 日とした．それ以外の通常の食品からの摂取の場合，耐容上限量は設定しない．

（日本人の食事摂取基準（2025 年版））

付　表

8-5　リンの食事摂取基準（mg/ 日）

性　別	男　性		女　性	
年齢等	目安量	耐容上限量	目安量	耐容上限量
0 ～ 5（月）	120	—	120	—
6 ～ 11（月）	260	—	260	—
1 ～ 2（歳）	600	—	500	—
3 ～ 5（歳）	700	—	700	—
6 ～ 7（歳）	900	—	800	—
8 ～ 9（歳）	1,000	—	900	—
10 ～ 11（歳）	1,100	—	1,000	—
12 ～ 14（歳）	1,200	—	1,100	—
15 ～ 17（歳）	1,200	—	1,000	—
18 ～ 29（歳）	1,000	3,000	800	3,000
30 ～ 49（歳）	1,000	3,000	800	3,000
50 ～ 64（歳）	1,000	3,000	800	3,000
65 ～ 74（歳）	1,000	3,000	800	3,000
75 以上（歳）	1,000	3,000	800	3,000
妊　婦			800	—
授乳婦			800	—

（日本人の食事摂取基準（2025 年版））

付表9　微量ミネラル

9-1　鉄の食事摂取基準（mg/日）

性　別	男　性				女　性					
					月経なし		月経あり			
年齢等	推定平均必要量	推奨量	目安量	耐容上限量	推定平均必要量	推奨量	推定平均必要量	推奨量	目安量	耐容上限量
0 〜 5（月）	—	—	0.5	—	—	—	—	—	0.5	—
6 〜 11（月）	3.5	4.5	—	—	3.0	4.5	—	—	—	—
1 〜 2（歳）	3.0	4.0	—	—	3.0	4.0	—	—	—	—
3 〜 5（歳）	3.5	5.0	—	—	3.5	5.0	—	—	—	—
6 〜 7（歳）	4.5	6.0	—	—	4.5	6.0	—	—	—	—
8 〜 9（歳）	5.5	7.5	—	—	6.0	8.0	—	—	—	—
10 〜 11（歳）	6.5	9.5	—	—	6.5	9.0	8.5	12.5	—	—
12 〜 14（歳）	7.5	9.0	—	—	6.5	8.0	9.0	12.5	—	—
15 〜 17（歳）	7.5	9.0	—	—	5.5	6.5	7.5	11.0	—	—
18 〜 29（歳）	5.5	7.0	—	—	5.0	6.0	7.0	10.0	—	—
30 〜 49（歳）	6.0	7.5	—	—	5.0	6.0	7.5	10.5	—	—
50 〜 64（歳）	6.0	7.0	—	—	5.0	6.0	7.5	10.5	—	—
65 〜 74（歳）	5.5	7.0	—	—	5.0	6.0	—	—	—	—
75 以上（歳）	5.5	6.5	—	—	4.5	5.5	—	—	—	—
妊婦（付加量）初期 中期・後期					+2.0 +7.0	+2.5 +8.5			—	—
授乳婦（付加量）					+1.5	+2.0	—	—	—	—

（日本人の食事摂取基準（2025 年版））

付　表

9-2 亜鉛の食事摂取基準（mg/ 日）

性　別	男　性				女　性			
年齢等	推定平均必要量	推奨量	目安量	耐容上限量	推定平均必要量	推奨量	目安量	耐容上限量
0 〜 5 （月）	—	—	2	—	—	—	1.5	—
6 〜 11 （月）	—	—	3	—	—	—	2.0	—
1 〜 2 （歳）	2.5	3.5	—	—	2.0	3.0	—	—
3 〜 5 （歳）	3.0	4.0	—	—	2.5	3.5	—	—
6 〜 7 （歳）	3.5	5.0	—	—	3.0	4.5	—	—
8 〜 9 （歳）	4.0	5.5	—	—	4.0	5.5	—	—
10 〜 11 （歳）	5.5	8.0	—	—	5.5	7.5	—	—
12 〜 14 （歳）	7.0	8.5	—	—	6.0	8.5	—	—
15 〜 17 （歳）	8.5	10.0	—	—	6.0	8.0	—	—
18 〜 29 （歳）	7.5	9.0	—	40	6.0	7.5	—	35
30 〜 49 （歳）	8.0	9.5	—	45	6.5	8.0	—	35
50 〜 64 （歳）	8.0	9.5	—	45	6.5	8.0	—	35
65 〜 74 （歳）	7.5	9.0	—	45	6.5	7.5	—	35
75 以上 （歳）	7.5	9.0	—	40	6.0	7.0	—	30
妊婦（付加量）初期					+ 0.0	+ 0.0	—	—
中期・後期					+ 2.0	+ 2.0	—	—
授乳婦（付加量）					+ 2.5	+ 3.0	—	—

（日本人の食事摂取基準（2025 年版））

9-3 銅の食事摂取基準（mg/ 日）

性　別	男　性				女　性			
年齢等	推定平均必要量	推奨量	目安量	耐容上限量	推定平均必要量	推奨量	目安量	耐容上限量
0 〜 5 （月）	—	—	0.3	—	—	—	0.3	—
6 〜 11 （月）	—	—	0.4	—	—	—	0.4	—
1 〜 2 （歳）	0.3	0.3	—	—	0.2	0.3	—	—
3 〜 5 （歳）	0.3	0.4	—	—	0.3	0.3	—	—
6 〜 7 （歳）	0.4	0.4	—	—	0.4	0.4	—	—
8 〜 9 （歳）	0.4	0.5	—	—	0.4	0.5	—	—
10 〜 11 （歳）	0.5	0.6	—	—	0.5	0.6	—	—
12 〜 14 （歳）	0.7	0.8	—	—	0.6	0.8	—	—
15 〜 17 （歳）	0.8	0.9	—	—	0.6	0.7	—	—
18 〜 29 （歳）	0.7	0.8	—	7	0.6	0.7	—	7
30 〜 49 （歳）	0.8	0.9	—	7	0.6	0.7	—	7
50 〜 64 （歳）	0.7	0.9	—	7	0.6	0.7	—	7
65 〜 74 （歳）	0.7	0.8	—	7	0.6	0.7	—	7
75 以上 （歳）	0.7	0.8	—	7	0.6	0.7	—	7
妊　婦（付加量）					+ 0.1	+ 0.1	—	—
授乳婦（付加量）					+ 0.5	+ 0.6	—	—

（日本人の食事摂取基準（2025 年版））

206

9-4 マンガンの食事摂取基準（mg/日）

性　別	男　性		女　性	
年齢等	目安量	耐容上限量	目安量	耐容上限量
0 〜 5（月）	0.01	—	0.01	—
6 〜 11（月）	0.5	—	0.5	—
1 〜 2（歳）	1.5	—	1.5	—
3 〜 5（歳）	2.0	—	2.0	—
6 〜 7（歳）	2.0	—	2.0	—
8 〜 9（歳）	2.5	—	2.5	—
10 〜 11（歳）	3.0	—	3.0	—
12 〜 14（歳）	3.5	—	3.0	—
15 〜 17（歳）	3.5	—	3.0	—
18 〜 29（歳）	3.5	11	3.0	11
30 〜 49（歳）	3.5	11	3.0	11
50 〜 64（歳）	3.5	11	3.0	11
65 〜 74（歳）	3.5	11	3.0	11
75 以上（歳）	3.5	11	3.0	11
妊　婦			3.0	—
授乳婦			3.0	—

（日本人の食事摂取基準（2025 年版））

9-5 ヨウ素の食事摂取基準（μg/日）

性　別	男　性				女　性			
年齢等	推定平均必要量	推奨量	目安量	耐容上限量	推定平均必要量	推奨量	目安量	耐容上限量
0 〜 5（月）	—	—	100	250	—	—	100	250
6 〜 11（月）	—	—	130	350	—	—	130	350
1 〜 2（歳）	35	50	—	600	35	50	—	600
3 〜 5（歳）	40	60	—	900	40	60	—	900
6 〜 7（歳）	55	75	—	1,200	55	75	—	1,200
8 〜 9（歳）	65	90	—	1,500	65	90	—	1,500
10 〜 11（歳）	75	110	—	2,000	75	110	—	2,000
12 〜 14（歳）	100	140	—	2,500	100	140	—	2,500
15 〜 17（歳）	100	140	—	3,000	100	140	—	3,000
18 〜 29（歳）	100	140	—	3,000	100	140	—	3,000
30 〜 49（歳）	100	140	—	3,000	100	140	—	3,000
50 〜 64（歳）	100	140	—	3,000	100	140	—	3,000
65 〜 74（歳）	100	140	—	3,000	100	140	—	3,000
75 以上（歳）	100	140	—	3,000	100	140	—	3,000
妊　婦（付加量）					＋ 75	＋ 110	—	—[1]
授乳婦（付加量）					＋ 100	＋ 140	—	—[1]

1　妊婦および授乳婦の耐容上限量は，2,000 μg/日とした.

（日本人の食事摂取基準（2025 年版））

付　表

9-6　セレンの食事摂取基準（mg/日）

性　別	男　性				女　性			
年齢等	推定平均必要量	推奨量	目安量	耐容上限量	推定平均必要量	推奨量	目安量	耐容上限量
0 〜 5（月）	—	—	15	—	—	—	15	—
6 〜 11（月）	—	—	15	—	—	—	15	—
1 〜 2（歳）	10	10	—	100	10	10	—	100
3 〜 5（歳）	10	15	—	100	10	10	—	100
6 〜 7（歳）	15	15	—	150	15	15	—	150
8 〜 9（歳）	15	20	—	200	15	20	—	200
10 〜 11（歳）	20	25	—	250	20	25	—	250
12 〜 14（歳）	25	30	—	350	25	30	—	300
15 〜 17（歳）	30	35	—	400	20	25	—	350
18 〜 29（歳）	25	30	—	400	20	25	—	350
30 〜 49（歳）	25	35	—	450	20	25	—	350
50 〜 64（歳）	25	30	—	450	20	25	—	350
65 〜 74（歳）	25	30	—	450	20	25	—	350
75 以上（歳）	25	30	—	400	20	25	—	350
妊　婦（付加量）					＋ 5	＋ 5	—	—
授乳婦（付加量）					＋ 15	＋ 20	—	—

（日本人の食事摂取基準（2025 年版））

9-7　クロムの食事摂取基準（mg/日）

性　別	男　性		女　性	
年齢等	目安量	耐容上限量	目安量	耐容上限量
0 〜 5（月）	0.8	—	0.8	—
6 〜 11（月）	1.0	—	1.0	—
1 〜 2（歳）	—	—	—	—
3 〜 5（歳）	—	—	—	—
6 〜 7（歳）	—	—	—	—
8 〜 9（歳）	—	—	—	—
10 〜 11（歳）	—	—	—	—
12 〜 14（歳）	—	—	—	—
15 〜 17（歳）	—	—	—	—
18 〜 29（歳）	10	500	10	500
30 〜 49（歳）	10	500	10	500
50 〜 64（歳）	10	500	10	500
65 〜 74（歳）	10	500	10	500
75 以上（歳）	10	500	10	500
妊　婦			10	—
授乳婦			10	—

（日本人の食事摂取基準（2025 年版））

9-8 モリブデンの食事摂取基準（mg/日）

性　別	男　性				女　性			
年齢等	推定平均必要量	推奨量	目安量	耐容上限量	推定平均必要量	推奨量	目安量	耐容上限量
0 〜 5（月）	—	—	2.5	—	—	—	2.5	—
6 〜 11（月）	—	—	3.0	—	—	—	3.0	—
1 〜 2（歳）	10	10	—	—	10	10	—	—
3 〜 5（歳）	10	10	—	—	10	10	—	—
6 〜 7（歳）	10	15	—	—	10	15	—	—
8 〜 9（歳）	15	20	—	—	15	15	—	—
10 〜 11（歳）	15	20	—	—	15	20	—	—
12 〜 14（歳）	20	25	—	—	20	25	—	—
15 〜 17（歳）	25	30	—	—	20	25	—	—
18 〜 29（歳）	20	30	—	600	20	25	—	500
30 〜 49（歳）	25	30	—	600	20	25	—	500
50 〜 64（歳）	25	30	—	600	20	25	—	500
65 〜 74（歳）	20	30	—	600	20	25	—	500
75 以上（歳）	20	25	—	600	20	25	—	500
妊　婦（付加量）					＋0	＋0	—	—
授乳婦（付加量）					＋2.5	＋3.5	—	—

（日本人の食事摂取基準（2025 年版））

引用・参考文献

- 西堀すき江 編著，「マスター調理学（第 4 版）」，建帛社，2021
- 吉田勉 監修，「調理学—生活の基盤を考える（第 4 版）」，学文社，2020
- 木戸詔子，池田ひろ 編，「新 食品・栄養科学シリーズ 食べ物と健康 4 調理学（第 3 版）」，化学同人，2016
- 吉田惠子，綾部園子 編著，「栄養管理と生命科学シリーズ 新版 調理学」理工図書，2020
- 中嶋加代子，山田志麻 編著，「調理学の基本（第 5 版）」，同文書院，2020
- 渋川祥子，杉山久仁子，「新訂 調理科学」，同文書院，2011
- 古畑公，松村康弘，鈴木三枝 編著，「公衆栄養学（第 7 版）」，光生館，2019
- 日本フードスペシャリスト協会 編，「三訂 食品の官能評価・鑑別演習」，建帛社，2014
- 大越ひろ，高橋智子 編著，「四訂 健康・調理の科学」，建帛社，2020
- 久木久美子，新田陽子，喜多野宣子，「調理学 おいしく安全に調理を行うための科学の基礎」，化学同人，2021
- 津田謹輔，伏木亨，本田佳子 監修，山崎英恵 編集，「Visual 栄養学テキスト 食べ物と健康 IV 調理学 食品の調理と食事設計」，中山書店，2018
- 河内公恵 編，「調理学 食品の調理特性を正しく理解するために」，化学同人，2021.
- 新調理研究会 編，「これからの調理学実習 基本手法から各国料理・行事食まで」，オーム社，2015
- 鈴野弘子，真部真理子 編著，「新版 調理学」，建帛社，2021
- 渋川祥子 編著，「エスカベーシック 食べ物と健康－調理学－」，同文書院，2018
- 青木三恵子 編，「エキスパート管理栄養士養成 調理学（第 3 版）」，化学同人，2018
- 山崎清子 ほか著「New 調理と理論（第二版）」，同文書院，2021
- 医歯薬出版 編，「日本食品成分表 2022 八訂 栄養計算ソフト・電子版付」，医歯薬出版，2022
- 大越ひろ，高橋智子 編著，「管理栄養士講座 四訂 健康・調理の科学－おいしさから健康へ－」，建帛社，2015
- 渡邊智子，渡辺満利子 編集，「健康・栄養科学シリーズ食べ物と健康食事設計と栄養・調理」，南江堂，2018
- 長尾慶子，香西みどり編著「N ブックス実験シリーズ調理科学実験（第 2 版）」，建帛社，2020
- 香川明夫監修「八訂食品成分表 2022 資料編」，女子栄養大学出版部，2022
- 淵上倫子編著「テキスト食物と栄養科学シリーズ 5 調理学（第 2 版）」，朝倉書店，2022
- 松元文子ほか著，「調理実験（三訂）」，柴田書店，1975
- 畑明美，南光美子，「浸漬操作による野菜，果実中無機成分の溶出の変化」，調理科学，16 巻，1 号，p.52-56，1983
- 大谷貴美子，松井元子著，「栄養科学シリーズ NEXT 食べ物と健康給食の運営基礎調理学」，講談社，2017
- 新しい食生活を考える会編著，「食品解説つき八訂準拠ビジュアル食品成分表」，大修館書店，2021
- 宮下朋子，村元美代編著「新調理学実習（第 2 版）－基本調理から給食への展開－」，同文書院，2021
- 瀬口正晴，八田一編，「新食品・栄養科学シリーズ食べ物と健康 2 食品学各論－食品素材と加工学の基礎を学ぶ」，化学同人，2016

- 畑江敬子, 香西みどり編,「新スタンダード栄養・食物シリーズ6 調理学(第4版)」, 東京化学同人, 2016
- 森高初惠, 佐藤恵美子編著,「Nブックス調理科学（第5版）」, 建帛社, 2021
- 鴻巣章二監修,「シリーズ食品の科学魚の科学」, 朝倉書店, 1999
- 渡邉悦生編著,「魚介類の鮮度と加工・貯蔵（改訂版）」, 成山堂書店, 1998
- 畑江敬子著,「ベルソーブックス023 さしみの科学－おいしさのひみつ－」, 成山堂書店, 2005
- 松本美鈴, 平尾和子編著,「新調理学プラス健康を支える食事を実践するために」, 光生館, 2021
- 日本食物繊維学会編集委員会編,「食物繊維－基礎と応用－」, 第一出版, 2008
- 今井悦子編著,「食べ物と健康改訂新版食材と調理の科学」,
- アイ・ケイコーポレーション, 2017
- 田村真八郎, 川端昌子編著「食品調理機能学」, 建帛社, 1997
- 大森正司ほか編集,「茶の辞典」, 朝倉書店, 2017
- 長野ゆう翻訳,「スパイスブック香辛料の実用ガイド」, 山と溪谷社, 1992
- 武政三男,「スパイスのサイエンス－スパイスを科学で使いこなす！」, 文園社, 1990
- 長尾慶子編著,「調理を学ぶ（第3版）」, 八千代出版, 2021
- 矢島由佳, 高澤まき子,「食生活状況と味覚感度に関する研究」, 仙台白百合女子大学紀要20巻, 2016
- 加藤和子,「砂糖の加熱に関する研究」, 東京家政大学研究紀要36巻, 1996
- 伊東清枝,「味噌の調理科学的研究」, 家政学雑誌, Vol.34, No.8, 1983
- 植田志摩子,「市販味噌のたんぱく質・水分・食塩含量および遊離アミノ酸量について」, 帯広大谷短期大学紀要第35号, 1998
- 飯島陽子,「香辛料・ハーブとその香り～香気生成メカニズムとその蓄積」, におい・かおり環境学会誌, 45巻, 2号, p.132-142, 2014
- 小島和彦,「香辛料と食文化」, 表面と真空, 62巻, 8号, p.522-524, 2019
- 高橋和良,「香辛料の歴史・文化的役割について」, におい・かおり環境学会誌, 45巻2号, p.100-107, 2014
- 中谷延二,「香辛料に含まれる機能的成分の食品化学的研究」, 日本栄養・食糧学会誌第56巻, 第6号, p.389-395, 2003
- 朝岡久美子,「スパイス・ハーブの魅力とブレンド術」, 日本調理科学会誌, 47巻, 1号, p.53-55, 2014
- 澤井祐典,「茶の香り」, におい・かおり環境学会誌38巻, 3号, 2007
- 河内公恵 編,「ステップアップ栄養・健康科学シリーズ7 調理学 食品の調理特性を正しく理解するために」, 化学同人, 2017
- 坂本裕子, 森美奈子 編著,「栄養士・管理栄養士をめざす人の調理・献立作成の基礎」, 化学同人, 2017
- 上地加容子, 片山直美 編著,「給食のための基礎からの献立作成―大量調理の基本から評価まで」, 建帛社, 2016
- 西川貴子, 深津智惠美 ほか著,「Plan-Do-Seeにそった給食運営・経営管理実習のてびき（第4版）」, 医歯薬出版, 2005
- 日本フードスペシャリスト協会編,「三訂 フードコーディネート論」, 建帛社, 2012
- 藤原政嘉, 河原和枝 編著,「栄養科学シリーズNEXT 献立作成の基本と実践」, 講談社, 2014

索　引

アルファベット

BMI　159
DHA　103, 110
EPA　103, 110
K値　105
PDCAサイクル　155, 158
QOL　155
α化　42, 58, 126
β化　58, 126

かな

―ア―

アク抜き　27, 28, 78
味の相互作用　10
圧力鍋　38, 39, 42, 48, 75
アニサキス　105
油焼け　103
アミノカルボニル反応　12, 70
アミノ酸価　57
アミロース　56, 126
アミロペクチン　56, 126
あらい　106
アワ　68
あん　74
アンケート方式　16
アントシアニン　78, 79, 81
イースト（酵母）　65
閾値　7, 148
イスパタ　65
炒め飯　61
位置効果　16
一次機能　5
一汁三菜　164, 167
一番だし　51
インタビュー方式　16
潮汁　169
うず電流　45
うま味　9

うるち米　42, 56, 58
エイコサペンタエン酸　103, 110
エマルション　24, 115, 117, 138
塩分の換算　51
塩味　8, 144
オーバーラン　118
オーブン　47
オーブン焼き　43
落とし蓋　40, 108
オリーブ油　136, 139
温泉卵　111

―カ―

加圧調理　42
カードラン　136
ガーリック　148
解硬　98
会席料理　168, 170
懐石料理（茶懐石）　168, 170
海藻類　90
化学的要因　6
拡散係数　37
隠し包丁　29
カゼイン　116, 120
片栗粉　124
かつお節（イノシン酸）　9, 27, 51
褐変　28, 70, 81
果糖　7, 86
過熱水蒸気　47
粥　61
カラギーナン　133
ガラクタン　71
カロテノイド　80
環境的要因　14
かん水　67
間接焼き　43

寒天　131
広東料理　172
緩慢解凍　32
甘味　7
甘味度　142
菊芋　72
記号効果　16
キビ　68
起泡性　114, 115
基本味　6
客観的評価法　17
キャッサバ　69, 72, 124
キャベツ　82
牛脂　136
急速解凍　32
求肥　63
供応食　167
行事食　167
凝縮熱　41
強制対流式　47
凝乳酵素（レンネット）　116, 120
強力粉　63
臭み抜き　29
クリーミング性　65, 119, 139
クリームダウン　149
黒豆　73, 81
クロロフィル　79
鶏脂　97
継続対比　10
鶏卵　110
化粧塩　107
ゲル　23, 87, 113
健康寿命　154
懸濁液　24
硬化　84
凍り豆腐（高野豆腐）　75
コーンスターチ　127
糊化　37, 42, 58

ごま油　136
古米臭　57
ごま豆腐　76
コラーゲン　96
グルタミン酸　51
コロイド粒子　24
こわ飯　62
混合だし　51

ーサー
サービング　160
最大氷結晶生成帯　31
差し水　74
サスペンション　24
砂糖　7, 49, 51
サフラン　148
三次機能　6
3点識別法　16
酸変性　106
酸味　8
しいたけ　9, 88, 89
ジェランガム　136
塩出し　29
直火焼き　43
色差計　18
嗜好型官能評価　15
嗜好調査　16
死後硬直　98
自然対流式　47
四川料理　172
渋み　86
上海料理　172
シュー　66
シュウ酸カルシウム　71
重曹　29, 40, 65, 71, 80
主観的評価法　15
熟成　98
順序効果　16
精進だし　52
精進料理　171
食事摂取基準　156
食事バランスガイド　160
食酢　8, 49, 100

食生活指針　155
食品ロス　4
食料自給率　4, 155
ショ糖　7, 142
しらたき　72
素揚げ　108
水中油滴型（O/W型）　138
炊飯　42, 58
スープストック　51, 61, 101
すし飯　61
ステーキ　98
砂出し　29
生活習慣病　2, 156
精白米　56
生理的要因　13
ゼラチン　86
相乗効果　11
そば　68
ゾル　23, 127, 133

ーター
ターメリック　148
大根　29, 83, 145
大豆　73
対比効果　10
タイム　148
多価不飽和脂肪酸　103
炊きおこわ　62
炊き込みご飯　60
だし　27
タピオカパール　72
男爵いも　70
たんぱく質分解酵素　28, 86, 100
血合い　101
チーズ　120
地産地消　4
血抜き　29
茶　149
中力粉　63
調味操作　49
調味パーセント　49
ちょろぎ　72

強火の遠火　43
デキストリン　66, 125
テクスチャー　12, 18
転化糖　144
伝熱　38
でんぶ　102, 107
同時対比　10
糖分の換算　51
道明寺粉　62
ドコサヘキサエン酸　103, 110
共立て法　115
ドリップ　31
豚脂　97

ーナー
軟化　84
苦味　8
にがり　75
二次機能　5
二度揚げ　44, 70, 108
煮干しだし　52
煮豆　74
乳化性　115, 138
乳清たんぱく質　116
乳濁液　24, 138
乳糖（ラクトース）　116
乳糖不耐症　116
にんにく　12
熱可逆性のゲル　133
熱効率　45
熱伝導率　47
熱電対温度計　18
熱不可逆性のゲル　127
熱変性　107
濃厚卵白率　112

ーハー
ハウユニット　112
パエリア　109
薄力粉　63
バター　119
発芽玄米　57
パネリスト　15

索 引

パネル　15，16
はるさめ　125
びっくり水　74
比熱　38，45，137
ブイヤベース　148
ブイヨン　66
ブール・マニエ　66
物理的要因　6
ブドウ糖　7，56，142
腐敗　30，101，104，145
不飽和脂肪酸　76，97，103，
137
フラボノイド　81
フリッター　115
ふり水　62
ブレークダウン　127
フレンチドレッシング　138
プロテアーゼ　28，86，100
文化的要因　14
分散媒　24
分析型官能評価　15
ベーキングパウダー　65
北京料理　172
ペクチン　85
別立て法　115
ヘム鉄　98
ヘモグロビン　99

変調効果　11
ホイップクリーム　118
包丁　29，33
飽和脂肪酸　97
ポーチドエッグ　113
保温鍋　48
ポリフェノール　78，81，145，
150
本葛　76
本膳料理　168

—マ—
マーガリン　137，139
マスキング　11，77，108
マッシュポテト　70
まな板　35
マリネ　100
マンセル表色素　18
みそ　146
ミョウバン　29
迎え塩　29
無水鍋　48
無洗米　56
メイラード反応　12
メークイン　70
メレンゲ　114
面取り　29

もち　62
もち米　59，62

—ヤ—
ヤラピン　71
誘電加熱　45
油中水滴型（O/W 型）　138
湯通し　91
湯葉　75
抑制効果　11

—ラ—
ラード　138
ラムスデン現象　117
卵黄係数　112
離漿　132
緑黄色野菜　77
ルウ　66
レオロジー　18
老化　58
ローカストビーンガム　135
ローズマリー　148

—ワ—
わさび　12，30
和三盆　142

【編著者略歴】

● 中嶋　加代子
1972 年　福岡女子大学　家政学部卒業
1974 年　奈良女子大学大学院　家政学研究科修士課程修了（家政学修士）
1978 年　大阪大学大学院　医学研究科生理系専攻修了（医学博士）
1987 年　九州女子大学　家政学部栄養学科　講師
1990 年　九州女子大学　家政学部栄養学科　助教授
1997 年　別府大学短期大学部　食物栄養科　教授
2015 年　別府溝部学園短期大学　食物栄養学科　教授

● 山田　志麻
1990 年　九州女子大学　家政学部卒業
1990 年　九州女子短期大学　家政科食物栄養学科　助手
2001 年　九州女子大学　家政学部栄養学科　助手
2007 年　東亜大学大学院　総合学術研究科修士課程修了（人間科学修士）
2014 年　九州女子大学　家政学部栄養学科　講師
2015 年　西南女学院大学　保健福祉学部栄養学科　講師
2019 年　九州歯科大学大学院　地域健康開発歯学分野（歯学博士）
2020 年　西南女学院大学　保健福祉学部栄養学科　准教授

イラスト 調理科学　　　　　　　　　　ISBN 978-4-8082-6101-6

| 2023 年 3 月 30 日　初版発行 | 編 著 者 Ⓒ | 中 嶋 加 代 子 |
| 2025 年 3 月 28 日　2 版発行 | | 山 田 志 麻 |

発 行 者　鳥 飼 正 樹

印　刷
製　本　　株式会社 三 秀 舎

発行所
株式会社 東京教学社

郵 便 番 号　112-0002
住　　　所　東京都文京区小石川 3-10-5
電　　　話　03（3868）2405
Ｆ　Ａ　Ｘ　03（3868）0673
https://www.tokyokyogakusha.com

・ JCOPY ＜出版者著作権管理機構 委託出版物＞

本書の無断複製は著作権法上での例外を除き禁じられています．複製される場合は，そのつど事前に，出版者著作権管理機構（電話 03-5244-5088, FAX 03-5244-5089, e-mail: info@jcopy.or.jp）の許諾を得てください．